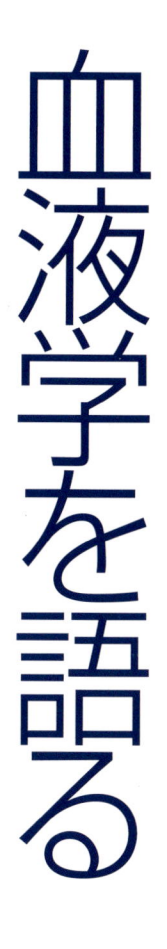

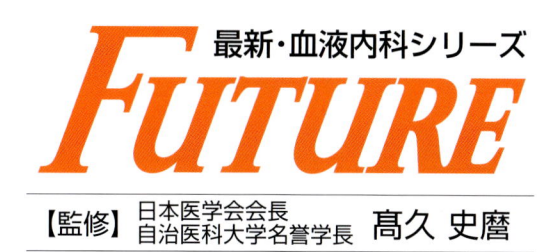

最新・血液内科シリーズ
FUTURE

【監修】日本医学会会長
自治医科大学名誉学長　髙久 史麿

血液学を語る

インターメディカ

CONTENTS

染色体研究の道
三浦 偉久男
Ikuo Miura

【対談】三浦 偉久男 × 柴田 昭

一筋に延びる染色体研究の道。
体系を手にする日を夢見て

PAGE 6

魅力ある血液学の世界
竹内 仁
Jin Takeuchi

【対談】竹内 仁 × 村上 純子

魅力ある血液学の世界で
教育・臨床・研究と共に

PAGE 20

移植医療の未来を切り開く
高上 洋一
Youichi Takaue

【対談】高上 洋一 × 大屋敷 一馬 × 大屋敷 純子

「侍の心」で、研究という名の闘いを
駆け抜けろ

PAGE 32

血友病医療とともに
吉岡 章
Akira Yoshioka

【対談】吉岡 章 × 白幡 聰

光と影が交錯する血友病医療。
今、ネットワークは世界へ

PAGE 48

白血病の分子病態研究
三谷 絹子
Kinuko Mitani

【対談】三谷 絹子 × 髙久 史麿

師から贈られた「努力」の文字。
臨床に、研究に最善を尽くしたい

PAGE 64

新たな移植医療への挑戦
加藤 俊一
Shunichi Kato

【対談】加藤 俊一 × 押味 和夫

新たな可能性を追い求め、
移植医療に挑戦し続ける日々

PAGE 76

凝固線溶系の病態解析
岡村 孝
Takashi Okamura

【対談】岡村 孝 × 仁保 喜之

凝固線溶系から血液学へ。
血液学には、治せる喜びがある

PAGE 94

研究・教育に新たな風を
谷本 光音
Mitsune Tanimoto

【対談】谷本 光音 × 松尾 清一

価値観の共有をパワーに、研究に、
教育にチャレンジした日々

PAGE 108

最新・血液内科シリーズ
血液学を語る **FUTURE**

基礎と臨床の架け橋に
谷 憲三朗
Kenzaburo Tani

【対談】谷 憲三朗 × 福原 俊一

原点は横須賀・米海軍病院。
基礎と臨床の架け橋を目指して

PAGE 122

造血幹細胞の生理学的研究
片山 直之
Naoyuki Katayama

【対談】片山 直之 × 西川 政勝

"書いて知る"喜びとともに、
血液細胞の研究を進めたい

PAGE 136

血液疾患の感染症克服へ
吉田 稔
Minoru Yoshida

【対談】吉田 稔 × 大林 民典

基礎と臨床の幸運な出会い。
臨床真菌学と共に歩んだ年月

PAGE 152

赤血球研究の新たな伝統を築く
張替 秀郎
Hideo Harigae

【対談】張替 秀郎 × 山本 雅之

血液学悠久の歴史の中で、
今、新たな伝統を築くために

PAGE 166

編集後記
浦部 晶夫
Akio Urabe

PAGE 179

三浦 偉久男
Ikuo Miura

染色体研究の道

Profile

1954（昭和29）年、秋田県に生まれる
1980年　3月　秋田大学医学部卒業
　　　　4月　秋田大学医学部附属病院第三内科入局
　　　　　　　秋田大学医学部附属病院医員（研修医）
1981年　4月　秋田大学大学院医学研究科医学第三系入学
1985年　3月　秋田大学大学院医学研究科医学第三系卒業
　　　　4月　秋田大学医学部第三内科助手
　　　　5月　山本組合総合病院内科勤務
1986年　5月　秋田大学医学部附属病院第三内科
1988年　8月　University of Maryland Cancer Center（Research Associate）
1989年　10月　Fox Chase Cancer Center（Postdoctoral Associate）
1990年　8月　男鹿市立総合病院内科勤務
1991年　3月　秋田大学医学部第三内科
　　　　5月　秋田大学医学部第三内科助手
1994年　10月　秋田大学医学部附属病院第三内科講師
2003年　2月　秋田大学医学部第三内科助教授
2005年　9月　聖マリアンナ医科大学血液・腫瘍内科教授

【所属学会】
日本内科学会（認定医・指導医）
日本血液学会（専門医・指導医・代議員）
日本リンパ網内系学会（理事）
日本人類遺伝学会（臨床細胞遺伝学認定士）
日本造血幹細胞移植学会
日本癌学会
日本臨床腫瘍学会（暫定指導医）
American Society of Hematology (member)
American Society of Clinical Oncology (member)

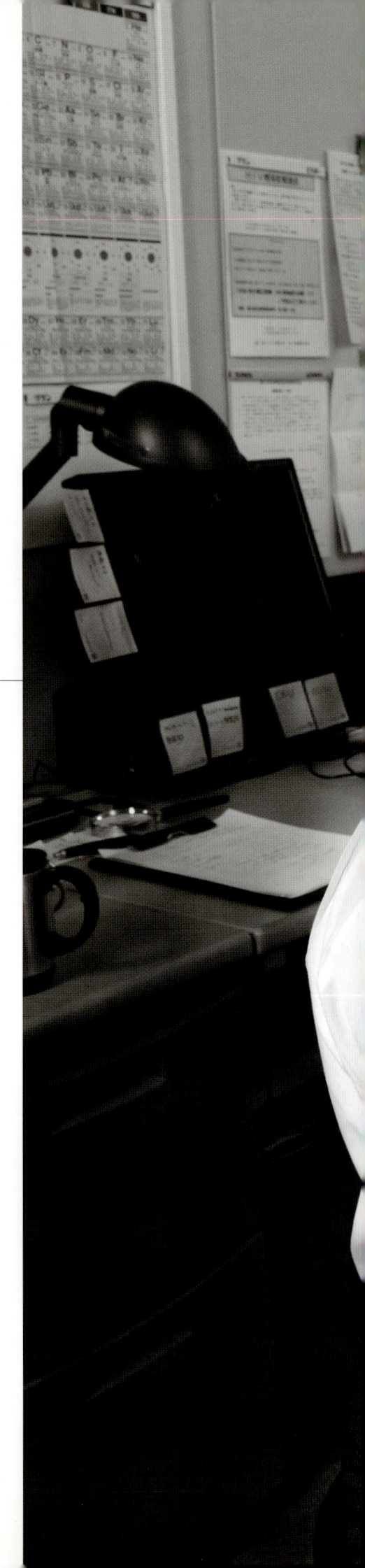

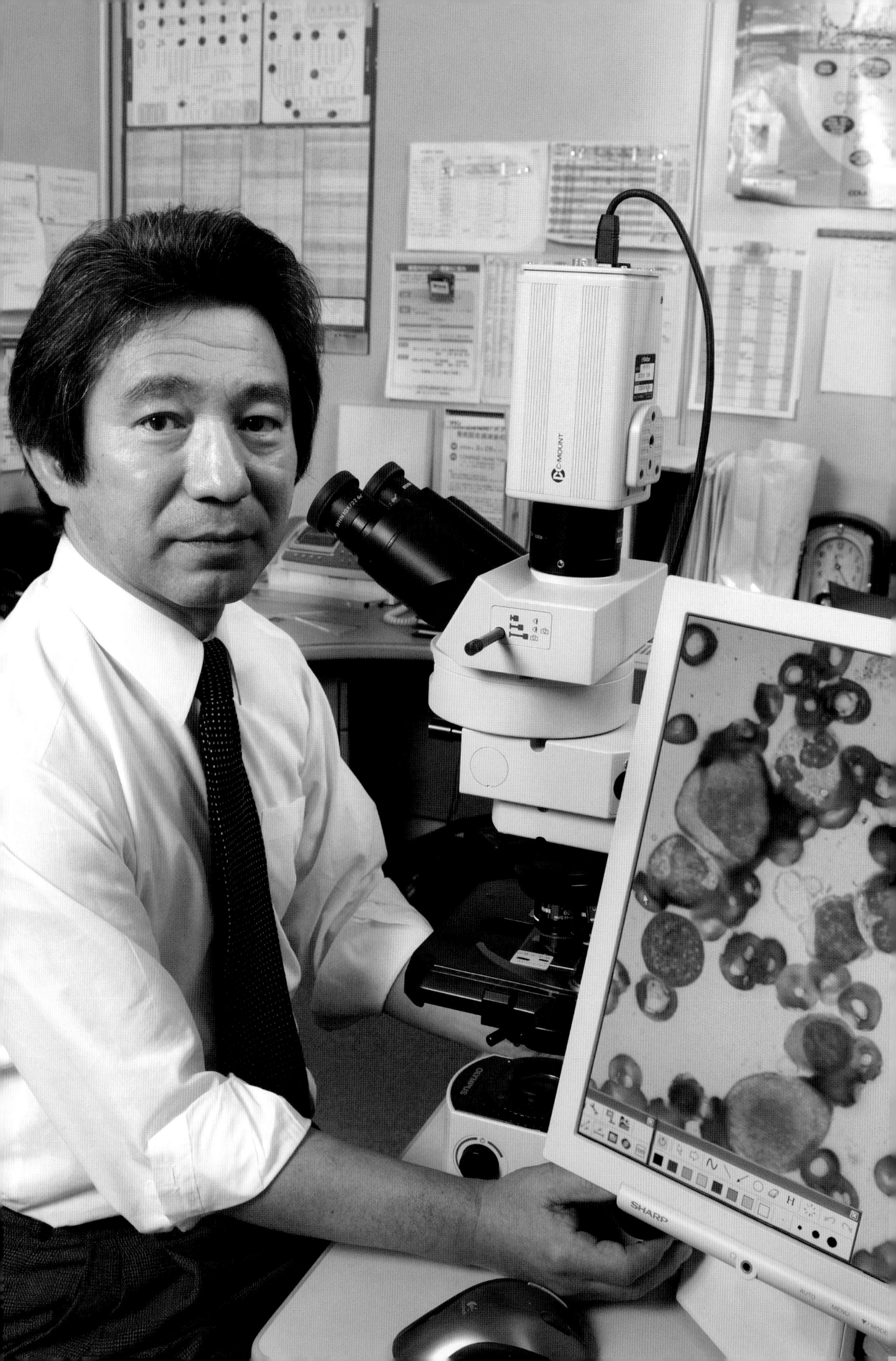

血液学を語る

一筋に延びる染色体研究の道。
体系を手にする日を夢見て

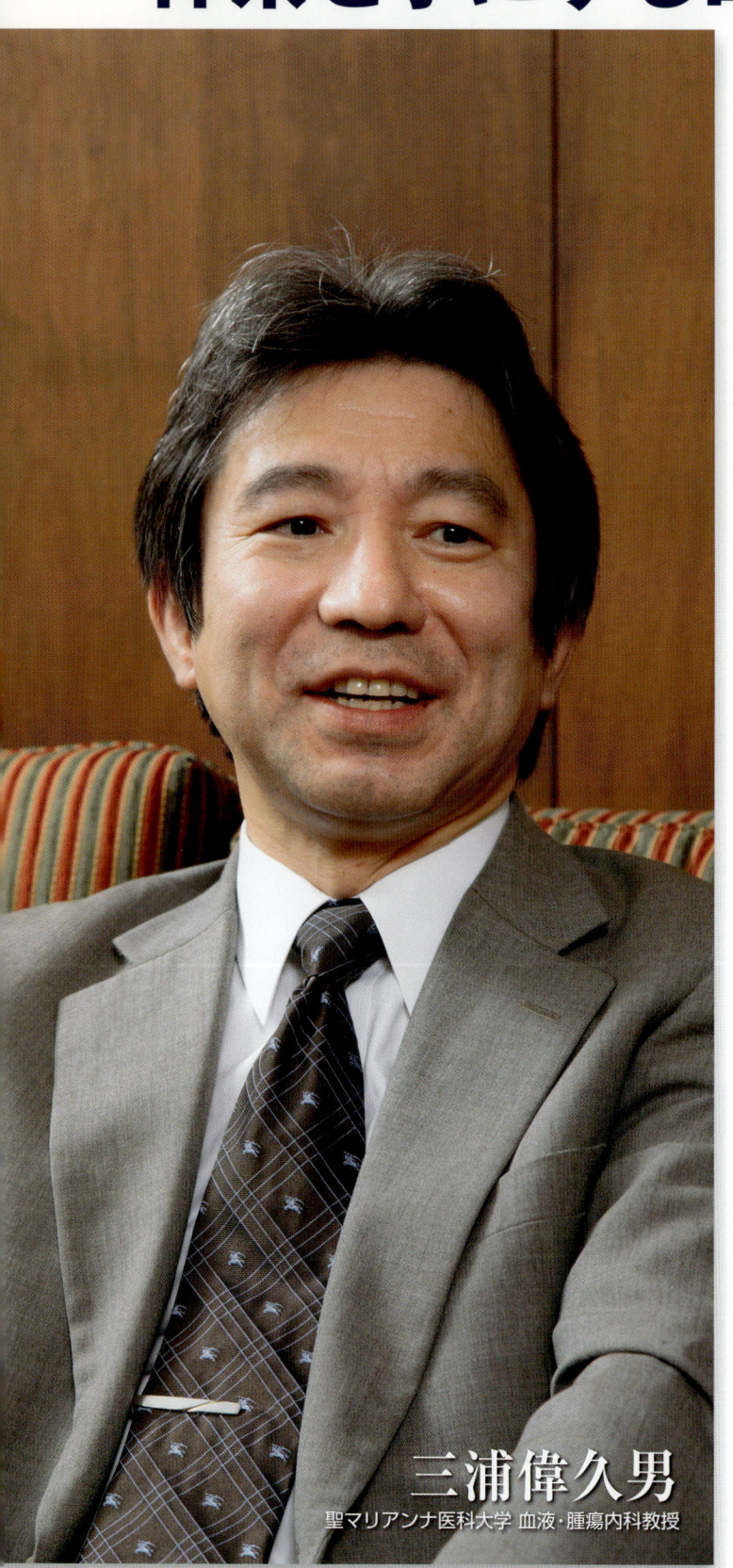

かつて日本内科学会会頭、日本血液学会会長を
歴任された柴田昭先生は、
名実共に日本の血液学における重鎮である。
一方、三浦偉久男先生は、
日本の染色体研究における旗手として輝きを放つ。
かねてより交流の深いお二方が、
医師として、人としての過去・現在・未来を語り合う。

コロニー培養の手ほどきを受け、
「何とかして染色体が見たい」

柴田 三浦先生は、秋田大学のご出身ですね。初めに、医学部を希望した理由を聞かせてください。

三浦 祖父は医者でしたが、その後途切れていたため、母は兄弟2人のうちの1人が医者になることを期待していました。小学生の時に両方の大腿骨骨端が壊死する病気にかかり、運動をすることができなくなったこともありますが、それがいちばんの理由だったと思います。

柴田 卒業して、内科を選んだ理由は何ですか。

三浦 医学部に入って比較的まじめに勉強をしていたほうだと思いますが、夢中にさせてくれるものはありませんでした。しかし、2年生の組織学の講義で免疫学の話を聞いてリンパ球にはT細胞とB細胞があることを知り、大学に入って初めて医学に興味を持ちました。さらに、三浦亮先生（後に秋田大学学長）から造血幹細胞のお話を伺い、「これは面白い」と感じ、血液と免疫について知りたいと思って内科を志望しました。

May-Grünwald-Giemsa染色の骨髄塗抹標本を見た時は、それまでのHE染色と違い、とてもきれいで感動しました。「こういうきれいなものを見て、一生暮らせたら楽しいだろうな」と思ったのを覚えています。秋田大学の骨髄塗抹標本は、世界一だと思います。あの骨髄塗抹標本は、柴田先生が秋田大学におられた頃、血液検査室の人たちを指導してできたものと伺いました。本当にすばらしいと思います。

柴田 そうですね。骨髄の染色法をずいぶん指導しました。

三浦偉久男
聖マリアンナ医科大学 血液・腫瘍内科教授

リンパ球といえば、私が大学を卒業した1955年頃は、T細胞もB細胞ももちろんありません。「リンパ球の特徴を言え」という質問が出ると、「特徴がないのが特徴だ。機能は何もわかっていない」が正解でした。

　三浦先生は血液学を選び、その中で専門として細胞遺伝学を選ばれた理由は何でしょうか。

三浦　当時、第三内科における研究の中心は、「幹細胞グループ」と呼ばれている先生たちでした。山口昭彦先生、福田光之先生、吉田廣作先生にお願いしてグループに入れていただきました。最初は検体を集めたり、コロニーの数をかぞえたり、培養の手ほどきを受けたりしました。

　コロニーを見ていて不思議に思ったのは、正常か異常かを区別しないことでした。慢性骨髄性白血病はただ数をかぞえるだけで、急性白血病はクラスターやコロニーに分ける。急性白血病ではコロニーを構成する細胞の形態を見ようとするのに対し、慢性骨髄性白血病の場合は形態を見ようとしない。はたして慢性骨髄性白血病（CML）のコロニーを構成している細胞はすべてPh染色体を持っているのだろうか、という疑問を持ちました。

　そこで、何とかしてコロニーの染色体を見ることができないかと考えました。当時、染色体を研究しておられたのは広島大学の鎌田七男先生、埼玉県立がんセンターの桜井雅温先生、京都府立大学の阿部達生先生でした。幹細胞と染色体の両方を研究しておられたのは阿部達生先生でしたので、学会の懇親会でお会いした時に、強引に勉強に行くことをお願いしてしまいました。

京都府立大でまず1か月、その後は"通信添削"で染色体分析を学ぶ

柴田　細胞遺伝学というのは戦後、非常に発達した新しい学問ですね。私が大学を卒業した頃は、人間の染色体の数もわからなかったのです。判明したのは1956年ですから。

　あの当時、細胞遺伝学をやっておられたのは鎌田教授、阿部教授、桜井先生たちの前の時代で、東大の衣笠恵士

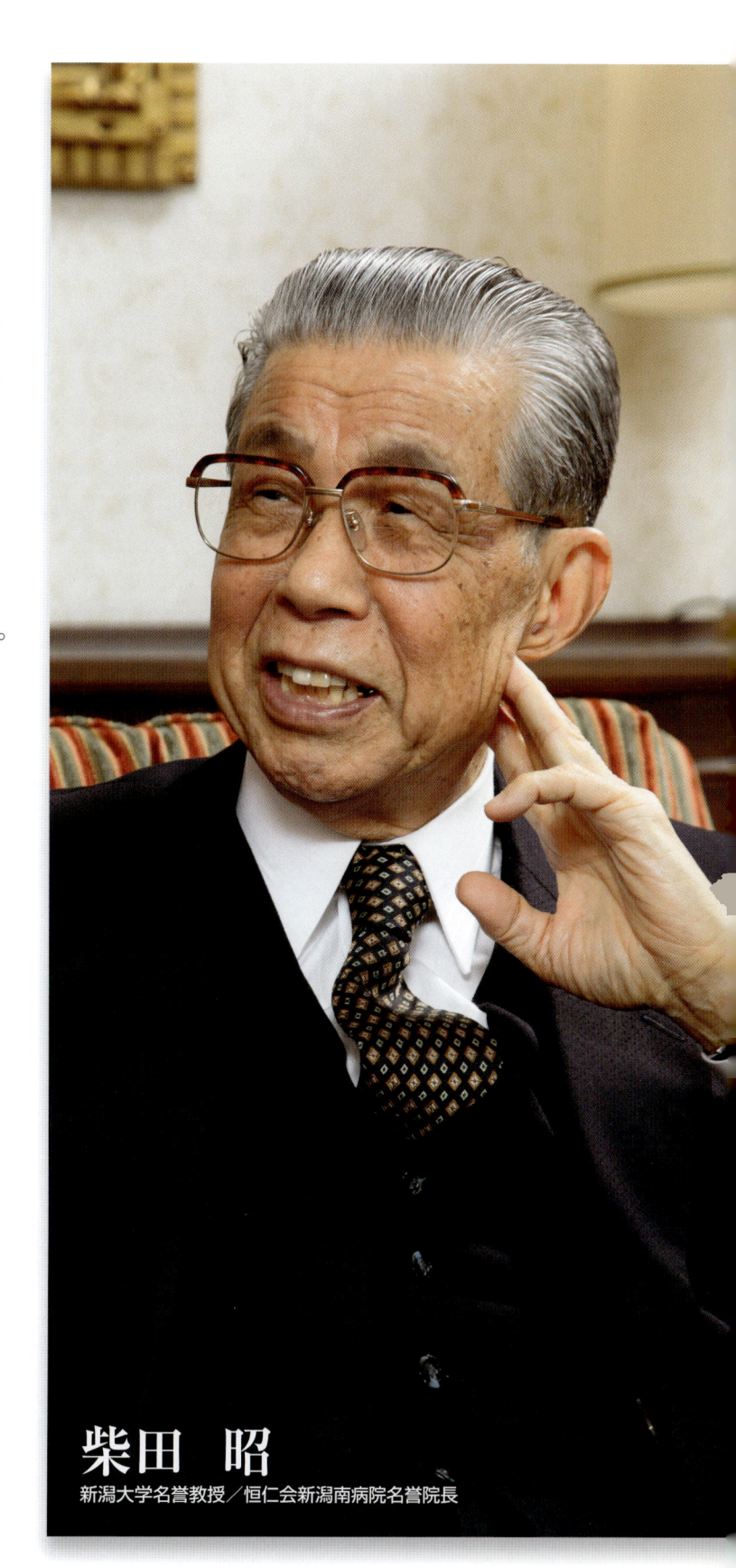

柴田　昭
新潟大学名誉教授／恒仁会新潟南病院名誉院長

血液学を語る

先生などでした。分染法はまだなくて、皆さん、手探りで研究をしていました。

三浦 そうですね。ある先輩の先生から、「染色体なんかやめなさい。どうせ新しい発見はないから」と言われたのを覚えています。まだ分染しないで染色体を分析していた頃でした。新しいものは見つからないだろうと言われたので、逆に「これはいける」と私は思いました。それは、染色体分析という手法では、まだ何もわかっていないということですから。

分染法がまだ草分けの時期に染色体の仕事を始めたのは、ちょうど良いタイミングだったのだと思います。

柴田 なるほど、何もわからないなら、新しい何かがあるはずだと。京都府立大には、どのぐらい勉強に行かれたのですか。

三浦 非常に短くて、1981年12月の1か月間だけです。年末の忙しい時期でしたし、クリスマスまでの24日間程度です。その間、検体の採取から、培養・標本作成・分染・写真撮影・分析、そして最終報告をするまでの全過程を2回見せていただき、実際にやらせてもいただきました。

その間に、京都府立大学と秋田大学の違いも感じ取ることができました。朝から晩まで、医局の若い先生や技師さんたちと一緒に染色体の仕事をしました。秋田大学で研究室の佐藤マキさんから初歩を教えてもらっていましたので、改良点もいくつか見えてきました。

柴田 その頃は、分染法だったのですか。

三浦 最初に開発されたQ分染法はすでに確立されていました。でも、蛍光顕微鏡は高価で、私のような新人が自由に使わせてもらえるものではありませんでした。それにQ分染法では永久標本を作ることができませんので、さかのぼって観察できるG分染法を選択しました。

最初は佐藤さんに2XSSCで熱処理をするASG法というG分染法を教えてもらったのですが、明瞭なバンドを得ることができませんでした。そこでトリプシン処理をする方法に切り替えました。

秋田に戻り、年末に環状の染色体を持った赤白血病の患者さんを担当しました。山口昭彦先生に白血病コロニーを作っていただき、それを倒立顕微鏡下で1個ずつつり上げて集め、できたコロニーも環状染色体を持つかをみました。

柴田 それは、非常に根気のいる仕事ですね。あなたの性に合っていたのでしょうか。染色体というのは、たとえ分染をしても相当、鑑別が難しいと思います。染色体をやる人は、やはり根気が続く人でないとだめでしょうね。

三浦 そうかもしれません。1つのコロニーが100個の細胞で構成されていた場合、その中で分裂期に入っているのは1～2細胞程度です。1個のコロニーから分裂中期像を得ることは至難の技で、コロニーをプールして夜中まで1人でやっていました。

京都府立大学で勉強させていただいたのは1か月弱でしたので、自分で並べられるのは正常核型の場合だけでした。秋田に戻ってからは、異常があると思った場合は、自分で並べたものを京都府立大学に送って三澤信一先生に見ていただきました。言わば通信添削をしていただいたことになります。それは、留学するまで続きました。

1988年8月8日、アメリカへ。
染色体分析の力を養い、FISHに出会う

柴田 アメリカに留学したのは、いつですか。

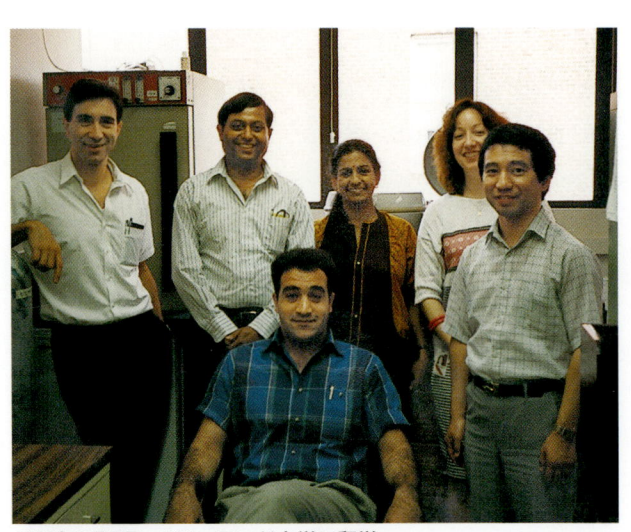

1988年8月8日、メリーランド大学に留学
テクニシャンのNasser（中央）がニューヨークに行く時に撮られた記念写真。

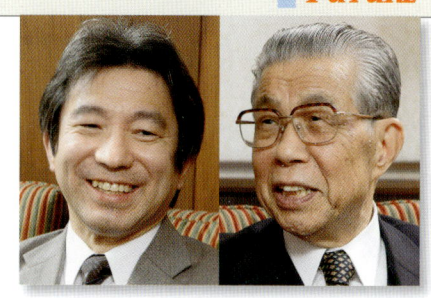

三浦　1988年の8月8日です。アメリカ流に書けば8/8/88で、とても暑い日でした。鮮明に覚えています。留学したのはメリーランド州ボルチモアのメリーランド大学で、近くには有名なジョンズ・ホプキンス大学がありました。

柴田　やはり、染色体の勉強をされたのですか。

三浦　当時は、サザンブロット法などのDNAを扱う研究も出てきていましたので、分子生物学を学びたいと思いました。でも、与えられた仕事は肺癌の染色体を分析することでした。がっかりしましたが、そのうち機会もあるだろうと考えていました。肺癌の細胞培養には随分苦労しました。1年ほどしてやっと結果が出始めた頃に、ボス(Joseph R. Testa)がフィラデルフィアのFox Chase Cancer Centerに異動することになり、一緒に来いと言われついていきました。Dr. Testaは、染色体で有名なJanet D. Rowley先生の一番弟子で、分子生物学を専門とする人たちと共同研究したがっていました。

柴田　Janet Rowley先生は、素晴らしい仕事をしていますね。日本人研究者も大勢、彼女のところに留学しています。

三浦　あの時代に、あの分染レベルで、よくあれだけの微細な異常までみつけたものだと思います。神業です。

柴田　Fox Chase Cancer Centerに移られてからは、どうでしたか。

三浦　何もない広い部屋にボスと2人だけでした。冷蔵庫もインキュベーターも、顕微鏡も何もありません。2日目の朝に「プレゼントだ」と言って、分厚いカタログを何冊か渡されました。好きなものを注文していいとも言われました。英会話の苦手な私には、大変な難問でした。日本でも自分で買ったことがなかったのですから。半年かけて、ラボをセットアップしました。よく電話で自分の英語が通じたと今でも思います(笑)。

柴田　Fox Chase Cancer Centerは、伝統のあるところですね。Ph染色体を見つけたNowellとHungerfordがいたでしょう。Nowellは、リンパ球のblastogenesisも見つけました。

三浦　あれも大発見ですね。一度成熟した細胞がもう1度分裂を始めるということは、それまでは想像のできないことでした。

柴田　当時、私も早速、ヒトのリンパ球を集めてPHAを入れ、顕微鏡をのぞいて仰天しました。リンパ球が大きくなって、分裂を始めていたのですから。

三浦　Fox Chase Cancer Centerは、分子生物学を専門とする研究者ばかりでした。染色体の仕事をする人間がくるのを期待していたようです。遺伝子のことは自分たちがやるから、染色体をみてくれという依頼ばかりでした。それで、最初の期待とは裏腹に、ますます遺伝子から遠ざかってしまいました。

ただ、染色体から遺伝子側へ少し引き寄せてくれたかなと思ったのは、FISHを知ることができたことでした。それまでは秒単位で蛍光が退色するため、せいぜい2回もシャッ

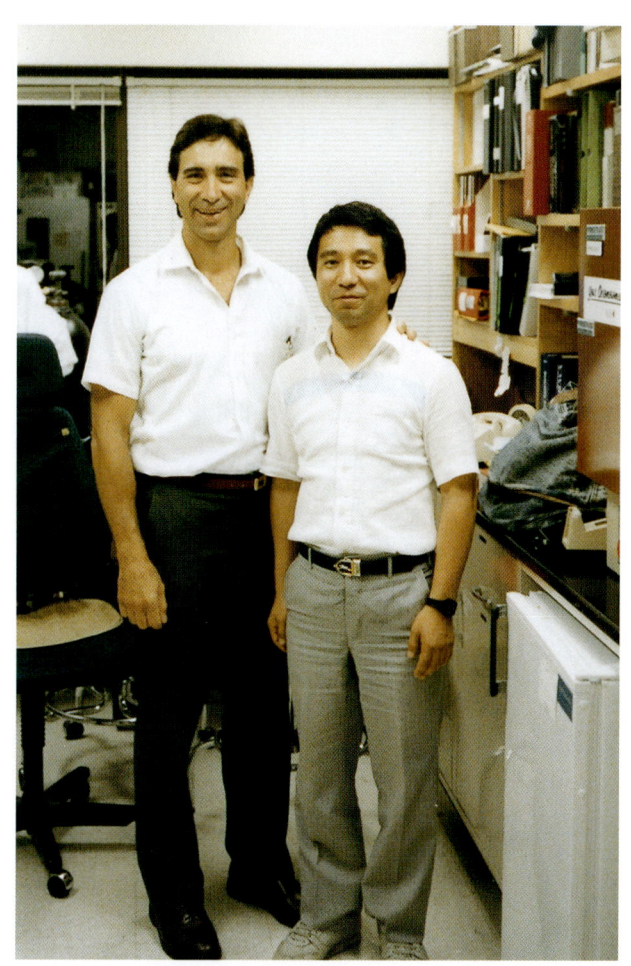

三浦先生とボスのJoseph R.Testa
Fox Chase Cancer Centerのラボで撮影。三浦先生いわく、「米国人のように自然に笑うのは難しい」。

血液学を語る

ターを押せば終わりだったものが、antifadeの導入により1週間でも退色しないで観察することができるようになりました。帰国までの6か月間でFISHを身につけることができたのは、大変幸運でした。

当時のFISHは、分子生物学者がクローニングした遺伝子を染色体にマップするための技術でした。でも、私は全く別のことを考えていました。これで血液細胞にFISHすれば、細胞形態と染色体異常を対応させることができると思いました。

柴田 細胞遺伝学の歴史を見ると、あなたが始めた頃に様々な分染法が導入され、飛躍的な進歩をとげました。さらに、その後、分子生物学と細胞遺伝学がドッキングしたことが、非常に大きかったですね。

三浦 留学中は、遺伝子関連の仕事をしたかったのですが、染色体とFISHの仕事しかすることができませんでした。今から考えると、かえってこれがよかったのだと思います。遺伝子研究の多くは、料理本のようにレシピに従えばできる。染色体分析は形態学ですから、レシピを見ただけでは身につけることができない。自分でやってみて工夫しながら上達していくしかないのです。

コロニーの染色体異常を見たい、幹細胞の染色体異常を見てみたいという夢は、FISHで可能になりました。

また、肺癌の染色体異常は大変複雑でした。造血器腫瘍とはケタが違います。1例が分析可能になるたびに、Dr. Testaと共に、彼の部屋で朝から晩までああでもないこうでもないといいながら分析しました。染色体を見る彼の目は、これまで出会ったことがない素晴らしいものでした。彼を指導したRowley先生は偉大というより、神ではないかと思いました。

留学前は、京都府立大学に送って見ていただかないと自分の分析結果に自信が持てませんでした。留学中に養われた染色体分析の目が、今になって役に立っています。

染色体分析にセルソーターとFISHを応用。CML研究に大きな成果が

柴田 今、日本の医学界で染色体分析をやっている人は、非常に少ないですね。そういう意味では大変貴重な存在です。人がやらないことをやるというのは、いいことですね。

三浦 まだ主流ではなかったGバンド分染法を選んで、本当によかったと思います。もっとも私がGバンドを選んだのは、単に自由に使える蛍光顕微鏡がなかったというだけなのですが、それが幸いしました。例えば、B細胞リンパ腫の染色体異常で頻度が高い3q27/BCL6転座は、蛍光色素ではわかりにくいのですが、Gバンドだと比較的容易に気づきます。

柴田 あなたの仕事を眺めていて、いちばん印象的だったのは、CMLでは幹細胞にPh染色体が認められるのに、T細胞・NK細胞には認められないことを、セルソーターとFISHを用いて検討した仕事です。

三浦 セルソーターとFISHはできましたが、塗抹標本へのハイブリダイゼーションが問題でした。ちょうどその頃、白血球数は正常で貧血もなく、血小板だけが少ない高校生が入

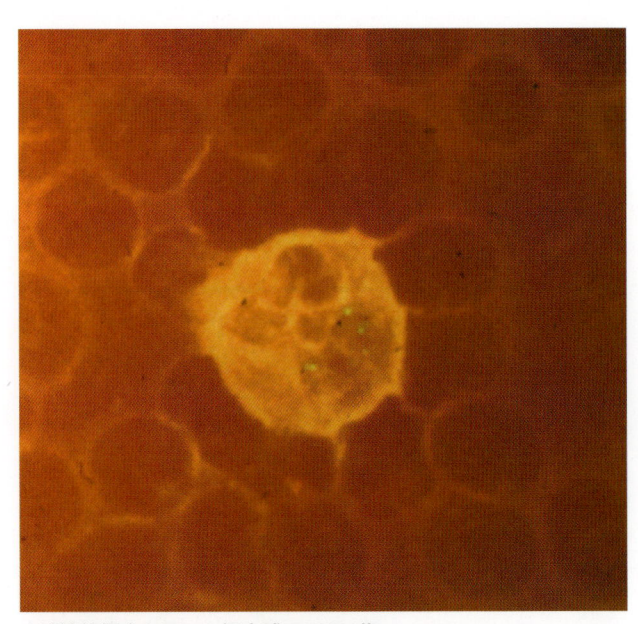

血液塗抹標本を用いた好中球のFISH像
血液塗抹標本に初めてFISHを試み、最初に撮影した写真。好中球の核に3点の光があった。形態的には正常に見えた好中球が、8番染色体を3本持っていた。当時はコンピュータで画像を処理することができなかった。

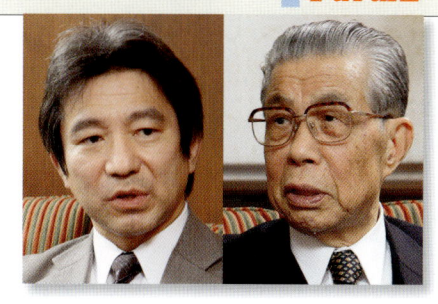

院してきました。最初は、特発性血小板減少性紫斑病だろうと思いました。骨髄細胞の形態には異常がないのに、驚いたことに染色体分析の結果はすべてtrisomy 8でした。あの瞬間は忘れられません。

なぜだろうと思い、まず末梢血塗抹標本に直接FISHしようと思いました。第一病理学教室の齋藤昌宏先生のご好意で蛍光顕微鏡をつかわせていただくことができました。FISHはうまくいっただろうかと恐る恐る見たところ、好中球の核は3点光っていました。形の上では正常に見えた好中球が8番染色体を3本持っていたのです。その後少数の細胞でも確実にFISHできるように改良し、セルソーターで得た種々の細胞分画の異常を調べました。

柴田 FISHを応用しようというアイデアは、留学時代からずっと温めていたのですね。

三浦 そうです。血液内科医になって間もない頃から、細胞形態と染色体異常を対比させることを考えていました。

柴田 分子生物学と細胞遺伝学がドッキングした、ちょどいい時期でしたね。

三浦 ちょうどその仕事をしていた頃、愛知県がんセンターの瀬戸加大先生からセミナーに誘われました。染色体の一般的な話から始めたら、ほとんどの人が眠ってしまいそうでしたが、trisomy 8とPh染色体の話を始めたら、最後まで寝ないで聞いてくださいました。

できたてのtrisomy 8の結果を、秋田に講演に来られた長崎大学の朝長万左男先生の前で最初に発表しました。大変驚いておられました。「みな自分と同じことに興味を持っているのだ」という思いを強くしました。

柴田 もう1つ、あなたの仕事でCMLの経過を好中球でモニタリングするというアイデアは、非常に独創的だと思います。

三浦 Ph染色体は、幹細胞にはある。ところがT・NK細胞にはなく、B細胞も30%くらいしか持っていない。これではリンパ球を含む検体は、治療効果のモニタリングに使えません。残るのは単球と好中球ですが、単球は少ないため使えず、好中球しかありません。もし、CMLが本当に幹細胞から分化するのであれば、骨髄を見るより末梢血を見たほうが感度も高いだろうと考えたわけです。

柴田 私は、そのアイデアを高く評価していますが、阿部達生先生は末梢血の好中球は寿命が非常に短いから、やはり腫瘍そのもの、つまり骨髄を見るべきとの意見でした。それに対する反論はありますか。

三浦 幹細胞がPh染色体を持つならば、分化し細胞分裂する過程でPh染色体を持つ細胞は増えるはずです。多い細胞でモニタリングしたほうが、感度は上がるはずだと思いました。ただし、これはCMLの細胞は分化するという前提に立っていますから、急性転化を起こすと陰性になる可能性があります。この方法でPh染色体が陰性になった時は、必ず骨髄を見なければいけません。阿部先生は、この危険性を心配されたのではないかと思います。

ただし、好中球の寿命が短いことは短所ではなく、治療効果がすぐに反映されるので、むしろ長所だと思います。主病変から細胞をとることは、染色体分析に限らず腫瘍研究の大原則ですから、阿部先生のご指摘も理解できます。

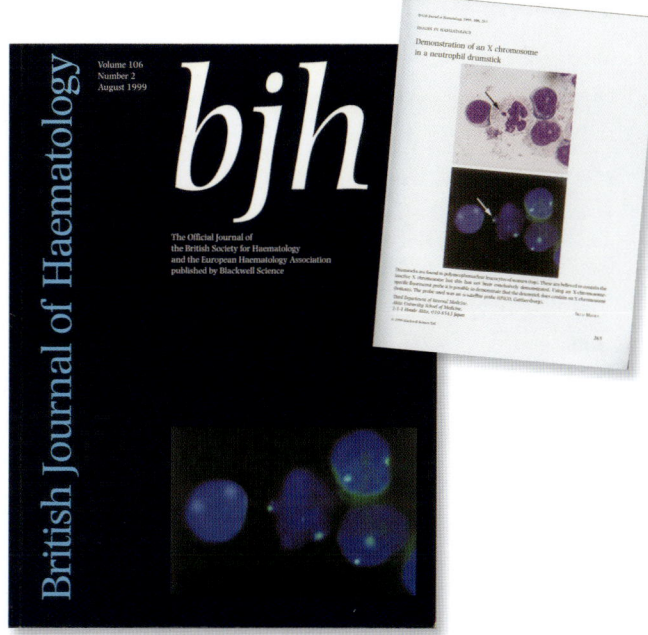

英文ジャーナルの表紙を飾った好中球FISH像
塗抹標本に、X染色体をプローブとしてFISHした。女性の好中球はドラムスティックという構造を持ち、そこに1本のX染色体が含まれている。2本を含むことはなく、もう1本は必ず外にある。

血液学を語る

転座遺伝子だけを見るのではなく、どの段階で起きたのかを見る

柴田 ところで、染色体の研究は血液学にとどまりません。腫瘍学全般、内科学全般に通じていくと思いますが、どうお考えですか。

三浦 染色体異常を見渡しますと、一定の法則に気づきます。非常に高い頻度で染色体異常の起きる部位があります。

例えば、CMLならBCRで切れると慢性骨髄増殖性疾患（CMPD）になるのに対し、ABLで切れるとほとんどが急性リンパ性白血病（ALL）でT細胞性です。そうすると、CMPDとしてのCMLの性質を決定しているのはBCRであって、その病態を修飾しているのがABLであろうと考えざるをえません。

また、t（8;21）の21q22/AML1の転座相手は8番だけではありませんし、t（15;17）の17q21/RARAも15番だけでなく、多くの部位と転座します。細胞の形態は類似していますが、ATRAのような特異的薬剤のある急性前骨髄球性白血病（APL）では、17q21/RARAの転座相手が11番（11q23）だと効かない。これは、2つの遺伝子が疾患を決定していることを示しています。急性前骨髄球性白血病のような細胞形態の白血病という意味では17番が大事であり、それに修飾を加えているのが15番や11番で、両方が一致しなければ完全に同じ疾患ではない。だから、一方が異なる場合は特異的薬剤は効かないのだと思います。

Ph染色体があるということだけならCML・AML・ALLにもあります。遺伝子だけを見るのでは不十分です。染色体転座が起きたのは幹細胞なのか、分化した細胞なのか、どの段階で起きたのかが重要です。

柴田 昔からある質問ですが、9番と22番が転座するのは、どうしてだと思いますか。

三浦 その理由の1つは、9番と22番の染色体が近い位置にあるということであろうと思います。染色体転座を起こすにはエネルギーが必要ですから、距離の離れている染色体・DNA間では起こりにくいのではないでしょうか。

もう1つは、同じ時期に転写が始まる遺伝子なのだろうと思います。造血幹細胞では、何らかの理由で9番のABLと22番染色体上のBCR遺伝子が同時に働く必要があるのでしょう。私は、この2つが造血幹細胞で9番と22番が転座するための必要条件だと思います。

柴田 それは、血液学を離れても、腫瘍学全般に敷衍する問題です。非常に可能性のあるテーマです。

"1つを突き詰めるより、体系を見たい" 腫瘍全体を俯瞰していきたい

三浦 生来の性格だと思いますが、私には1つを突き詰めていくより、まずその全体像を見ようとする傾向があります。多くの人たちとは、逆向きのベクトルを持っているのだと思います。

柴田 あなたは、その逆向きのベクトルを、今後どうやって生かしていきたいと思っていますか。

三浦 これまで考えてきたことを総合し、全体を考えてみたいと思います。造血腫瘍だけでなく、固形腫瘍も含めた腫瘍全体を考えてみたいと思います。

なぜ、9番と22番が転座するのか？
理由の1つは9番と22番の染色体が近い位置にあること。もう1つは同時期に転写が始まる遺伝子なのだろうということ。造血幹細胞では9番のABLと22番のBCRが同時に働く必要があるのではないだろうか。

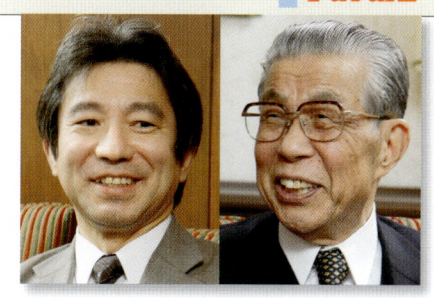

柴田　それは、非常に夢のある仕事ですね。しかし、実際に細胞遺伝学をやっている人はごく少数です。後継者については、どう考えていますか。

三浦　大変厳しい状況です。若い人はインパクトファクターの低い仕事はやらなくなってしまいました。しかも、多くの場合、インパクトファクターは足し算で評価されてしまいます。私は論文の数ではなく、何を発見したかのほうが大切ではないかと思うのですが。

柴田　そうですね。それに、どうしても若い人は効率的な、結論の出やすい仕事に走ってしまいがちですね。

三浦　私は、これまで染色体分析の仕方を10人以上に教えました。でも、男性は1人も長続きしていません。一人前になったのは女性だけです。むかし京都府立医科大学でお会いした中根洋子さんと、秋田大学第三内科で私を助けてくれた潟保広美さんの分析力は大変素晴らしいと思います。

柴田　確かに、Rowley先生も女性ですね。女性のほうが向いているかもしれません。

三浦　染色体分析には、ぱっと見て直感的に識別する能力と、粘り強く検証する努力の両方が必要です。

やりたいことを、時間をかけて。
業績とは、研究効率や論文数ではない

柴田　世界で細胞遺伝学を最初に研究したのは、メンデルです。メンデルの仕事は19世紀の半ばで、今とは時代が違いますが、こつこつと、たった1人で8年間、エンドウ豆を何万と交雑して調べたのです。時代を超えた研究のプリンシプルを見る思いです。

当時は、誰1人注目しなかった。亡くなって35年たった1900年、3人の学者によって同時に再発見されました。インパクトファクターとかサイテーション・インデックスからいったら問題になりませんが、メンデルの法則は今や遺伝学の根本です。

メンデルの論文はたった2編です。論文は、数ではありませんね。

三浦　本当にそうですね。

柴田　DNAの二重らせん構造を発見したWatsonとCrickの論文は、わずか1ページです。悪性貧血の治療法の研究でノーベル賞を受賞したMinotとMurphyの論文もほんの2ページぐらいです。しかし、それまで100%死亡していた悪性貧血が100%治ったのです。極端なことを言えば、仕事は1編でいいのです。

そういう意味では、本当にやりたいことを時間をかけてやっていくことが大事です。今、そういう視点がいちばん欠けています。医学だけでなく、科学全体が効率主義に陥っています。自分がやらなくても、1日か2日遅れてだれかが見つけるかもしれないものを、1秒の何分の1かを争うように競っている感じです。

三浦　競争相手が多いのは、多くの人が考えつくことだからだと思います。だれも考えないアイデアを持っていれば、急いで実行する必要はありません。やるべきことはたくさんあります。

柴田　その通りです。メンデルなど競争相手はゼロでした。今から見ても厳密な素晴らしい実験計画で、最初に純系を作り、対照を置いて交雑実験を行う。最後に数学的処理をして、法則を導き出しました。初めに十分に練った作業仮説を立て、実験を開始しているのです。

三浦　今の若い研究者たちには、十分に考える前に走り出す傾向があります。走りながら考えようとする。うまくいかないと、また別の対象で同じことをする。「BLOOD」が昔に比べ随分厚くなったのは、そのためではないでしょうか。

柴田　今の「BLOOD」は厚すぎて、目次を見ただけで頭がくらくらしますね（笑）。

血液学を語る

趣味は、英語辞書を集めること。斎藤秀三郎の辞書を愛読

柴田 ところで、先生の趣味は何ですか。

三浦 先生には以前にもお話ししたことがありますが、英語の辞書を集めることです。大学受験は見事に不合格で、駿台予備校で浪人をすることになりました。英文解釈の鈴木長十先生の訳は見事でした。この先生は、斎藤秀三郎の熟語本位英和中辞書（岩波書店）をボロボロになるまで読んだと言っていました。その後、多くの受験参考書を書いて有名になった伊藤和夫先生もいました。でもいちばん驚いたのは、斎藤秀三郎の最後の高弟といわれる英作文の松田福松先生でした。授業では、その日の朝日新聞の「天声人語」を私たち学生の前ですらすらと英訳してみせるのです。

そういったことから斎藤秀三郎に興味を持ち、辞書を集めるようになりました。

柴田 斎藤秀三郎は、私の家内の祖父です。非常に変わった人でした。

三浦 初めてそのことを先生から伺った時は大変驚きました。

柴田 1度も外国に行ったことがないのに、英語が堪能でした。帝国劇場にイギリスからシェークスピア劇が来た時には、会場から突然立ち上がり、「こんなくだらない英語をしゃべるものではない」と言ったそうです。息子はサイトウ・キネン・オーケストラにその名が残る、指揮者の斎藤秀雄です。

三浦 以前は、よく古本屋へ行って斎藤秀三郎の辞書を探しました。なかなか見つかりませんでしたが、最近になって復刻版が出たので全部買い揃えました。本箱の多くが英語の辞書で占められています。

斎藤秀三郎の次に好きなのが三省堂のクラウンやカレッジクラウンの河村重治郎、その次が研究社の英和中辞典の岩崎民平です。昔の辞書は著作であって、すべて1人で書いています。だから読んでいて面白いのです。

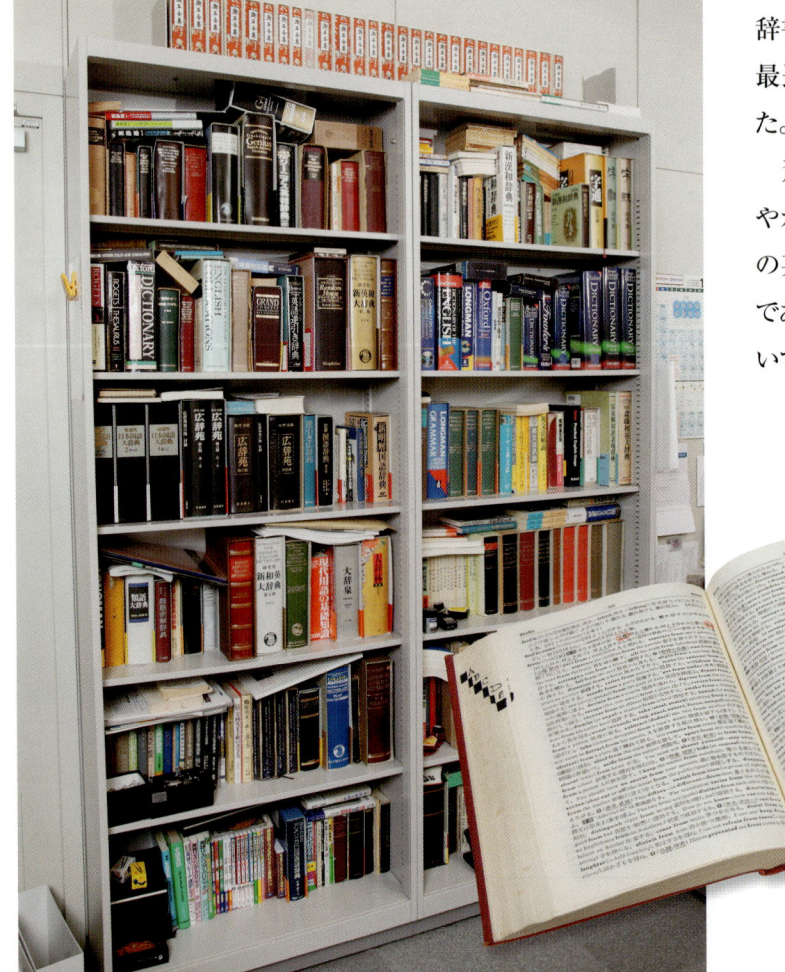

斎藤秀三郎の英和辞典
三浦先生が所蔵する「斎藤秀三郎の英和辞典」には随所に赤線が引かれ、まさに「愛読書」の観を呈する。
教授室の書棚は英語辞典で埋まり、先生の辞書への思いがあふれている。

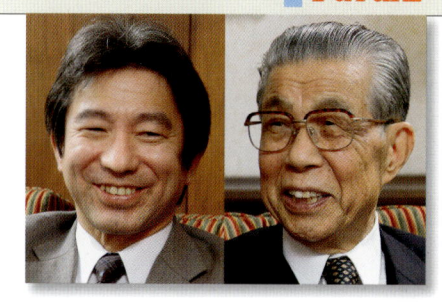

柴田 英語の辞書を集めるとは、珍しい趣味ですね。

三浦 最近、嬉しく感じるのは、斎藤の辞書を読んで「すごい」と感じた時です。「自分の英語が上達したのかも知れない」と思うからです。最近までは、この辞書のすごさがよくわかりませんでした。今はむかし買った斎藤の辞書が私の宝物です。

柴田 英語が好きだと、会話も得意ですか。

三浦 そちらはだめなんです。ある時、外国からいらした研究者とリンパ腫については話せたのに、話題がサッカーや相撲に変わったとたん、話せなくなってしまいました(笑)。

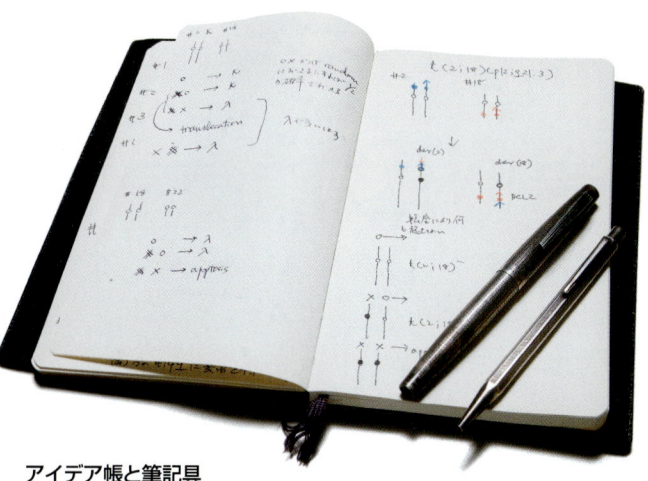

アイデア帳と筆記具
三浦先生が愛用するアイデア帳と筆記具。万年筆は高校入学時にお兄様から贈られた。ボールペンは研修医時代から愛用し、重さが手になじんでいる。

"ものの価値は自分で決める"
メンデルにも通じる染色体研究の道

柴田 ところで先生は、何か人生のモットーをお持ちですか。

三浦 「木を見て森を考える」だろうと思います。1例1例を徹底的に分析し、それらの情報を集め、その原因を自分で考えます。不遜に響くかもしれませんが、ものの価値は自分で決める。ひとの価値判断に左右されません。誰かが素晴らしいと言っても、自分が本当にそうだと納得するまでは決して同意しません。「先生は疑い深いね」と言われたことがあります。要するに、人の言うことを聞かない、頑固者なのかもしれません。

柴田 人の言うことを鵜呑みにする必要は、全くないですね。ただ、独善に陥らない注意は必要です。それさえ気をつければ、素晴らしいことです。

三浦 先ほどもお話ししたように、染色体は腫瘍の種類によって切れやすい場所があって、それらが転座し、遺伝子間でネットワークを形成していると考えています。証拠はありませんが、私はそう思っています。

私は、1つ1つの遺伝子を深く追求するより、まずその現象全体を考えたいと思います。自分の考えの正しいことを証明することはできなくても、その理論によって各症例を説明できれば、その理論は正しいと考えてもよいのではないでしょうか。

柴田 メンデルはこう言いました。「きっと私の時代がくる」と。「私が発見した法則は、生物すべてに応用できる原則である」と言い切っています。

20世紀に入り、遺伝学は急速に進歩しましたが、メンデルのような仕事こそ、本当に偉大な仕事といえるのでしょう。そういう意味で、三浦先生が人のやらない染色体研究をずっとやってこられたのは、素晴らしいことです。

三浦 血液内科医になって間もない時に、「CMLは多能性幹細胞からPhを持つから、全部の細胞がPh染色体を持っているはずである。それなのに、なぜT細胞にPh染色体はないのだろうか」と疑問に思った瞬間が、私の研究の始まりでした。その疑問からスタートし、これまでやってまいりました。

若い人の才能を見つけるのが、
教授職に課せられた仕事

柴田 聖マリアンナ医科大学に教授として赴任されて、どのぐらいになりますか。教室は、軌道に乗りましたか。

三浦 3年余りが過ぎました。診療は今までと全く変わりません。患者さんと話す時間が長いので、人数のわりに遅くまで外来をやっています。教育の時間が増えて、いかにわかりやすく説明するかという点は少し進歩したのではないかと思い

血液学を語る

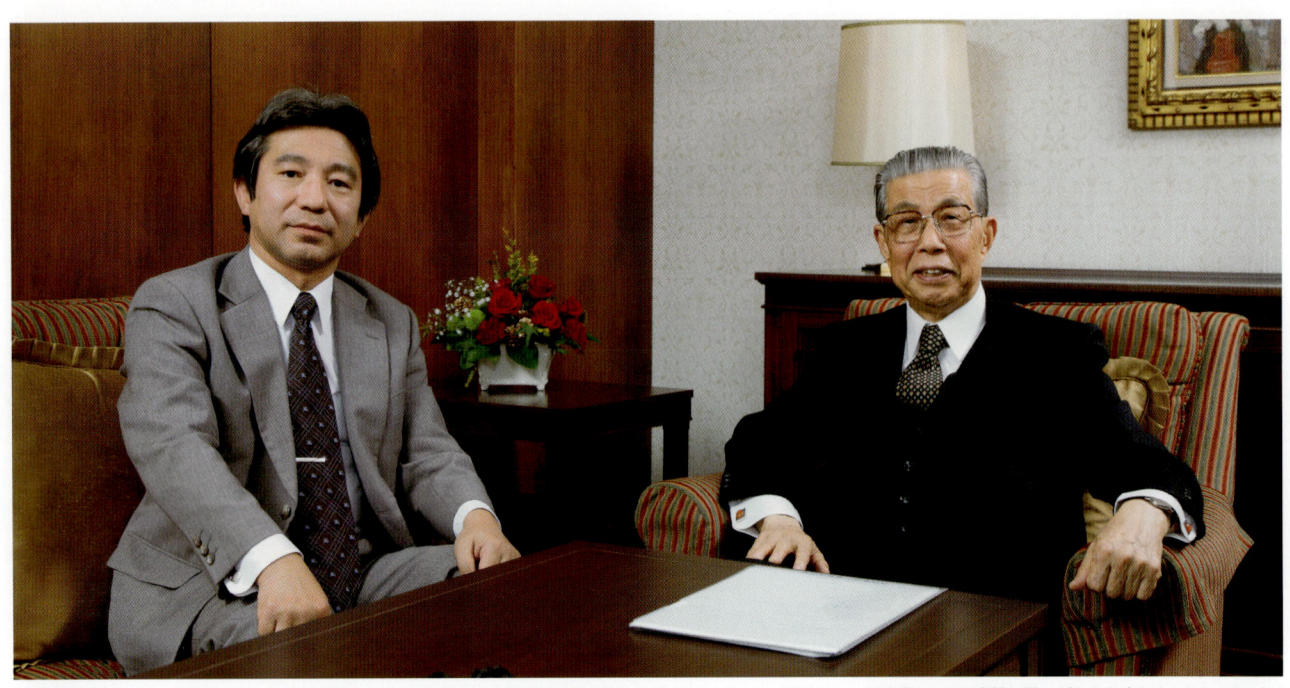

対談を終えて　お二方の語り合いは終始、俯瞰からミクロの物事を見極める姿勢に貫かれていた。人として、医師として、研究者としての真摯な思いがあふれ出たひとときであった。

ます。研究面はまだまだですが、少しずつ私の考え方が若い人たちに浸透していくことを期待しています。

　教授の仕事は、若い人の才能を見つけることではないかと思います。大事なことは、その価値基準が絶対にぶれてはいけない。教授職の難しいところは、そこにあるのではないかと思います。

柴田　国立大学から私立大学に移られたわけですが、違いというのはありますか。

三浦　国立は研究し、教育をして、診療をする。研究が第一です。まず診療をし、教育して、時間を見つけて研究するというのが私学で、大きな環境の違いがあります。

　この環境は私に適しています。毎年論文を何編書かなければいけないという圧迫感が少ない。自分の知りたいことを追求し、何かを発見できたら論文にすればいいからです。

柴田　私学にも立派な研究者はいますが、診療に関しては、国立より私学のほうが評判がいいようですね。

　先生は停年まで10年以上あり、ほとんど無限の可能性があるわけですが、その間、何をしたいですか。

三浦　停年で引退するまでに3人、できれば5人ぐらいの弟子を育てたいと思います。私1人がこれまで以上に頑張っても、せいぜい10％から20％向上するのが関の山です。それより、若い人を何人か育てることができれば、より効率的だと思うからです。

　引退するまでに、これまでの染色体の仕事を1冊の本にまとめるのを最低の目標にしたいと思います。まだ10年ありますので、じっくりとやっていきたいと思います。

柴田　期待しています。今日は、長時間にわたり、ありがとうございました。

柴田　昭	
1930年（昭和5年）、新潟県に生まれる
1955年	新潟大学医学部卒業
1956年	新潟大学大学院医学研究科入学
1958年	東北大学大学院医学研究科転入学
1960年	東北大学医学部附属病院助手
1970年	秋田大学医学部助教授
1975年	秋田大学医学部教授
1977年	新潟大学医学部教授
1990年	新潟大学医学部附属病院長
1992年	新潟大学医学部長
1993年	日本内科学会会頭、日本血液学会会長
1994年	アメリカ内科学会名誉会員、日本網内系学会会長
1996年	新潟大学名誉教授

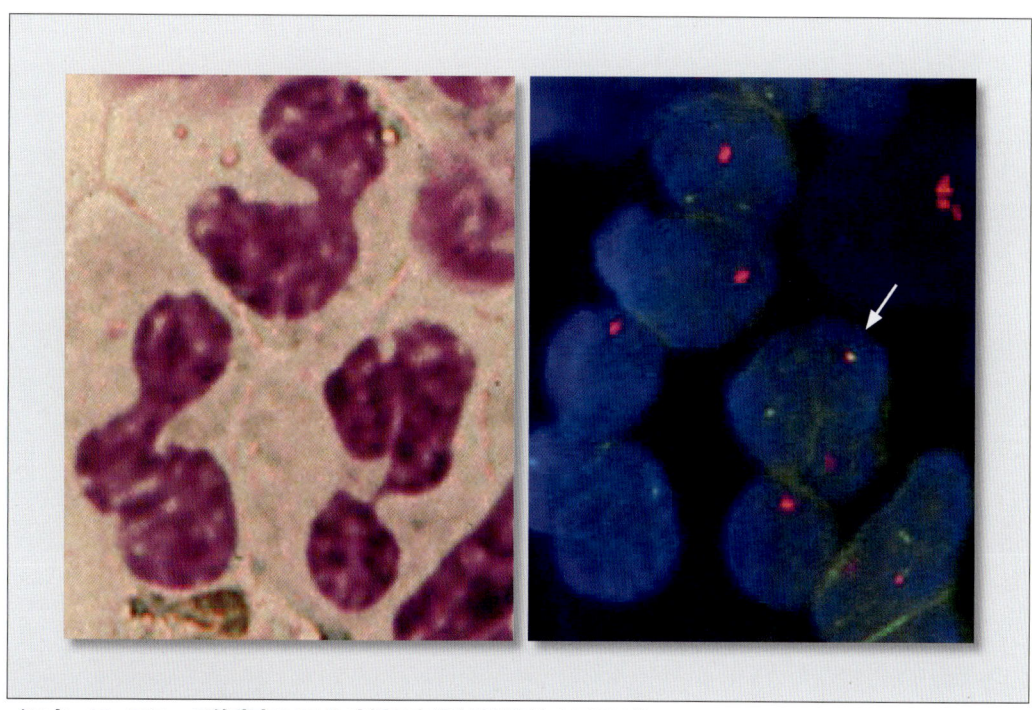

インターフェロンαで治療中のCML症例の末梢血塗抹標本とFISH像
3つの好中球のうちPh染色体を持つのは、矢印で示した1細胞のみであることがわかる（BCR：緑　ABL：赤　BCR-ABL融合シグナル：黄）。形態上は区別できない。

（2009年6月20日刊行）

竹内 仁
Jin Takeuchi

魅力ある血液学の世界

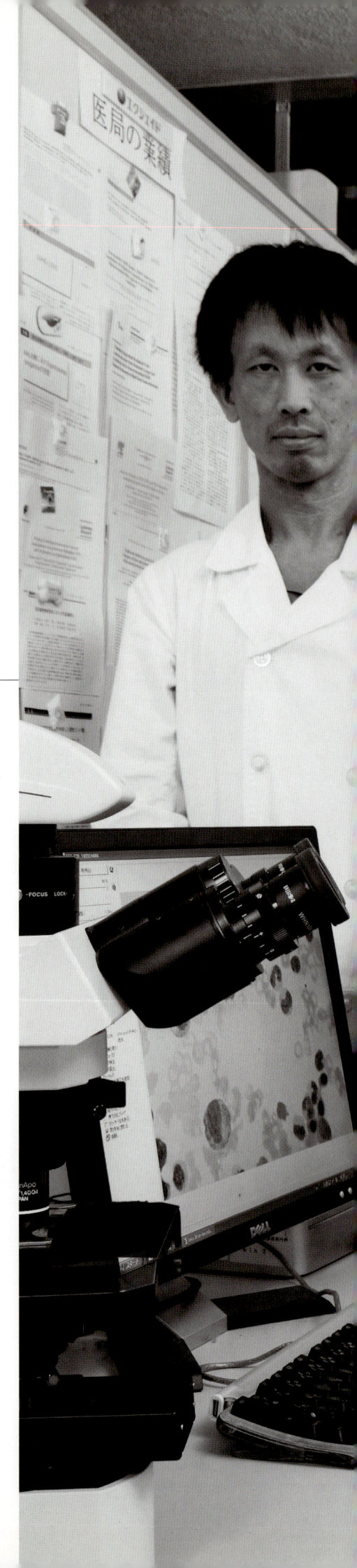

Profile

1948(昭和23)年、茨城県に生まれる
1973年 3月　東北大学医学部卒業
1973年 6月　東京逓信病院内科
1976年 4月　日本大学医学部第一内科助手
1977年 5月　杏林大学医学部助手
1981年 1月　日本大学医学部助手
1981年 6月　Junior Research Scientist; Department of Genetics and Endocrinology, Roswell Park Memorial Institute
1984年 6月　日本大学医学部第一内科助手
1985年 7月　大宮市医師会市民病院内科医長
1986年 7月　日本大学医学部助手
1987年 5月　日本大学板橋病院内科Ⅰ病棟医長
1989年 6月　日本大学医学部内科Ⅰ講師(専任扱い)
2002年 4月　日本大学医学部内科Ⅰ専任講師
2006年 4月　日本大学医学部血液膠原病内科主任教授

【所属学会】
日本内科学会　評議員　内科学会認定内科医
日本血液学会　代議員　血液学会専門医・指導医
国際血液学会
日本癌学会
日本化学療法学会
日本感染症学会
日本造血細胞移植学会
日本臨床腫瘍学会　暫定指導医
American Society of Hematology

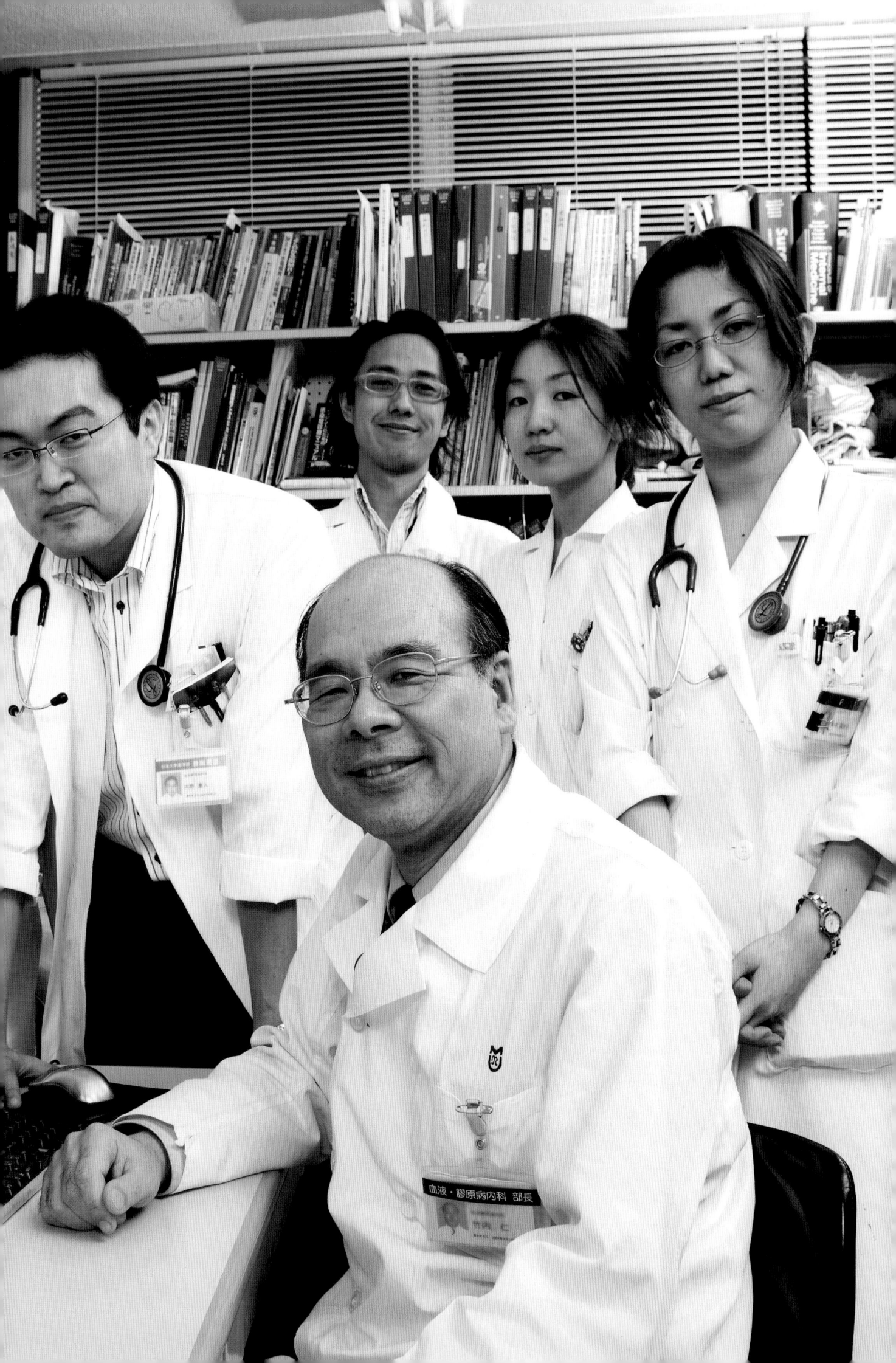

血液学を語る

魅力ある血液学の世界で
教育・臨床・研究と共に

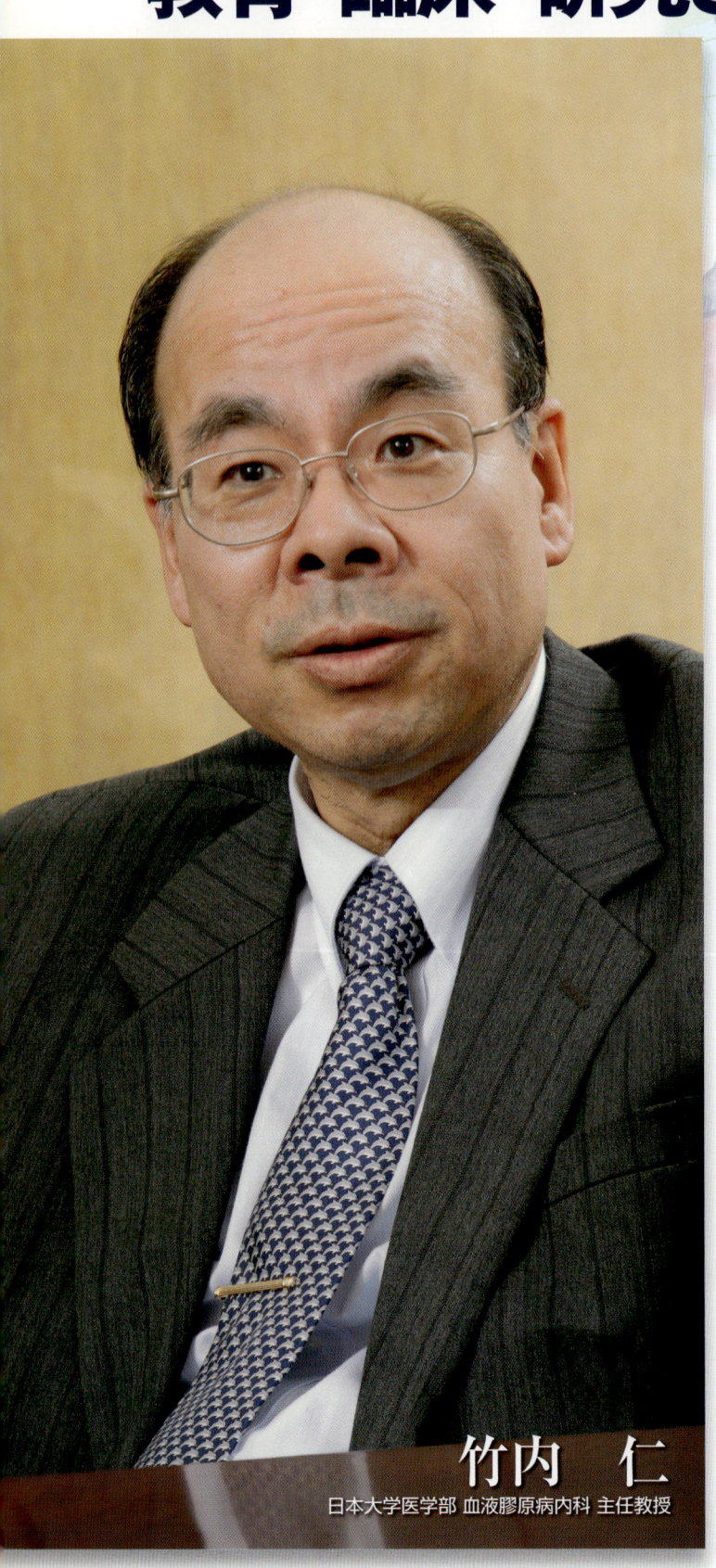

竹内仁先生と村上純子先生の初めての出会いは、
1979年当時の日本大学第一内科にさかのぼる。
指導医と研修医として出会い、その後も親交を
深めてこられたお二方が、
血液学と臨床への思い、白血病治療への取り組み、
次代を担う若人への思いを
熱く、そして和やかに語り合う。

診断・治療を自ら確かめることが
できる「血液学の面白さ」

竹内 村上先生と私の出会いは、いつの頃だったでしょうか。

村上 竹内先生と初めて出会ったのは、私が日本大学を卒業して、第一内科に入局した1979年です。今でいう初期研修医をしている時、先生は私たちの学年の指導医でいらっしゃいました。上の学年までは研修医が十数人いたのですが、私たちの時は少なくて7人でした。

竹内 今思えば、夢のような時代ですね。今は、血液を志望する若い人がもっと少なくなりました。

村上 私が研修医をした頃は「がんの時代」の始まりにあたり、血液学以外の領域はほとんど「診断したら、後は外科任せ」で、最後まで診ることができない。治療に携わることができませんでした。
　血液学は自分で病気を確かめ、治療をすることができる。とても魅力的に感じられました。

竹内 血液学は当時から比較的、理論的な解明がされており、治療についても論理的な教え方ができる数少ない領域でした。そういう意味では、大変面白い学問ですね。

村上 論理的に診断し治療をして、治療効果も血液サンプルを採ることで、すぐに確かめることができる。「自分でやった」という達成感がある、非常にやりがいがある内科だと思いました。

竹内 通常、がんの診断は、検体を採って病理医にお願いし、その診断が基本になります。ところが血液の場合、自分

竹内 仁
日本大学医学部 血液膠原病内科 主任教授

で診断し、その診断をもとに治療を行う。全くの"自己完結型"ですね（笑）。

村上 私は当時、大学院生で1年間の臨床研修が修了し、研究室を選ぶ時期になりました。結局、竹内先生の研究室に入れていただいたのですが、あまり迷いはありませんでした。強く誘っていただいたわけではないのですが、それまで持った症例を通して、竹内先生から血液学の面白さを投げかけていただいたように思います。

竹内 どうしてこういう治療をしているのかという話をさせていただいたと思います。研修医の先生が、指導医に言われるまま全部できるようになることより、自分から興味を持ち、自分で考えて適切な対処ができるようになることが、いちばん大事だと考えていました。

村上 その頃、ちょうど私が受け持った急性白血病の患者さんから、竹内先生がご専門で研究されていた染色体異常が見つかりました。当時、話題になっていたフィラデルフィア染色体です。慢性骨髄性白血病にあることはわかっていましたが、急性白血病にもあるのかと驚きました。

それでまた、いろいろ教えていただいたり、学会に連れていっていただいたりしました。

竹内 指導医の中には感染症、呼吸器、循環器とそれぞれの専門家がいます。私は染色体が専門でしたので、報告できそうな染色体が見つかれば、文献を紹介したり、学会発表、雑誌への投稿を勧めたりしていました。

チームの中に様々な専門家がいるため、若い先生はいろいろな先生から学ぶことができました。

村上先生にも、初めは技術的なことをお教えしたと思いますが、その後はご自身で一生懸命取り組まれていました。論文をまとめる時期に私はすでに留学し、村上先生ご自身できちんとまとめられました。

村上 私は顕微鏡を見るのが好きで、染色体分析の細かい手仕事も苦になりませんでした。私は、竹内先生の1番目の弟子です、"一番弟子"ではなくて（笑）。

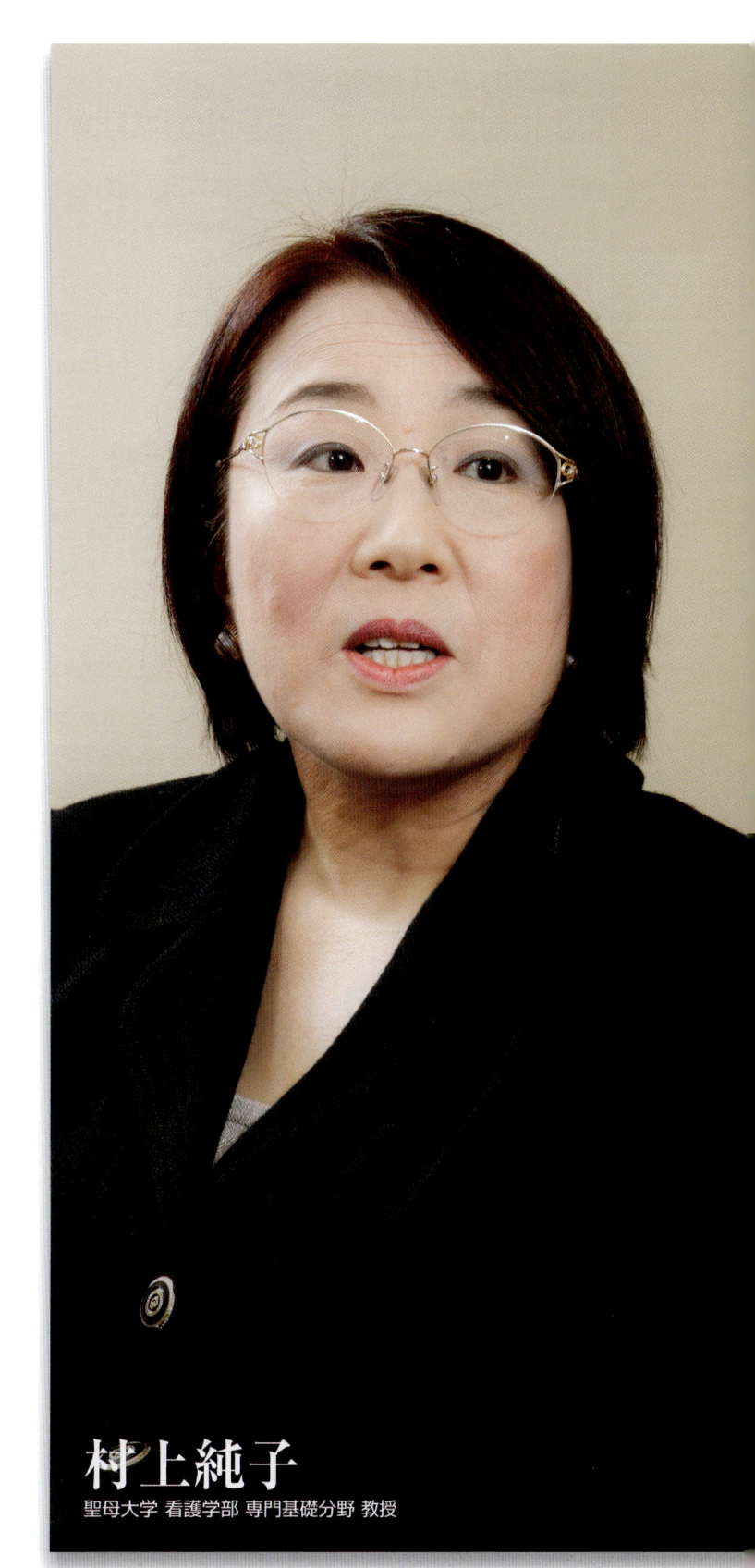

村上純子
聖母大学 看護学部 専門基礎分野 教授

血液学を語る

3年間のアメリカ留学へ。
自由に討論する「チーム医療のあり方」

村上 竹内先生は、私の最初の研究指導者で、だいたい道筋をつけてくださった頃、アメリカに留学されました。3年間だったでしょうか。

竹内 1981年から84年までの3年間、アメリカのRoswell Park Memorial Institute（現Roswell Park Cancer Institute）に留学しました。

実は、染色体分析に用いる細胞培養液RPMI-1640が、その研究所で開発されたことを留学して初めて知りました。さらに、面白かったのは、その開発者がRPMI-1640の販売権を得て、GIBCO（Grand Island Biological Company）という会社を作って販売していたことです。

当時の日本では、研究して会社を作るなど、考えられないことでした。

村上 そうですね。ところで、先生はアメリカでは、どのような研究をなさったのですか。

竹内 アメリカでのボスはDr. Sandbergといって、染色体で有名な人でした。先天異常から固形癌まで幅広く手がけた人です。私はリンパ腫の染色体を分析しました。リンパ節を採取してもらい、それを細かく分割して染色体を分析しました。

一方、患者さんを診たい気持ちもあり、アメリカの医師免許がないため臨床はできませんでしたが、随分、回診を見せてもらいました。

村上 当時の日本の教授回診とは、かなり違いがあったのではないでしょうか。

竹内 当時の日本の教授回診は、主に足りない点を指摘するといったものでした。アメリカでは、「君は、どうしてそう思うの？」、「一般論としてはこうだが」などと、討論しながら回診をしていきます。あまり上下関係がなく、自由に自分の意見を言い合う雰囲気が、実に

Roswell Park Memorial Institute にて
ニューヨーク州立で、米国最古のがんセンター。
Dr. Sandbergの研究室は、当時新しくできたCancer Cell Center（Science Building）の5階で、病院とは少し離れていた。

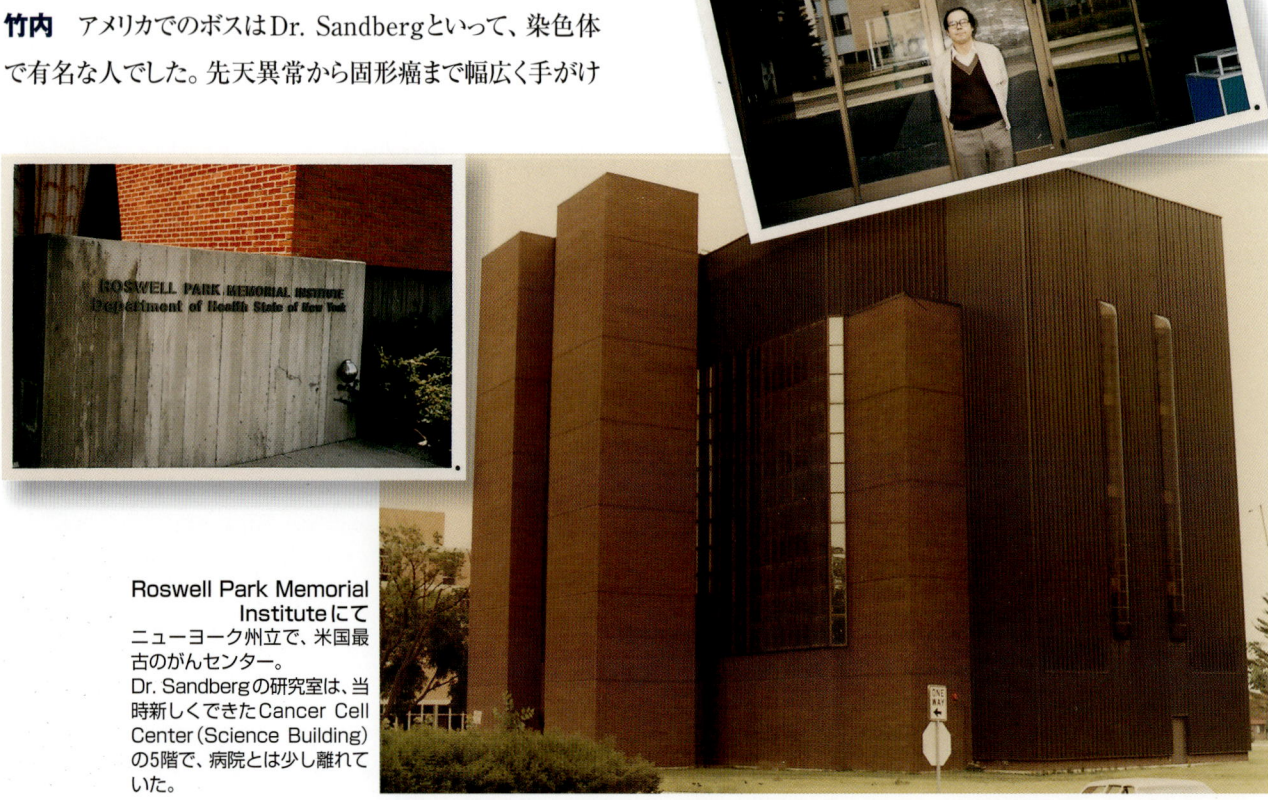

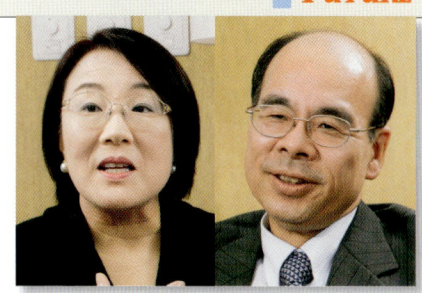

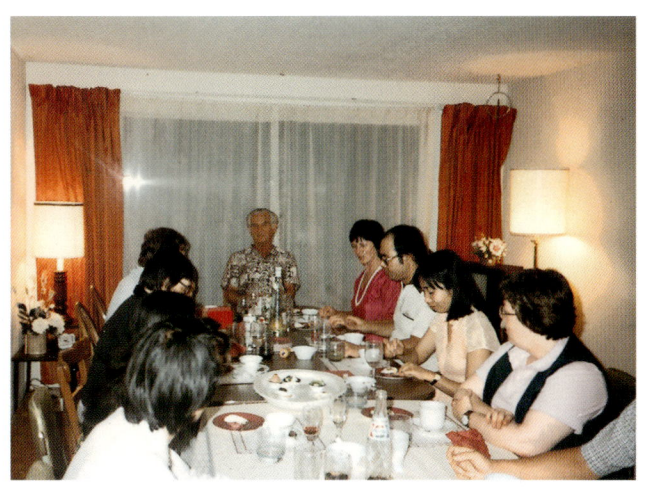

留学時代の竹内先生のボス、Dr. Sandberg宅にて
研究室のドクターだけでなく、ラボの人も招いて開かれたパーティーの様子。中央がDr. Sandberg、右から3人目が竹内先生。

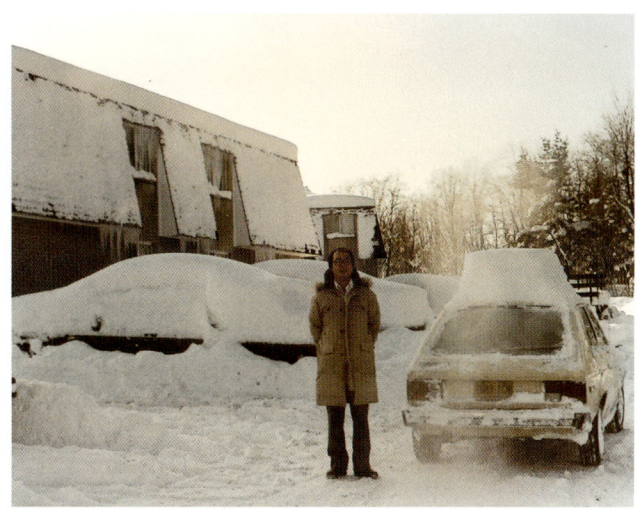

1982年冬、アメリカ留学中の竹内先生
エリー湖の南に位置するバッファローは、雪が多くて有名な土地柄である。

新鮮でした。

もう1つ印象的だったのは、看護師長が介助というより、診療スタッフの1人として参加していることです。「それは違います。昨日は熱を出していました」というふうに、堂々と自分の意見を述べます。

そういう回診のあり方、チーム医療のあり方が大変参考になりました。

初めて出会ったAra-C大量療法、combination chemotherapyの実際

村上 当時は骨髄移植も始まっていましたし、血液学全体が前へ前へと進んでいる、大変勢いのある時代でしたね。

竹内 そのとおりです。実は当時、Roswell Park Memorial InstituteのDr. Amy Earlyが、Ara-Cの大量療法を初めて行いました。私は、研究所で様々なカンファレンスに出たり、患者さんをみて、Ara-Cの大量療法は、導入より地固めに使ったほうがいいと思いました。

日大にも「Ara-Cの大量療法を地固めに」と意見を送り、その後白血病のプロトコールに生かされました。実際に何が起きているかをリアルタイムで見ることができ、非常にいい経験になりました。

村上 「こんなに大量に使うのか」と思ったのを覚えています。mg単位の薬剤を2g/㎡で使うのですから、桁が違います。

竹内 ペーパーを読んでも、実際に患者さんに投与した際、どういうことが起きるか、どんな時困るかといった情報はわかりません。実際の情報を伝えることができ、少しはお役に立てたかなと思っています。Roswell Park Memorial Instituteは、患者さんの治療に比較的近いところで研究が進んでいました。

もう1つよかったのは、研究所内で常時いくつもの講義が行われており、白血病だけでなく腫瘍全般の治療に対する考え方を学べたことです。

村上 それについて、もう少しご解説いただけますか。

竹内 腫瘍に対する化学療法の作り方です。いくつもの抗がん剤を組み合わせるわけですが、作用機序の違う薬剤の毒性が重ならないよう、どのように組み合わせを作るのか。combination chemotherapyの実際に触れ、大変勉強になりました。

新しい治療法というのは、既存のものに何かを加えたり、用量を変えたりする場合が多いのですが、その際、作用機序の違いを考慮し、副作用の重なりを避けるといった方法論を学ぶことができ、大変面白かったです。

血液学を語る

現在、日大大学院に「がん薬物療法専門医」のコースを設けていますが、この時の経験がベースになっています。

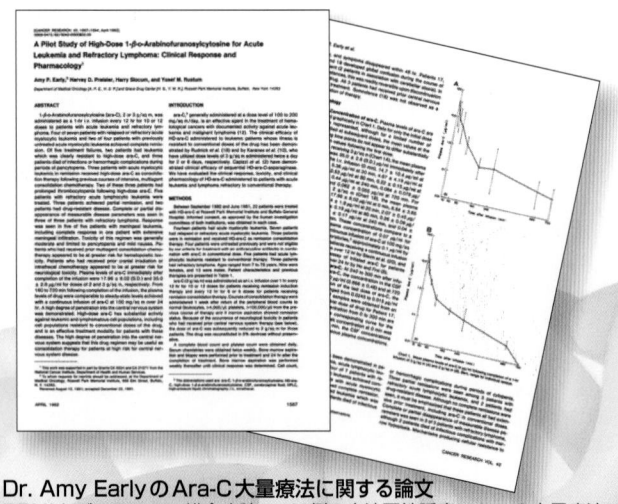

Dr. Amy EarlyのAra-C大量療法に関する論文
RPMIとバッファロー総合病院で、22例の血液悪性腫瘍にAra-C大量療法を行った報告（Cancer Research 42:1587-1594, 1982）。

治療のプロトコール作りを経験。日大「白血病マニュアル」の作成へ

村上 アメリカでのご経験で、そのほか、先生のキャリアに生かされていることはありますか。

竹内 治療のプロトコール作りを経験できたことです。Roswellのプロトコールは大変分厚く、薬の作用機序から適応、使用法、副作用への対応まで、すべて詳細に書かれています。プロトコールを忠実に実行すれば、標準的な治療ができるように作成されているのです。

統計、pharmacologyと各分野の専門家が集まり、検査や副作用まで含めて検証しながら作り上げていきました。薬剤の溶き方から、何時間で点滴を落とすか、何日目にどのような副作用が出るかといったことまで、具体的に書いてあります。最終的には、データさえあれば、論文として立派に完成された形になっていました。

村上 先生は帰国されてから、日大のプロトコールを作られましたね。

竹内 アメリカでの経験をもとに、帰国してから日大のプロトコール「白血病マニュアル」を作りました。大学の実情に合わせ、検査オーダーのやり方まで取り込んだ、大変分厚いマニュアルでした。

その後、日大の大島年照先生、名古屋大学の大野竜三先生、長崎大学の朝長万左男先生が発起人となられ、1987年にJALSG（Japan Adult Leukemia Study Group）が組織されました。JALSGは「日本全体の白血病プロトコールを作ろう」という試みで、日大もJALSGに参画していくことになりました。

患者さんは、共に闘う戦友。話をよく聞くことから、治療が始まる

竹内 村上先生は、その後、臨床病理に移られたのでしたね。

村上 そうです。日大板橋病院のすぐ近くの板橋医師会病院に出張しました。出張期間が終わる頃、日大板橋病院の臨床検査部に異動することになりました。

振り返って思うのは、血液内科というのは特殊なようでいて、実は呼吸器、循環器、消化器とあらゆる分野に通じて、全身を診られるようになるということです。必要に迫られて内視鏡や超音波検査を習ったり、感染症に強くなったり、今に至るまで血液内科で学んだことが非常に役立っています。

竹内 血液疾患の患者さんは肺炎を起こしたり、腎臓病・心臓病など様々な合併症を起こしますからね。

第一内科の先生方は血液・呼吸器だけでなく、今、あらゆる分野で活躍されています。循環器、眼科に行かれた先生もいます。

村上 もう1つ痛感することは、血液疾患の患者さんは経過が速く対応の遅れが重大な結果を招くこともあり、血液内科では検査データを非常に大切に深く読むということです。

竹内 血液疾患は「今がいいから、これでいい」と思えないところがあります。先に悪いことが起きないよう、今をきちんと細かく診るようになります。

村上 先生は、患者さんから「よく話を聞いてくれる先生」と言われていましたね。

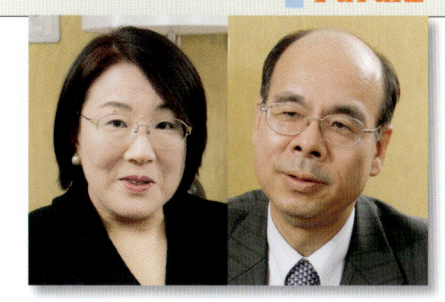

竹内 血液内科医は、比較的そういう人が多いのではないでしょうか。患者さんとの雑談の中に、治療のヒントが隠されていることもあります。

何より、患者さんと医師・看護師は共に闘う戦友だと思っています。熱が出てつらい時期を一緒に乗り越えれば、「あの時はつらかった」と共に喜びあうことができます。

戦友であるからこそ、患者さんの話をよく聞くことは、大変大事なことです。患者さんが理不尽な訴えをする時は、本当に言いたいことは何なのかを時間をかけてよく聞き取り、医師の側の主張も説明します。

例えば、3つの治療法がある時、それぞれを選択した際のメリット・デメリットを説明し、患者さんが納得するまで話し合ったうえで治療法を決定することが大事であり、その中で医師は訓練されていきます。

血液学は理論的な体系のある学問ですが、やはり解明されていないことはあります。私ぐらいの年になると、患者さんに「ここまではわかっているが、結局、原因はわからない」と説明することもできますが、若い医師にはそれは言いづらいことでしょう。そういう意味では、患者さんを精神的に支える医師の負担をチームで解消していくことが大切だと考えています。

日大独自の治療プロトコール
「急性白血病治療マニュアル」
アメリカでの経験を元に、日大プロトコールを作成。大学の実情に合わせ、検査オーダーまで取り込んだ、大変分厚いマニュアルであった。

「人の役にたちたい」「病気の人を助けたい」
若人の純粋な志を"育てる"社会に

竹内 共に闘ってきた患者さんにお願いし、医学部1年生に話をしてもらう機会を作っています。どの方も、快く引き受けてくださいます。「白血病ですごくつらい治療をして、一時は死を覚悟して遺書を書いていました。今はこんなによくなって夢のようです」というような話をしてくださいます。それを聞いた学生は感動し、「これから医学部で一生懸命、頑張ろう」と思ってくれるようです。

村上 やはり医学部にくる学生は、「人の役に立ちたい、病気の人を助けたい」という思いを持っています。そのままの気持ちを生かして、医師になってくれるといいのですが、忙しさの中で初心を見失ったり、患者さん側の医療不信にさらされると、純粋な気持ちがゆがめられてしまうのではないでしょうか。

竹内 今、臨床チームに1人、医学部5年生に参加してもらっています。学生は医師と患者さんの中間的な立場にありますので、患者さんの気持ちもわかり、医師が何を考えているのかもわかる。その中で、患者さんの思いがわかる医師として成長してくれるのではないか、医療者サイドと患者さんの信頼関係が深まっていくのではないかと思っています。

村上 近年、医師不足への対策として「医学部の定員を増やして、医師を増やす」ということが言われます。これから医学部に入った学生が熟練した医師になるには、30年はかかります。単に入学者数を増やすだけでなく、社会の側も"育てる"意識を持つ必要があるのではないでしょうか。

若く、まだ未熟な先生だけれど、持てる力を一生懸命発揮して頑張った時には「社会的責任を問わない」などの対応ができたらと思うのですが。

竹内 同感です。研修医という名札をつけ、研修医であることを患者さんに了承していただいて診療をすることが、研修医自身を守ることにつながります。

患者さんの中には、研修医の診療を受けるのは嫌だとおっしゃる方もいれば、反対に「研修医なのだから、失敗して

血液学を語る

も仕方がない」と言ってくださる方もいます。

村上 初めて担当した患者さんとの間でトラブルがあると、若い研修医にはトラウマとして、ずっと残る場合があります。それが、医師としての意欲を後退させることにもなります。そのあたりの医師・患者関係が変わらないと、医師の数のみ増やしても解決しないのではないかと思います。

血液内科医は、絶滅保護種の朱鷺並みに減少していますね（笑）。

竹内 保護してほしいとも言えません（笑）。

自然に行われた「5つのマイクロスキル」。自ら考える研修医を育てるために

村上 竹内先生が研修医時代の私に接してくださったあり方は、最近よく言われる「指導者の5つのマイクロスキル」そのものでした。最初、「あなたはどう思う？」、「どうして、そう思うの？」と聞いてくださいます。

その問いに、不勉強な私が答えられないと、「本当はこうなんだよ」、「これを読んでみなさい」と勉強の方向を示してくださいました。

そして、最も心に残っているのは、必ず最後に少しほめてくださるのです。「非常によく頑張っている」、「とても誠実にやっている」と。「もうひと頑張りだね」と言っていただけると、この次までもっと頑張ろうと思いました。

今から思うと、竹内先生は「5つのマイクロスキル」を昔から自然にやっておられました。

竹内 私は子供時代から、いつも物事に対して「なぜだろう」と考えることが多かったのです。

医師の仕事の面白さは、学問を臨床の場で実践することだと思います。理論がなければ学問ではありません。「自分が考えた結果、こういう治療をしたい」と、研修医の先生自身から発言が出てくるように教えたいと考えていました。

Aパターンは A、Bパターンは Bと暗記しても仕方がありません。

村上 昔は医師の教育も、徒弟関係のような雰囲気があり、「上の先生が言うのだから」とそのまま受け入れていました。「そんなことも知らないのか」と叱られて覚えるのが、普通でした。

竹内 当時の第一内科の雰囲気はとても自由で、若い人にいろいろなことをやらせてくれました。当然、失敗もありますので、叱られることもあります。

しかし、物事には叱られて覚えるという側面もあります。ほめる、叱るというのは、教育の両輪ではないでしょうか。

例えば、若い人が緊急場面で立ち往生している時、先輩から「あれをやれ」、「これをやれ」と明確に指示を与えることは大切です。ただし、自分で考えられるようになったら、ある程度任せるようにしていました。

村上 竹内先生は、自然なお人柄のままに、指導者としてのあるべき姿を実行されていたように思います。

白血病の経過表を見つめた若い時代。一つひとつの症例を糧に成長していく

竹内 私は1973年に東北大学を卒業し、医師になって3番目に診た患者さんが急性白血病の方でした。「白血病は治らない」といわれていた時代に、その方は寛解して退院されたのです。その時、「治ると思っていなかった患者さんが治った。頑張ればいいんだ」と強く思いました。

白血病に非常に興味を持ち、当時、天木一太先生が教授をされていた日本大学第一内科に入局しました。第一内科の先輩は、私が「白血病をやりにきた」と思ってくださったようで、先輩がいる病院に出張すると白血病の患者さんを任せてくださいました。

自分で一生懸命考え、あるいは大学となるべく同じようにやろうと頑張りました。そこで、大学と同じように、白血球の動き、発熱などを詳細に記録した「経過表」を書きました。

残念ながら途中でお亡くなりになった症例も、大学に経過表を持ち帰り、意見をもらいました。「もう1週間頑張れば、寛解してきたんだよ」と言われ、どうすればよかったのか随分考えました。治らなかった症例も、経過表を振り返ることで、

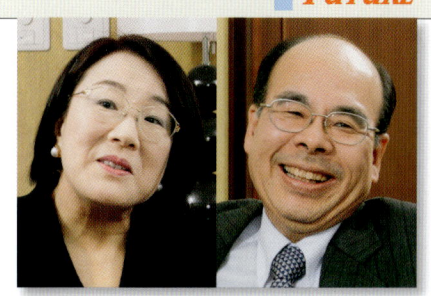

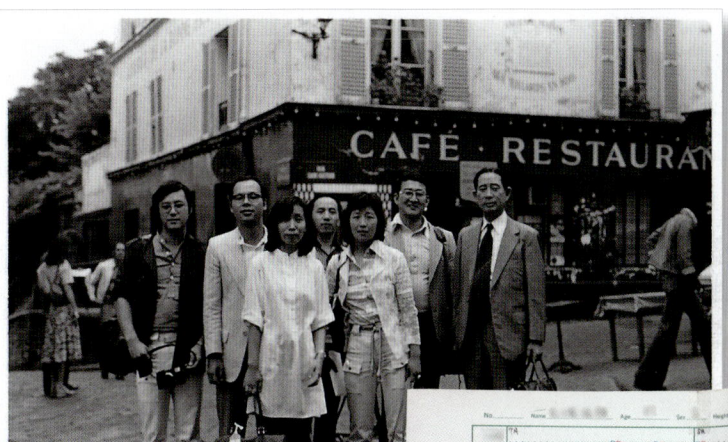

最新・血液内科シリーズ **FUTURE**

天木一太教授と日大第一内科の仲間たち
1978年、第17回国際血液学会議が開かれたパリの街角でのスナップ。
右から天木先生、大島年照先生、左から2人目が竹内先生。

白血病治療の「経過表」
白血病の動き、発熱などを詳細に記録した経過表。経過表を丹念に見ていくと"未来"が見えてくる。
薬剤投与による血球の減少、回復の経過が一目でわかる。前回の治療と同じ経過をたどることが多いため、血球の回復時期が予想できる。予定より回復が遅い場合は、「再発」が懸念される。

私自身の成長につながりました。

村上 あの経過表は、本当にいいですね。経過表をじっと丹念に見ていくと、未来が見えてくるのです。今、ここで何に気をつけなければならないのか、ハッとひらめくこともありました。

竹内 第一内科の朝8時からのカンファレンスで、経過表を皆で出し合い、検討しましたね。上の先生から意見をもらい、ものすごく勉強になりました。

新しい治療法の開発を目指し、若い人と共に歩み続けたい

村上 最後に、竹内先生がこれから何をなさりたいのかをお伺いできたらと思います。

竹内 まず、若い人たちが、患者さんをきちんと診ることができるよう教えたいと思っています。漠然と診察するのではなく、聴診器を当てるにも「心内膜炎があると思うので、その音を聴こう」と考えて診察できるよう、教育システムを作りたいと考えています。

その結果、教室が活性化して患者さんの役に立ち、それを見ていた若い人たちが「これは面白い」と一緒に仕事ができるようになればいいと思います。

村上 いつの時代も若者の胸を打つのは、先輩が熱く真摯に取り組む姿だと思います。私が入局した頃、印象に残っているのは、天木教授が学問に真摯に取り組む、揺らぎのない姿勢でした。「医者は、一生懸命勉強することがいちばんです」とおっしゃっていました。

天木先生は、学会ではいつも最前列に座られ、手を振っ

血液学を語る

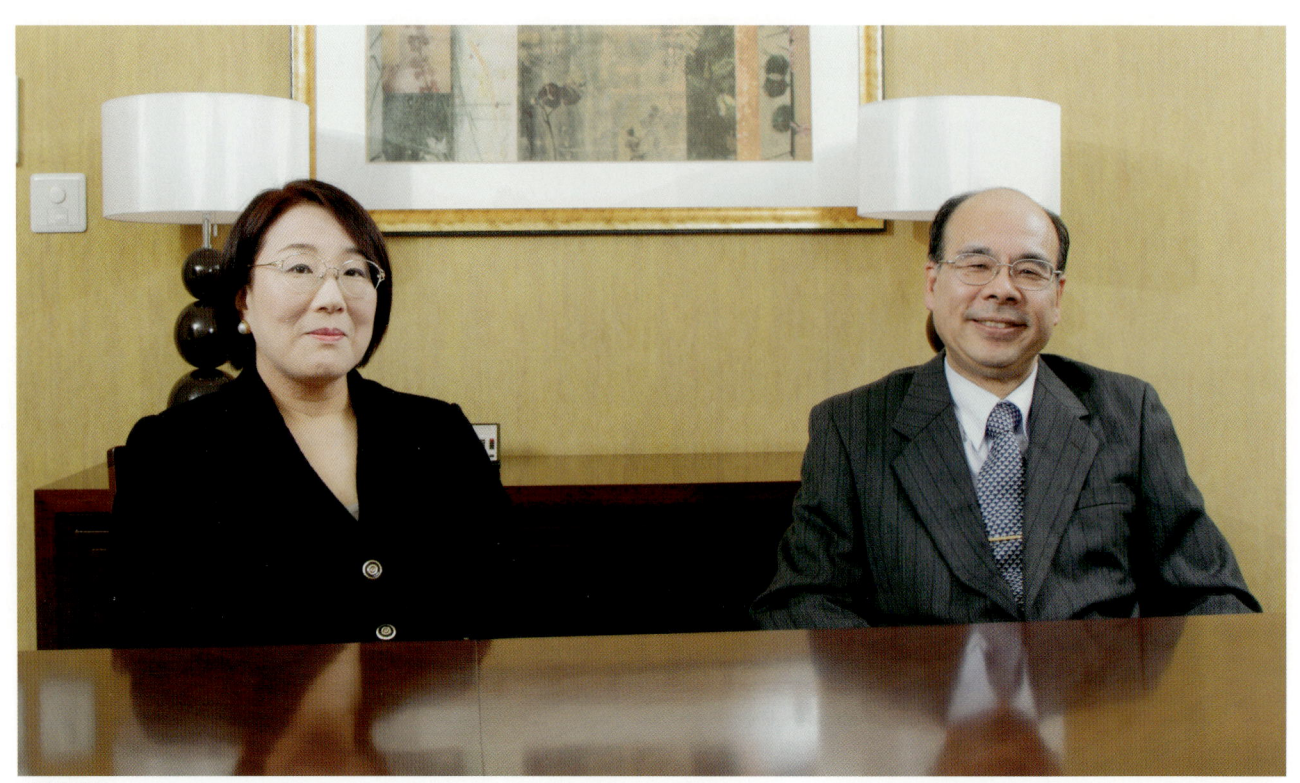

対談を終えて 白血病を共に闘った同志——お二方の語り合いには、師弟の関係を超えた確かな絆があった。臨床・研究・教育を愛する思いが熱く、お二方を包んでいた。

て隣に呼んでくださいました。「座る位置が前になればなるほど、得られる知識が増えます」と言われました。

若い時に、「学ぶことに真摯な姿勢」を実感させていただき、本当によかったと思います。

竹内 私が印象に残っているのは、「手を動かしたら頭を動かせ、頭を動かしたら手を動かせ」という天木先生の言葉です。臨床も、研究も一生懸命やられる先生でした。

やはり、教育にはロールモデルが必要です。「あの人のようになりたい」と思える先輩がいる環境を作ることができれば、理想的な形で教室は動いていくのではないかと考えています。

村上 血液学はダイナミックに変わり続け、発展を続けています。その中で、先生が目指しておられることは何でしょうか。

竹内 最先端の知識が、患者さんの目の前で医療として実現していく期間が、短くなっています。ダイナミックに変わり続ける血液学の世界に、多くの若い人に入ってもらいたいと考えています。

さらに、私が本当にやりたいのは、新しい治療法を作ることです。化学療法の原理原則は、白血病治療から始まっています。その考え方を推し進めていけば、いろいろなことができます。

先にお話しした「日大のプロトコール」やJALSGのように、新しい治療法の開発を目指す人たちに、もっともっと血液の世界に入ってもらい、共に歩んでいきたいと思います。

村上 今日は長時間お話をうかがうことができ、本当にありがとうございました。

村上 純子	
1954年（昭和29年）、埼玉県に生まれる	
1979年	日本大学医学部卒業
1983年	日本大学大学院医学専攻課程内科学1修了
1983年	日本大学医学部第一内科学教室助手
1989年	板橋区医師会病院内科医長
1991年	日本大学医学部臨床病理学教室助手
1993年	日本大学医学部臨床病理学教室講師、駿河台日本大学病院輸血室々長（兼任）
2004年	聖母大学看護学部専門基礎分野教授
2011年	埼玉協同病院臨床検査科部長 同教育研修センター センター長（兼任）

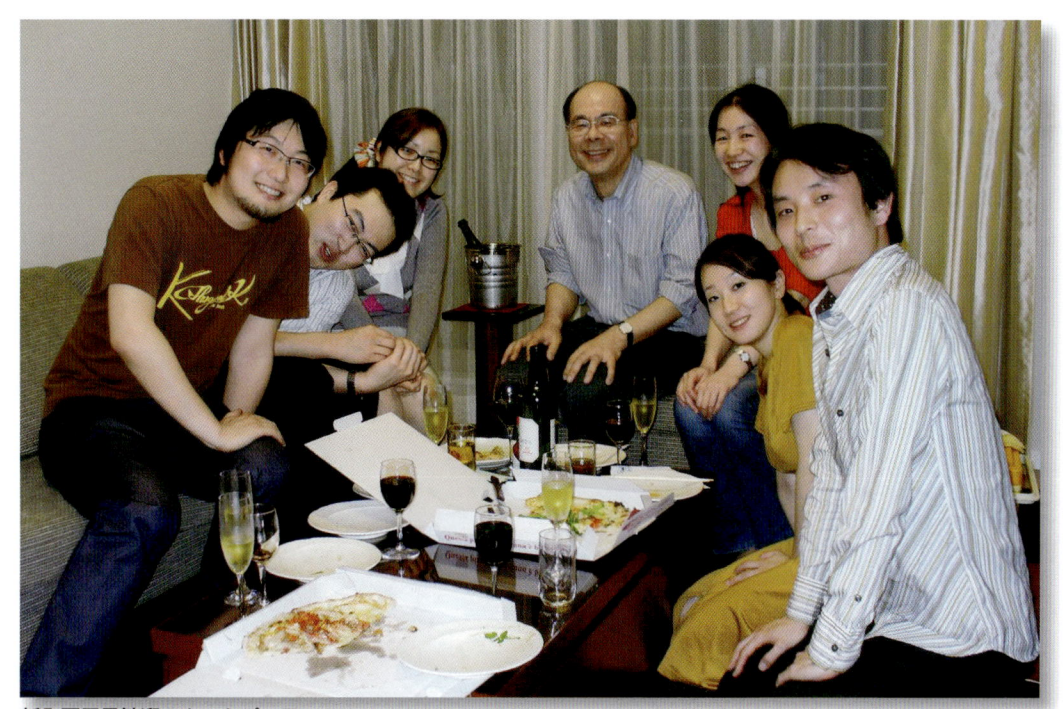

新入医局員歓迎のホームパーティー　竹内先生のご自宅でのひととき。竹内先生いわく、「ピザ、ワイン、サラダなどしかないが、遅くまで話がはずんだ」。

（2009年9月20日刊行）

高上 洋一
Youichi Takaue

移植医療の未来を切り開く

Profile

1951（昭和26）年、岡山県に生まれる		
1970年	4月	防衛大学校に入校するも翌71年9月に自主退校
1972年	4月	徳島大学医学部入学
1978年	4月	聖路加国際病院小児科レジデントとなり、後に徳島大学小児科医員、四国がんセンター医員として勤務
1983年	7月	M. D. Anderson Hospital and Tumor Instituteに留学（Clinical Fellowとして小児癌治療と骨髄移植について研修）
1986年	7月	徳島大学小児科医員となり、後に助手、講師
1997年	11月	国立がんセンター中央病院に異動
2004年	4月	同薬物療法部長、臨床検査部長
2009年	6月	東京医科大学内科学客員教授
2010年	7月	聖路加国際病院研究管理部長

英文原著270編
海外招待講演60回

【主な所属学会】
日本造血細胞移植学会
日本血液学会
日本小児科学会
日本バイオセラピィ学会
日本癌学会
International Society for Experimental Hematology
American Society of Hematology
American Society of Clinical Oncology
American Society of Blood and Marrow Transplantation

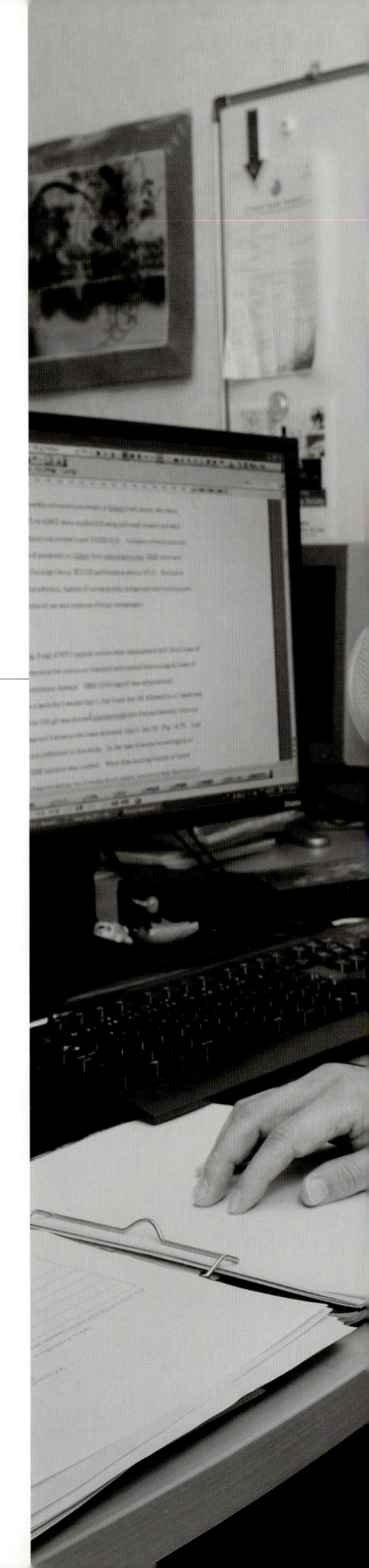

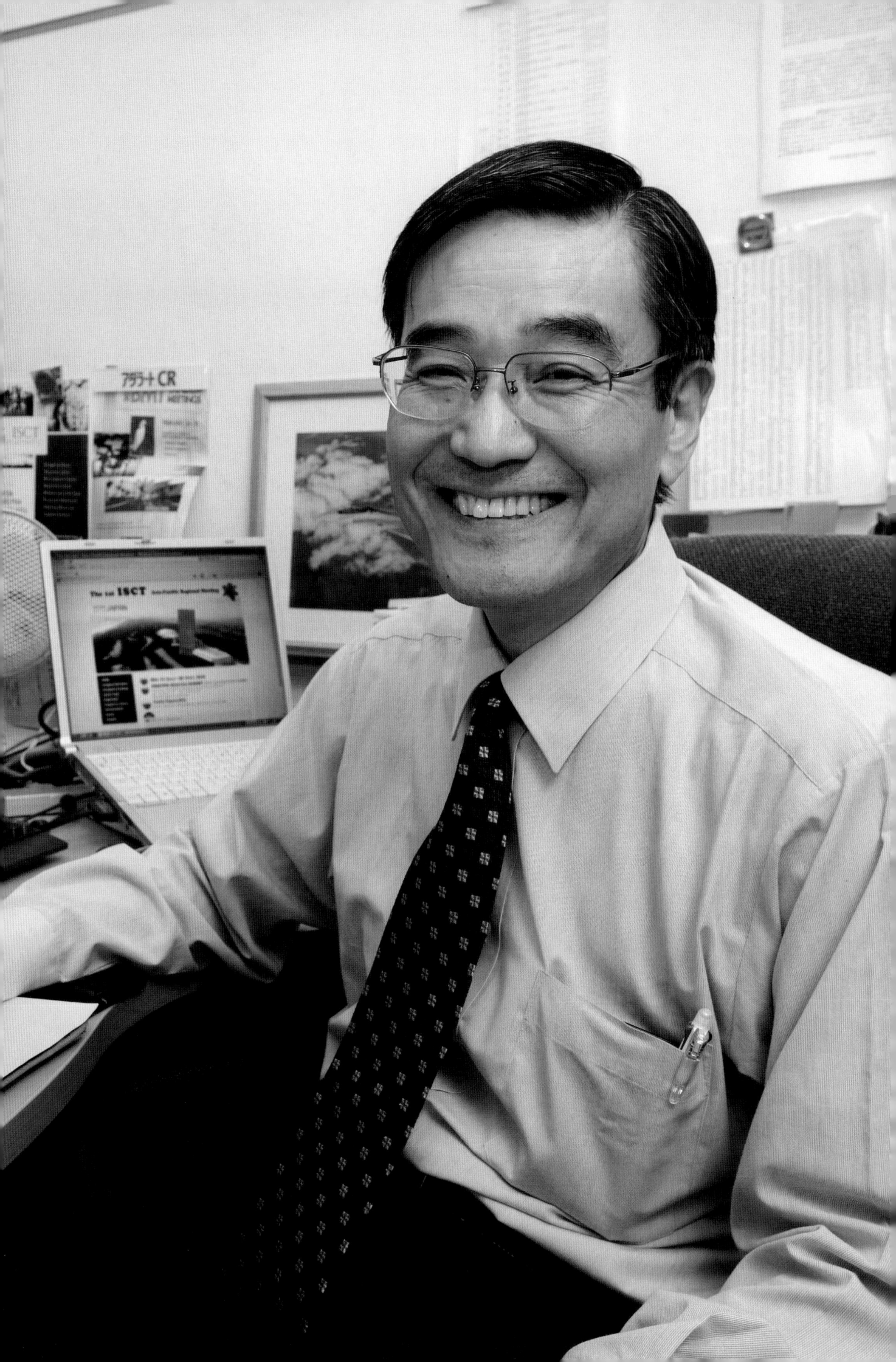

血液学を語る

「侍の心」で、
研究という名の闘いを駆け抜けろ

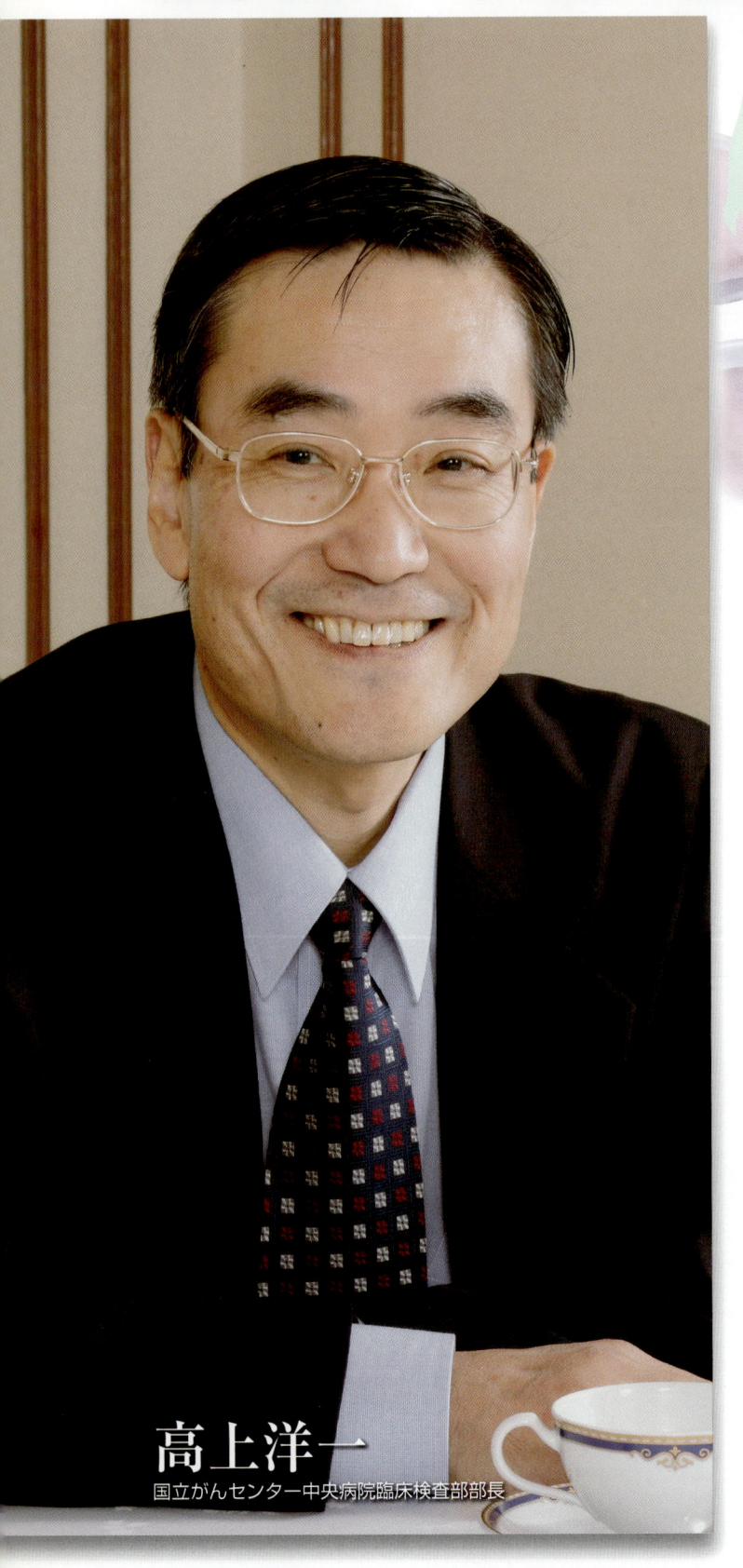

高上洋一先生と
大屋敷一馬・純子先生ご夫妻は、
血液学が花開く時代を
切磋琢磨されてきた同志である。
血液学者として互いに認め合うお三方が、
そのユニークな出会いから、
高上先生の数々の武勇伝まで、
研究という名の闘いのドラマを
自在に語り合う。

（註：一馬＝大屋敷一馬先生／純子＝大屋敷純子先生）

シアトルの国際実験血液学会で、「謎の中国人」と出会う

一馬 高上先生と私たちが初めて出会ったのは、確かシアトルの国際実験血液学会ですね。1980年代の後半でした。

純子 学会の合間にフレッドハッチンソンがんセンターの見学ツアーに参加したところ、すごく流暢な、癖のある英語をべらべらしゃべる東洋人がいる。私たち、「謎の中国人」と呼んで、話しかけないようにしていました（笑）。

高上 私のほうも、同じツアーに水も滴るようないい男と女がいる。実に艶やかな雰囲気で、これは何か事情のあるカップルに違いない。邪魔をすると悪いので話しかけないようにしようと、同行の河野（河野嘉文先生／現鹿児島大学小児科教授）にささやいていたんです（笑）。

純子 本当にね。しばらくは、蛇のにらみ合いみたいな状態で。ツアーも終盤になり、質問の内容から「謎の中国人」はどうも移植に詳しいらしいということになり、やっとお付き合いが始まりましたね。

高上 私は、高松と岡山県を結ぶ連絡船の港のあった玉野市の出身で、当時は徳島大学小児科におり、純子先生のご出身は徳島市。一馬先生は同じ四国の高松市出身ということで、とても親近感がありました。実は、その前から論文で「大屋敷」という名前を頻繁に見ていました。何て、論文数の多い人だろうと感心していたのです。

高上洋一
国立がんセンター中央病院臨床検査部部長

純子 私たちは、お名前を聞いた途端に「あの高上先生だ!」とわかりました。先生は当時、末梢血幹細胞移植に関して頭一つ抜け出て、まさにライジングスターでした。

一馬 当時は、名古屋グループや原田実根先生(当時、岡山大学教授)のグループをはじめ、いくつか大きな派がある中に、ひとり切り込んで行かれる印象でした。

高上 私は、片田舎の徳島大学からの成り上がり者であるのを、非常に誇りに思っています。ブランド力や後押しがいっさいないところで、自前の知恵と工夫で這い上がっていく。「既存のものを壊してやる」という気構えで、河野たちとやってきました。戦国武将・蜂須賀小六(羽柴秀吉の家臣として知られ、後に阿波徳島藩を興す)と言ってほしいような雰囲気でした。

一馬 確かに当時、徳島大学に行って驚きました。移植の部屋といっても六畳一間ぐらい。昔は、移植というと構えてしまうような時代でした。

純子 そうですね。私たちが持っていた「移植はこういうもの」という既成概念を粉々に打ち砕かれました。移植を受けた子供たちが、すごくいい笑顔で店屋物を食べていたりして。私たちが本で読んだ移植とは、別世界でした。

高上先生の原点は、防衛大学時代に遡る「侍の心」

一馬 戦国武将といえば、先生は初め防衛大学に行かれたのですね。防衛医大ではなく。

高上 そうです。同期の友人の一人である外薗健一郎君は現在、航空幕僚長になっていますが、今でも、当時の同級生に会うと「高上がいちばん防大生らしい防大生だった」と言ってくれます。

航空要員2年生の夏の富士訓練では、鉄砲を持って走り回り、塹壕を掘ったりもしました。

ちょうど、その頃、「雫石上空で、全日空機と自衛隊機が衝突して墜落」というニュースが舞い込みました。指導教官が「皆、聞け!」と発表してシーンとなった時、私は一言「そ

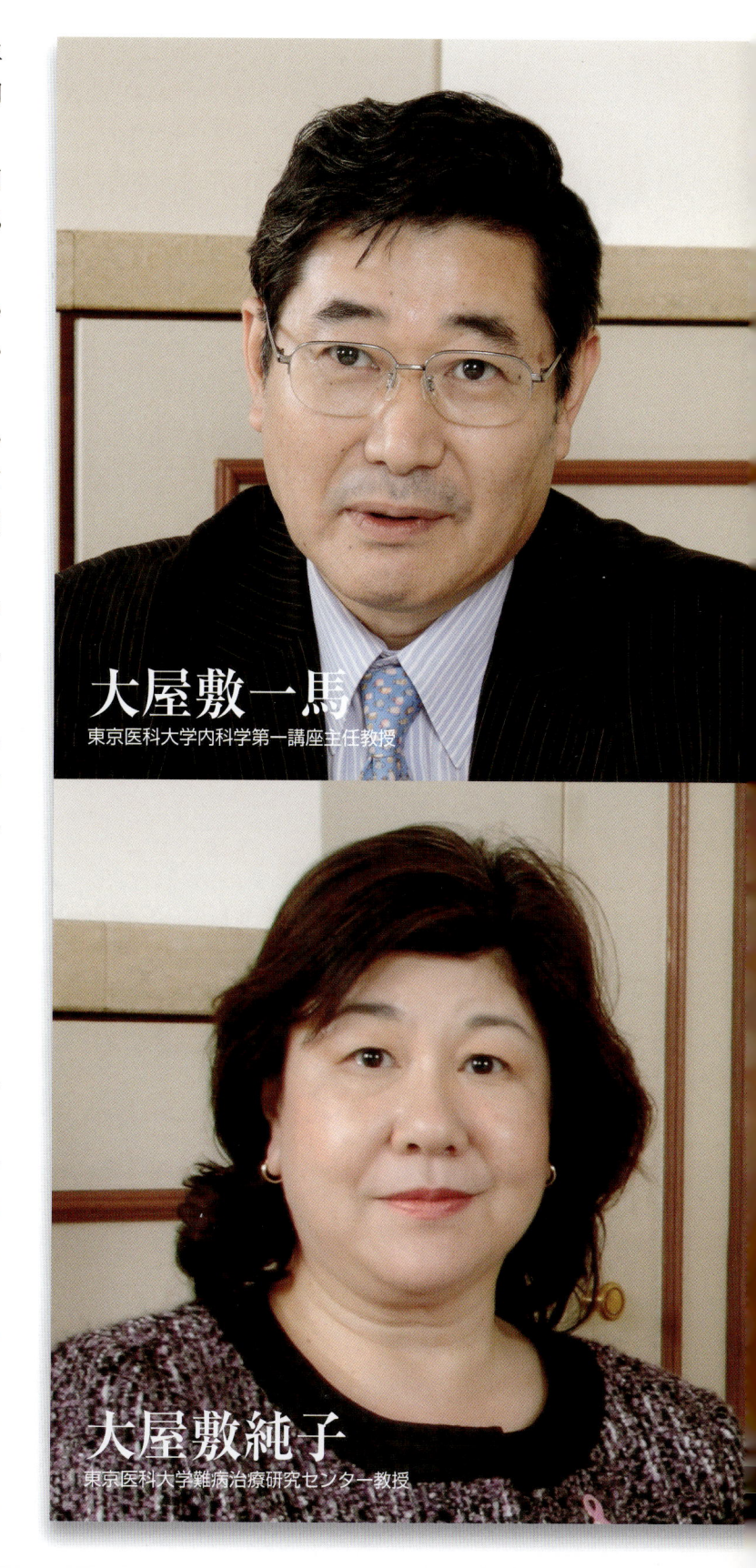

大屋敷一馬
東京医科大学内科学第一講座主任教授

大屋敷純子
東京医科大学難病治療研究センター教授

血液学を語る

れは自衛隊機が悪い」と発言しました。戦闘機と旅客機です。どちらの身動きが軽いのか、考えればわかります。教官は「貴様!」と応酬し、「文句あるか!」と喧嘩になりました。

それから1か月半、横須賀の学生舎に戻っても指導教官から毎日呼び出され、私も意地になって「悪いものは悪い!」と言い張りました。

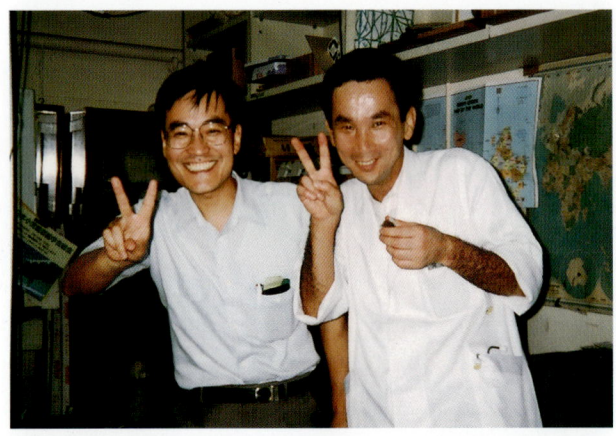

一馬 先生らしいですね。今でも、見るからに戦闘派ですからね(笑)。

高上 「君の言っていることは正しい」と言ってくれる教官もいましたが、このような組織に嫌気がさして、結局は退校を選びました。防衛大学を去る時は、同級生から上級生まで、ずらっと両脇に並び、敬礼で見送ってくれました。

それから、「自衛隊が苦しいから、遊びたいから娑婆に戻るんだろう」と言われたのに反発し、それなら難しい道を選ぼうと、翌春に医学部を受験しなおして徳島大学に入りました。当時の同級生からは今でも、「侍の心を持ち続けてくれ」と言われます。

純子 このあたりに、高上先生の原点があるように思います。

西村昂三先生との出会いから、内科志望が転じて、小児科へ

一馬 ところで先生は、どうして小児科に行かれたのですか。

高上 学生時代は、防衛大の時とはうって変わり、教科書

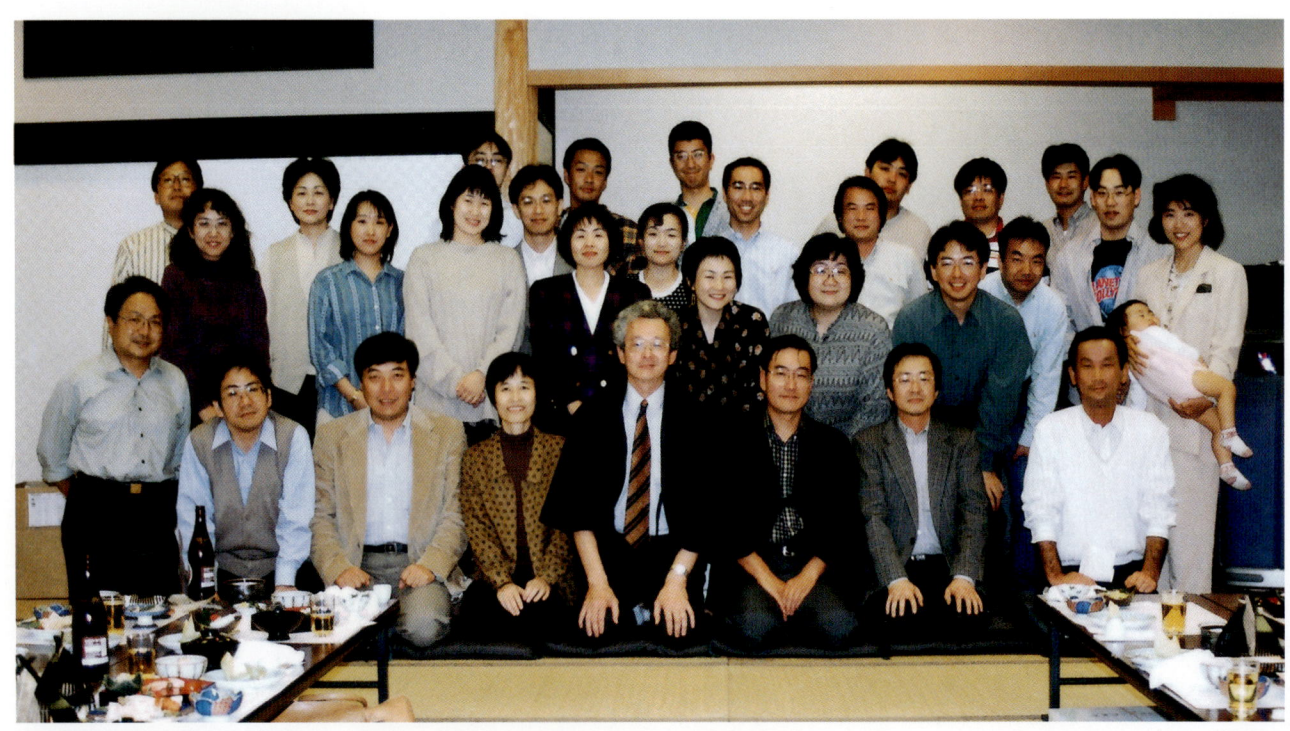

「謎の中国人たち」 高上ワールドには、いつも河野嘉文先生がいらっしゃった。ひた走る徳島大チームの両輪として、それぞれの持ち味を生かして活動する熱い日々を過ごされた。

高上先生と徳島大学時代の仲間たち 高上先生が国立がんセンターへ異動された際の壮行会。

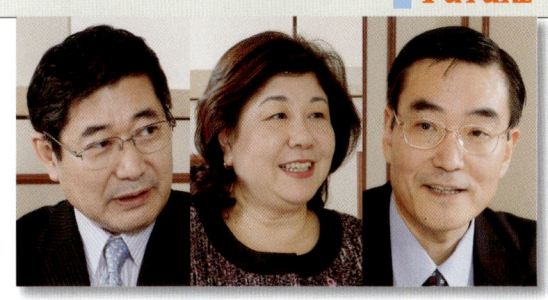

最新・血液内科シリーズ FUTURE

の多くをAsian Editionの英書にして、非常によく勉強しました。卒後は、周囲も含めて当然、外科か内科に行くものと思っていました。聖路加国際病院のレジデントを受ける時も、内科を希望していました。

面接の際、まさに内科に決まりかけた時、当時、小児がん治療で非常に有名だった西村昂三先生が、「君、第二希望は小児科と書いてあるね。君、子供は好き？」と言われました。

私は、「泣く子と犬ほど嫌いなものはありません」と答えました。西村先生は「君、面白いこと言うね」と。合格通知が来たら内科ではなく、2名しかとらない小児科レジデントの1人に決まっていました。

一馬 それで、そのまま小児科に入られたのですか？

高上 私は行く気になれず、先輩に相談しました。開業医の方でしたが、「西村昂三先生といえば、抗がん剤治療を日本に初めて導入した、僕でも知っている人だよ。その人が多くの候補者の中から採ってくれたんだ。それが縁というものだよ」と言ってくださったのです。

結局、聖路加国際病院の小児科で2年研修を受けましたが、そのおかげで今に至るまでご指導をいただいている細谷亮太先生（現聖路加国際病院副院長）にお会いすることもできました。

今から思うと、時間単位の治療で勝負の早い小児科は、気の短い私に合っていたと思います。

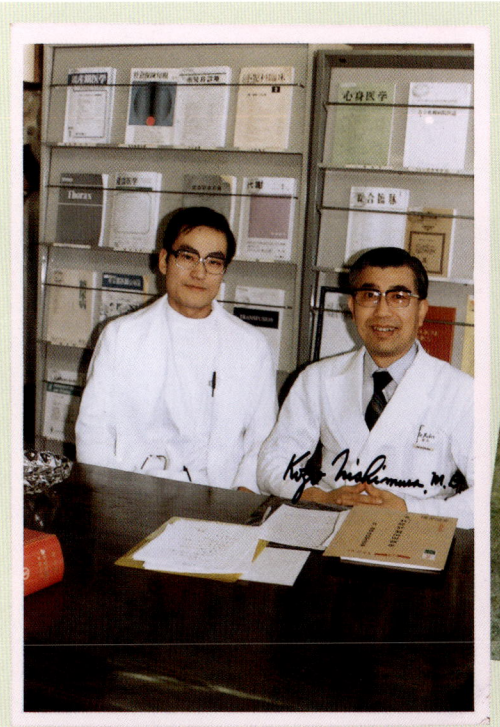

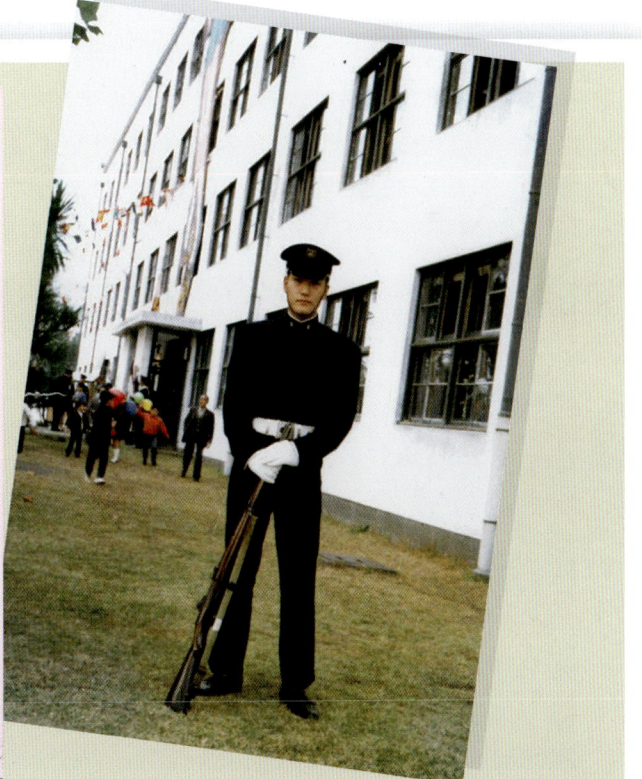

西村昂三先生とレジデント時代の高上先生
「君、子供は好き？」。西村昂三先生のこの一言から、内科志望だった高上先生は聖路加国際病院小児科レジデントとして歩むことになる。
西村先生は海軍兵学校77期で敗戦を迎えられ、その後医師となってすぐに渡米して計5年のレジデントとoncology fellow研修を遂げた我が国の臨床腫瘍医の草分けのお一人であり、米国小児科ボード認定の日本人第一号でもある。高上先生がM.D. Anderson小児科で親身の教えを受けられた巨頭Donald Pinkel先生、Norman Jaffe先生と並び、白血病の寛解導入に初めて成功されたことから、Sidney Farber（現Dana-Farber）Cancer Instituteにその名前を残すSidney Farber先生の直弟子のお一人である。

防衛大学校時代の高上先生
高上先生いわく、「パイロットに憧れて入校し、さまざまな訓練や作業に模範的学生として取り組んだものの、課業（授業）中はほとんど寝ていたため学業成績は芳しくなかった。防衛大の訓練で最も苦しい2年生の春のカッター（短艇）訓練と夏の航空要員の富士訓練をなんとか乗り切ったが、楽しみにしていた冬のスキー訓練を前にあえなく中退の羽目に」。

血液学を語る

M.D. Anderson Cancer Centerへ留学。「末梢血幹細胞移植」のひらめき

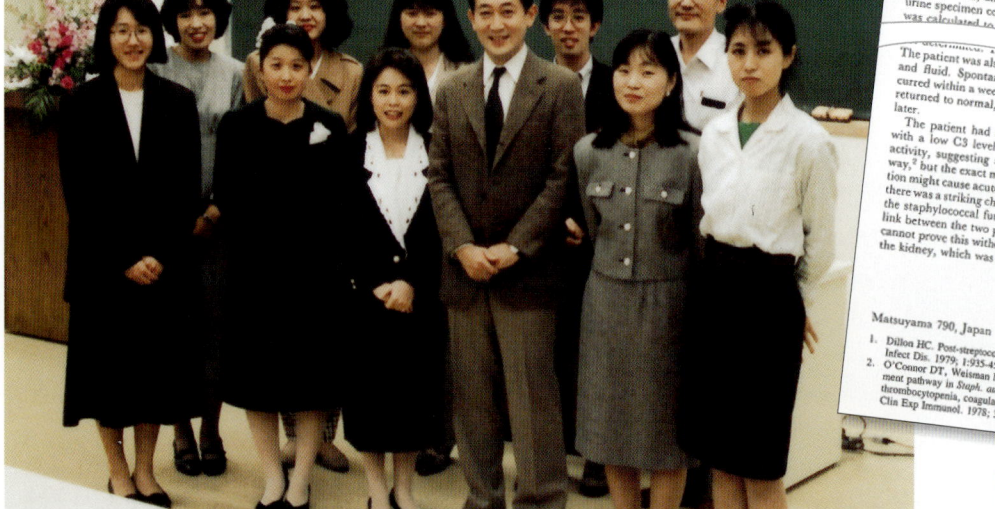

純子 研修後は、四国に戻られたのですか？

高上 聖路加国際病院は非常に恵まれた環境でしたが、やはり私には田舎で患者さんのお世話をさせていただくほうが性に合うと思い、徳島大学に戻りました。

翌年には、松山市にある四国がんセンターに赴任しました。当時はまだ一般の国立病院であり、そこでは小児科の一人医長で、まさに今、問題となっているように、次々に生まれる新生児から小児救急も一人で診るといった状態です。3日に1度は救急で夜間に呼ばれました。

純子 先生は、その後、アメリカに留学されましたが、情報のない地方で、どのように準備されたのですか？

高上 ある時、学会で、聖路加で一緒に小児科レジデントだった同期の先生に会いました。彼が「僕、アメリカに行こうと思う。VQE（アメリカの医師資格試験）を受験する」と言うのです。

私は、その時、ハッと思いました。「そうか、よし、私もやろう」と。ところが、TOEFLを受けたら惨敗でした。当時、徳島で英語が聞けるのは映画館くらいでした。ところが、東京でふらりと立ち寄った書店にはTOEFLの受験参考書が並び、試験に出た問題までのっている！　当時の徳島や松山には参考書さえ、ありませんでした。

そこで、松山の地の利を生かして、岩国の米軍放送を朝4時に起きて聞き、四六時中、英語に浸りました。患者のお母さんに日本語でお話しした後、自分の頭の中で英語に直し、お母さんの返事をまた英語に直す。回診中もずっと、こんなふうに一人で勉強していました。当時の患者さん、本当にごめんなさい。

一馬 それで、アメリカに留学されたのですね。

高上 幸いにもVQEに通って、1983年に、M.D.Anderson

聖路加国際病院・細谷亮太先生、徳島大学の学生たちとともに
細谷先生が徳島大学の大学祭で講演され、多くの学生に感動を与えた。細谷先生は、我が国の小児がん治療のリーダーであるばかりか、俳壇や文化人としての活躍、心洗われる多くの著作などで広く知られている。

高上先生が初めて発表した英文論文
高上先生が医師になられて初めて発表した記念すべき英文論文。ありふれたようにみえる症例の中にも、よくみると宝が埋もれていることを教えてくれた貴重な経験となった一編である。(N Eng J Med 307:1213-1214, 1982.)

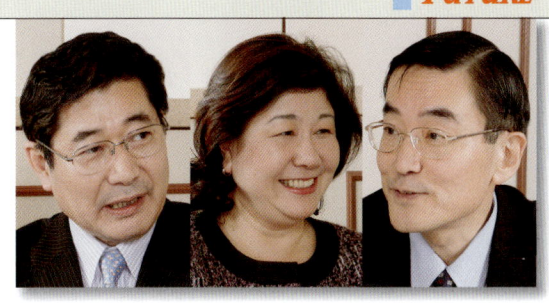

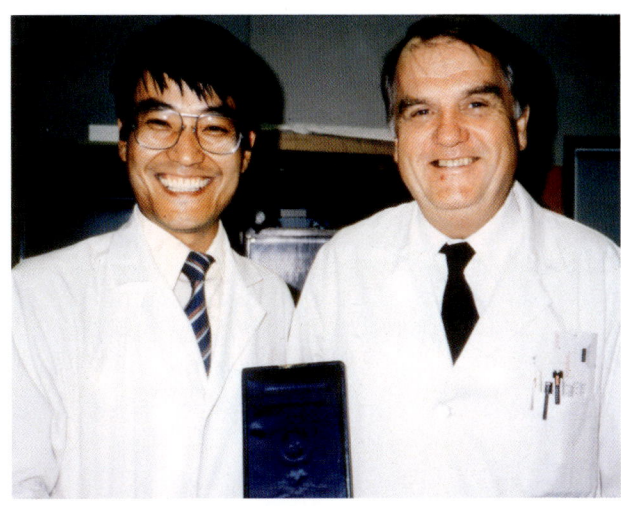

最新・血液内科シリーズ FUTURE

Donald Pinkel先生と高上先生
がん治療の基礎を築き、著名なSt. Jude Children's Research Hospitalを創設し、後にM.D.Andersonに異動されたDonald Pinkel先生がGeneral Motors Cancer Research Awardsを受賞された際に、記念のメダルとともに。高上先生はPinkel先生がM.D. Andersonに異動した後、週1度、1時間にわたる個別教育を受ける幸運を得た。

Hospital and Tumor Institute（現M.D.Anderson Cancer Center）に留学しました。そこで、clinical fellowとして、初めは小児がん治療、後半は骨髄移植をやっていました。

一馬 後になって、徳島大学の研究室を見せていただいた折、狭い培養室にものが積み上げられ、「移植なんて、輸血のちょっと進んだぐらいのものだ」という雰囲気でなさっていたのが印象的でした。

高上 アメリカで骨髄移植をしている間、それまでの移植の方法は、本当にそれなりの根拠があるのだろうかと考えました。

骨髄移植が始められた当時は、大量投与できる抗がん剤はエンドキサン®しかなく、そのほかには全身放射線照射しか使えませんでした。また、採取した骨髄を点滴して戻すのも、いかにも乱暴です。それが、そのままずっと使い続けられている。化学療法の延長として、輸血の大規模なものとして考えれば、ずいぶん移植のコンセプトも変わってきます。実際、骨髄移植をやっていると、いろいろな問題が出てきます。何かいい方法はないだろうかと。

ちょうど日本に帰る2〜3か月前、廊下で指導教官に呼び止められました。「ヨウイチ、お前は日本に帰ったら、何をやるんだ？ これをやったらどうだ」と言って、「BLOOD」のletterを見せてくれました。それが、初めて接した自家末梢血幹細胞移植に関する話題でした。

私は、その短いletterをじっと見て、ハッとしました。「これは、いけるかもしれない」と思ったのです。

一馬 ひらめきの瞬間というのは、ありますね。

高上 先生方もそうでしょう。研究でも、臨床でも、ひらめきや予感というのはありますね。患者さんを診ていても、何か胸騒ぎがする。急いで手を打っておくと、やはり！ という経験をどなたもされていると思います。

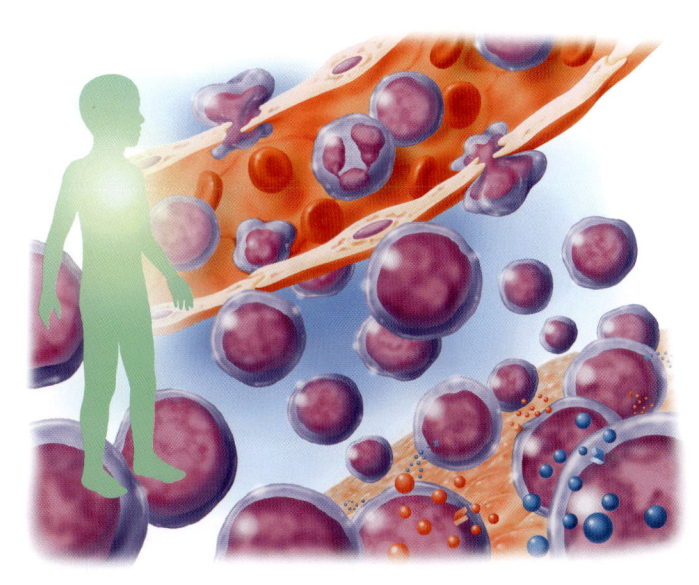

化学療法後の汎血球減少から回復する時期には、骨髄のみならず末梢血中にも幼若な細胞が増加する。これが、実は未熟な造血幹細胞であり、大量に採取することで移植治療に応用できると高上先生は確信した時、世界初の子供の末梢血幹細胞移植への歩みが始まった。

PAGE 39

血液学を語る

徳島大学で、"高上ワールド"全開。学会という名の戦場を駆け巡る

高上 1986年に帰国して徳島大学に戻り、末梢血幹細胞移植の臨床開発研究を始めました。河野嘉文、渡辺力、阿部孝典などと共に、意気だけは軒昂でしたが、年間の研究費は50万円もありません。最初は、液体窒素も自費購入です。

河野が「先生、ピペットがなくなりました」と言う。私は「ちょっと待っとけ。まだ明るいから」と言って、夜中の3時4時になると内科の教室から失敬してくる（笑）、そんな毎日でした。

試行錯誤の連続で、夜中の3時まで毎日フェレーシスした後に実験です。新しい世界を切り開く実感にあふれていて、本当に楽しかったです。

純子 そのころから、いよいよ高上ワールド全開ですね。独自の世界ですね。そして、必ず高上劇場には、河野先生がいらっしゃいます。

高上 よく言うのですが、私と河野はまさに「車の両輪」でした。私には数々の欠陥がありますが、ひらめきやアイデアは豊富に出ます。河野はそれを発展させてまとめあげる力とすべての人を引き付ける魅力があります。

例えば、私はいろいろなアイデアをパッと思いつき、皆にメモさせ、「よし、これでいける！」と言って2週間もすれば忘れてしまう。それを河野が丹念に拾って、実にうまくまとめていくのです。私にとっては尊敬すべき同僚でした。

純子 私たちは、当時、いつも羨望の目でお二人を見ていました。素晴らしいカップリングでしたね。

高上 当時、世界で初めて、私たちが子供の末梢血幹細胞移植を行いました。悪性リンパ腫から白血病になった小さな女の子でした。辞職覚悟で超大量の抗がん剤治療の後に、末梢血幹細胞を輸注し、「これでこの子が死んだらどうしよう」と、毎日どきどきしていました。

ところが、5日目ぐらいに血液中に顆粒球が出てきた！ 翌日には白血球が200から300になり、1週間目には3,000、10日で20,000、2週間目には40,000〜50,000にもなりました。これは、まさに未知の世界です！ それまで見たことのない現象を目の当たりにし、随分興奮しました。

純子 学会発表は、いかがでしたか？

高上 臨床血液学会で発表したら、もう大変な騒ぎになりました。マイクの前に10人ぐらいが並び、「そんなバカな」と延々質問が続くのです。

最後に、須田年生先生（現慶應義塾大学総合医科学研究センター長）が「私は、この話は本当だと思います。こん

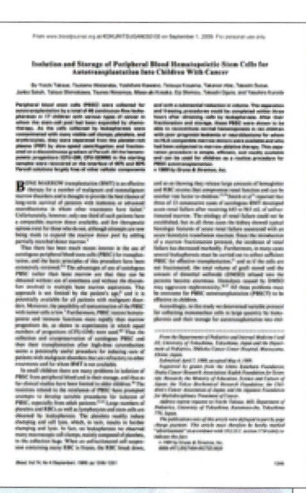

小児患者における末梢血幹細胞採取と保存について、世界で初めて報告された論文
小児患者からの末梢血幹細胞採取の妥当性について、詳細なデータを基に初めて検証された。（BLOOD 74:1245-1251, 1989.）

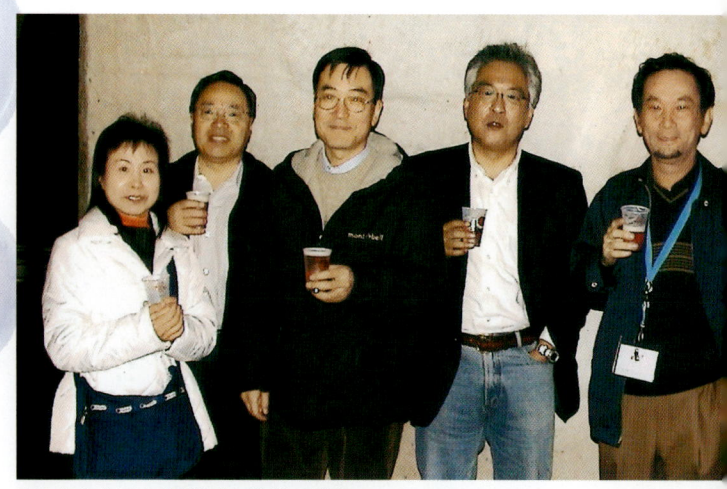

高上先生とその仲間たち、海外の学会へ
左から、ともに移植病棟を立ち上げた荒木光子師長、下坂皓洋先生（バイオワン株式会社社長）、高上先生、谷口修一先生、河野嘉文先生。プラハのビール工場の地下にて。「下坂先生には貴重な研究のご助言に加え、海外の著名研究者を多くご紹介いただくなど、多大なご指導をいただいた」（高上先生談）。

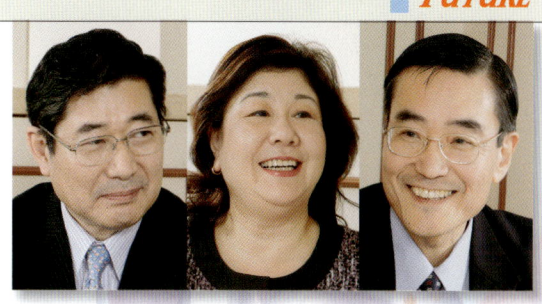

に力強いコロニーは見たことがない」と言ってくださり、やっと収まりました。

一馬 その一言で、場が収まったのですね。

高上 翌年、原田実根先生が、成人での末梢血幹細胞移植の本邦第1例目を発表されました。ところが、この時は、だれも反論しないのです。あれは悔しかったです。田舎の無名の小児科医が発表すると信用しないのに、原田先生であれば無条件に受け入れる。そこから、私たちと九大一門との戦いの火蓋が切って落とされました（笑）。

赤司浩一先生（現九州大学教授）、豊嶋崇徳先生（現九州大学准教授）などの若手は、はなからけんか腰で質問に立つのが常でした。今では世界的な医学者になって、近寄りがたい存在です。若手の親分格で最もガラの悪かった（今でも悪い？）谷口修一先生は、現在では虎の門病院の部長として大活躍で、一緒に仕事をしています。

若い者には、「いいか、学会は戦場だ。生きるか死ぬかの殺し合いの場なんだ。刀の柄に手をかけて、相手が悪ければその場で叩き切れ。そのぐらいの気迫で発表しないといかん。そのかわり自分が悪ければ、すみませんとその場で腹を切れ」と言っていました。

純子 こういう部分が高上先生の核心ですね。「侍の心」を感じます。アカデミックで保守的な学会の中で、先生は、型にはまらない魅力的な存在でした。

高上 先生方も、同じような雰囲気をお持ちです。お二人とも、非常に苦労されて戦いとってきたものがあるように感じます。

純子 私たちは、筋金入りの雑草です。若い頃は、やはり研究費もなく、試薬を借りたり、病棟から注射器を持ってきたりといったこともありました。

一馬 私たちが入局した30年ほど前は、他人がやった研究は学生が学ぶものであり、自分たちは新しいものを作っていかなければならないと思っていました。既成のものを超えて、いかに新しい何かを作り出していくか。そういう意味では、すごく大きなテーマに取り組んでいました。

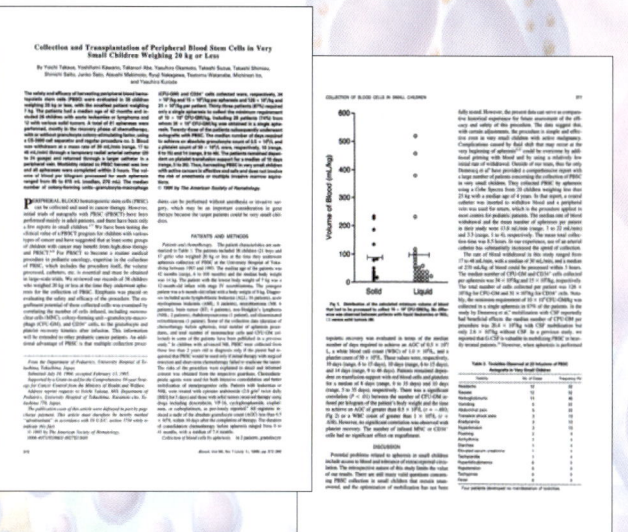

幼少児における末梢血幹細胞採取技術を確立した論文
この論文発表後に、末梢血幹細胞移植への取り組みが遅れていた米国でも臨床研究が始まった。
(BLOOD 86:372-380, 1995.)

「末梢血幹細胞移植」「ミニ移植」パイオニアとして世界の舞台へ

一馬 高上先生の特徴は、ポーンとブレイクスルーする業績を出されたことです。ポーンと先のほうに研究を飛ばされ、落ちた地点までの軌跡を、後に続く人たちが埋めていくわけです。

純子 高上先生は、そのポーンと飛ばす役をこれまで2回やっておられます。

高上 私はありがたいことに、なかなかできないような大きな仕事を2つやらせていただきました。

1つは「末梢血幹細胞移植」。子供の末梢血幹細胞移植を世界で初めて行い、そのための様々な技術を開発し、今も私たちの方法が世界の標準になっています。

もう1つは「ミニ移植」。ミニ移植というのは、ご存知のように、超大量の抗がん剤や放射線で骨髄を空にするこれまでの移植に比べ、高齢者にも適した体に負担の少ない移植です。海外の学会で初めてミニ移植のコンセプトを聞いた時には興奮しました。私は、多くの方々のご協力を得て国内への

血液学を語る

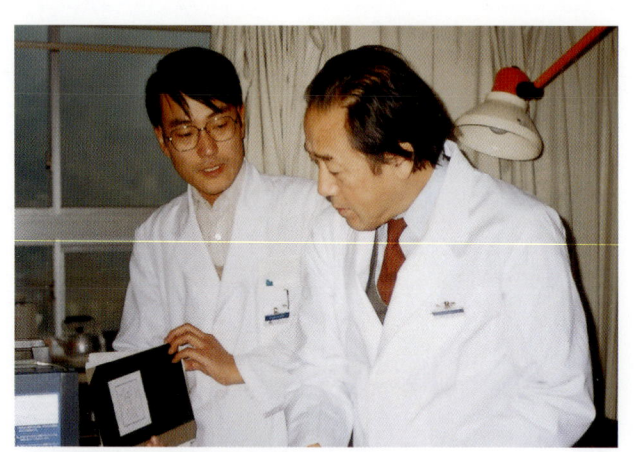

徳島大学時代の故宮尾益英教授と高上先生
「包み込むような温かさに、多くの人が魅了された。一介の医員であった私のために、学則まで曲げてくださった」(高上先生談)。

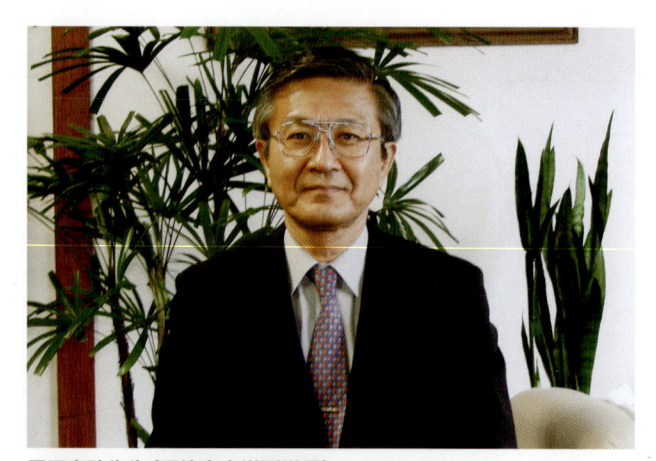

黒田泰弘先生(現徳島大学副学長)
「穏やかなお人柄で、大学中からの信頼を集めておられた。多くの若手を温かく見つめられ、その門下からは多くの教授が輩出された」(高上先生談)。

ミニ移植導入に携わらせていただきました。今では、日本で行われる移植の半分近くが、ミニ移植になりました。

純子 血液に関しては、いわば飽きるほど業績を上げられましたね。

高上 1つだけ心残りなのは、G-CSFに関してです。徳島大学の頃、河野と雑談するうちに、G-CSFを投与して末梢血幹細胞を動員するというアイデアを思いつきました。アイデアとしては、世界でいちばん早かったと思います。

ところが、当時、様々な施設で臨床研究にG-CSFが使われていましたが、私たちのような無名のチームには、入手する手段がありませんでした。治験の余りのG-CSFや、投与された方の血液検体をコロニーアッセイのためにくださいとお願いしましたが、相手にもされませんでした。

2〜3年かかり、やっと待望のG-CSFを入手した時には、すでに海外から論文が発表されていました。あの時の悔しさは、今でも忘れることができません。

純子 反対に、研究環境があまりに恵まれていると、そのありがたみがわからないということはありますね。

高上 その通りです。それ以後、論文を書きまくりました。1つには、自分たちのやっている研究のプロセスを検証し、形に残すため。もう1つは、研究費を獲得するためです。論文数で研究費を引き寄せようとしたのです。

しかし、結局、文部省は地方の弱小大学の小児科助手などには、ほとんど研究費を出してくれませんでした。

ところが、民間の財団がこぞって助成をしてくれて、年間1000万円を超え、やっと一息つくことができました。そんなある日、申請もしていないのに、国立がんセンターから突然、電話をいただき、破格の研究費をいただけることになった時は、夢を見る思いでした。

研究費の裏づけができると、自然と私たちの視線は海外に向き、多くの研究者との交流も深まりました。

一馬 日本人は、日本の学会ではつい鎧を着てしまいますが、海外に出るとフランクになりますね。

純子 確かに、海外での学会は楽しかったですね。国内のように、出身大学や何々門下ということは全く関係なく、個人と個人の場ですね。

高上先生は、海外の学会では全く違和感がありませんでした。ものすごく癖のある英語を駆使し、独特の存在感を示していらっしゃいました。

高上 当時は、分子生物学にしろ、末梢血幹細胞移植にしろ、研究がいっせいに花開く頃で、見るもの聞くものすべてが新鮮でした。私たちの発表も、皆が腰を抜かさんばかりの驚きと興味を持って、聞いてくれるのです。多くの海外の友人にも恵まれました。

皆がパイオニアで、新しい世界を開こうとしている。本当に楽しかったですね。

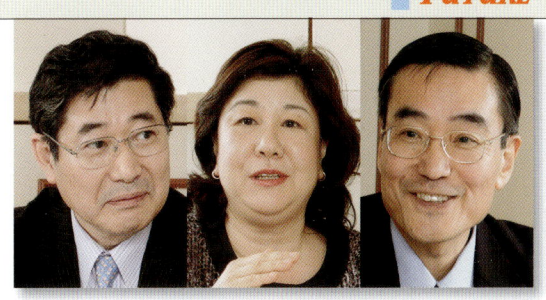

最新・血液内科シリーズ **FUTURE**

人に真正面から向き合っていく。
そこに、人が魅了される

純子 高上先生は、人に真正面から向き合っていかれるので、その時は反発を招く場面もありますが、最終的には周囲の人がほれ込んでいく。そんなラブリーな人柄をお持ちだと思います。

高上 初めて言われました（笑）。ラブリーかどうかわかりませんが、こんなことがありました。私は戦闘的な性格ですから、若い頃は「医学博士の学位はいらない。ベッドサイドで患者さんをずっと診るんだ」と公言していたのです。

アメリカ留学から徳島大学に帰り半年もしない間に、当時の宮尾益英教授（故人）が退官されることになりました。その時、私の上司が来て言うのです。

「いいか、落ち着いて聞け。いやと言うなよ。宮尾先生がお前に学位をくださると言う。いいか、忠告するが、我慢してでも、もらっておけ」。

それで仕方なしに（笑）、大学の紀要である「四国医学雑誌」に日本語論文を書き、学位をいただきました。今でも、河野に言われます。「先生の履歴で唯一の汚点はここですね」（笑）。私のほかは、血液グループの部下はいずれも「BLOOD」などの一流国際誌で学位をとっているのです。

ところが、後に上司から、宮尾先生が当時、私に学位を授与するために、学則を曲げるような大変なお力添えをしてくださったことを知らされました。私はこのようなことは、全く知りませんでした。本当に、昔の大教授は懐が深かったと思います。

純子 高上先生には、何か人を引き付ける魅力、ラブリーなところがおありだと思います。

高上 宮尾先生がご退官された後、黒田泰弘教授（現徳島大学副学長）が就任されました。私は元々歯に衣着せない言動が多いため医局でも浮いていましたが、留学に際して唯一、「必ず帰って来いよ」と言ってくださった方です。

しかし、帰国後は、黒田教授と私は相性が悪くて有名になりました。河野を介して「話があるので、高上を連れてこ

い」、それに対して「行くわけがないと伝えろ」などとやりとりしていたぐらいです。

ところが、後に黒田先生が心筋梗塞で倒れられた時、私は本当にうろたえました。東京から徳島に飛んで、面会謝絶の病室に入り込み、1時間も話し込んでいました。黒田先生も大変喜んでくださって、その時、本当は自分が黒田先生といちばんわかり合い、頼りにしていることを思い知らされました。結局は、似た者同士だったのだと思います。今でも頭の上がらない、尊敬すべき大教授のお一人です。

徳島大学にいた最後の頃、私のチームは大きなグループになりましたが、結局、宮尾先生や黒田先生のような方々、車の両輪のようにやってきた河野をはじめとするスタッフにしっかりと支えられていたのだと思います。その後、このチームからは渡辺力（現徳島日赤病院）、岡本康裕（現鹿児島大学小児科）、牧本敦（現国立がんセンター中央病院）らがclinical fellowとして、また平尾敦（現金沢大学教授）、阿部孝典（現高知日赤病院）が研究員として、それぞれカナダと米国に留学しました。加えて、大西敏弘（現徳島大学小児科）が、2010年からJohns Hopkins University／National Cancer Instituteでclinical fellow勤務を開始します。

一馬 先生は過激なことをおっしゃるけれど、裏がない。不純物がなく、ありのままです。そこに人が引き付けられるのでしょう。

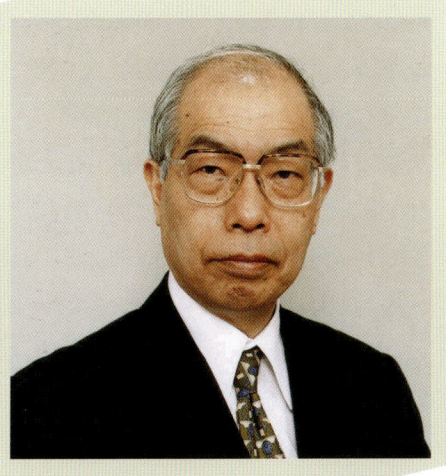

垣添忠生先生
（現国立がんセンター名誉総長）
「我々は、このがんセンターを再生しようとしている！」阿部総長、垣添院長の熱い思いが、高上先生の琴線に触れた。垣添先生は、高上先生にとってはまさに「Last侍」といえる偉大な存在となった。

PAGE 43

血液学を語る

国立がんセンターへの異動。
「200％ご満足させる覚悟で伺います」

一馬 高上先生とのお付き合いの中で、いちばん印象に残っているのは、東北での講演後、先生がひとりリュックサックを背負って、山に入って行かれたことです。ひとり黙々とわが道を行く、仙人のような方だと思いました。

高上 あれは、国立がんセンターへの異動が決まった頃のことです。

一馬 その前に、他の大学の教授への就任の話が決まりかかっていたのでしたね。

高上 がんセンターへの異動は、初めはお断りしたのです。ところが、当時の徳島大学長から「お前、何ということをしでかした。がんセンターからの話を断ったそうだな。何様だと思っているのだ」と言われました。

そこで、電話でお断りするのは失礼だからと、がんセンターの当時の総長・阿部先生に面会させていただきました。「お断りさせていただきます」と言うと、総長が、かんかんに怒り出しました。私にお声をかけてくださった垣添院長（現国立がんセンター名誉総長）も同席されていましたが、「我々は、このがんセンターを再生しようとしている！ この熱い気持ちが、貴様にはわからんか！」と。

このお言葉が私の琴線に触れてしまい、思わず、こう言ってしまいました。

「そこまでおっしゃっていただくのであれば、少しお時間をいただけますか。先生方を100％ご満足させるだけでは私の気が済みません。200％ご満足していただく覚悟ができた時に、お返事させていただきます」

お二人は、呆れていらっしゃいましたが、結局はお引き受けすることになったのです。この方々も、とてもスケールが大きく、すっかり魅了されてしまいました。

一馬 それは先生にとって、大きなチャンスだったのではないでしょうか。そういうきっかけがないと、人間は前進できない場合もありますね。

高上 振り返れば、本当にありがたいことであったと感謝し

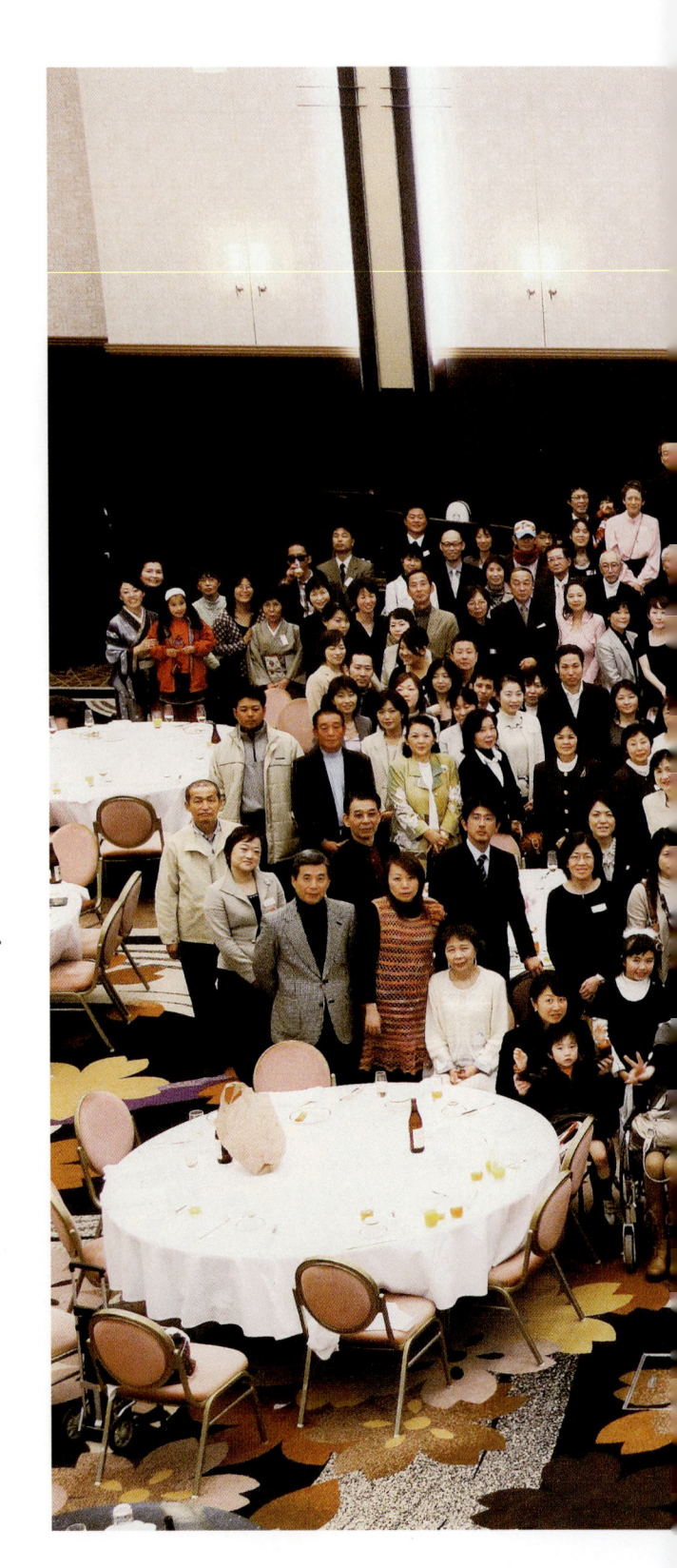

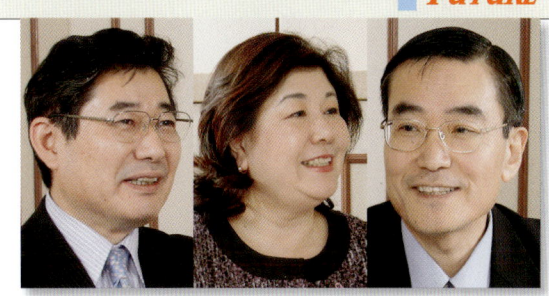

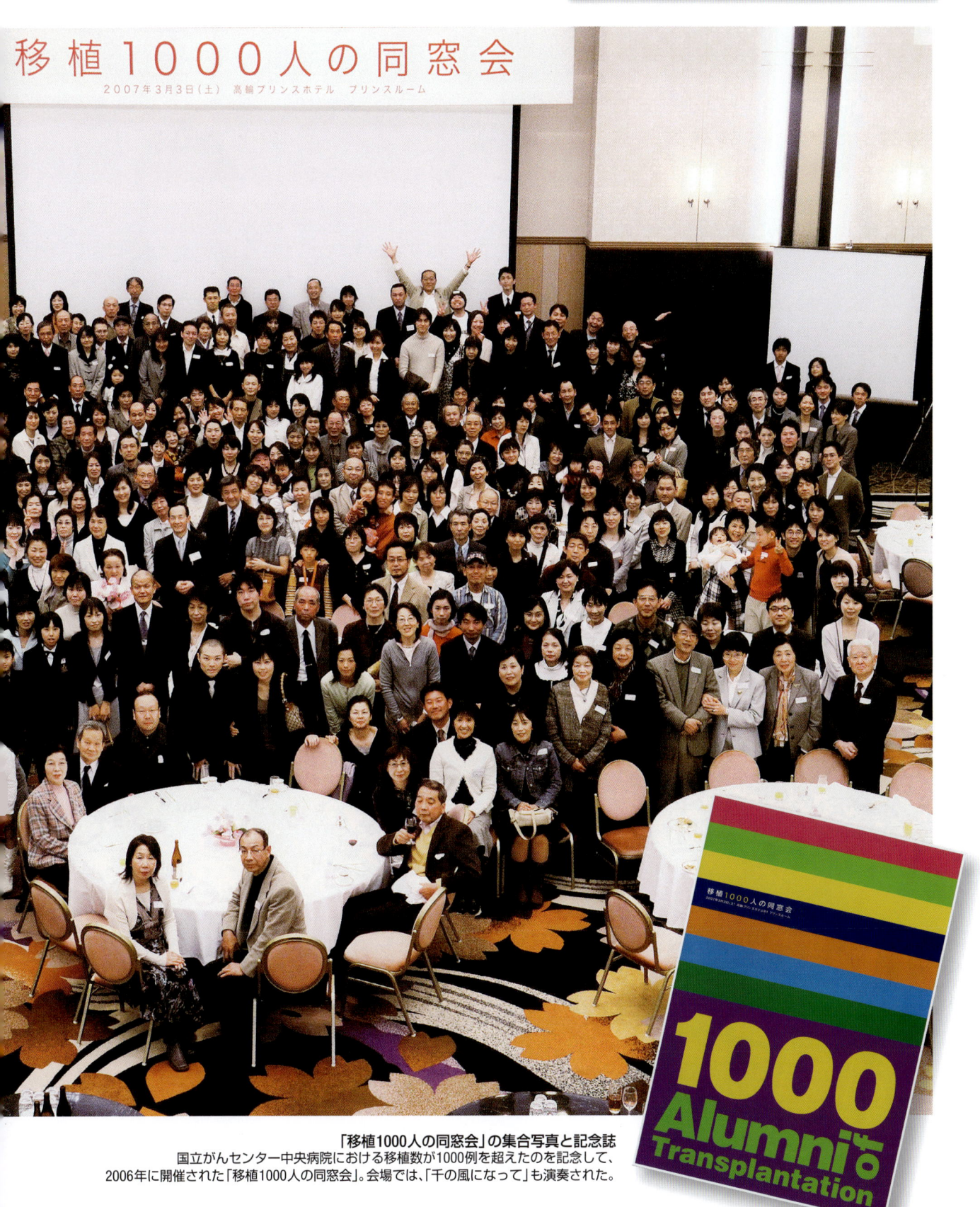

最新・血液内科シリーズ **FUTURE**

移植1000人の同窓会
2007年3月3日（土）　高輪プリンスホテル　プリンスルーム

「移植1000人の同窓会」の集合写真と記念誌
国立がんセンター中央病院における移植数が1000例を超えたのを記念して、2006年に開催された「移植1000人の同窓会」。会場では、「千の風になって」も演奏された。

PAGE 45

血液学を語る

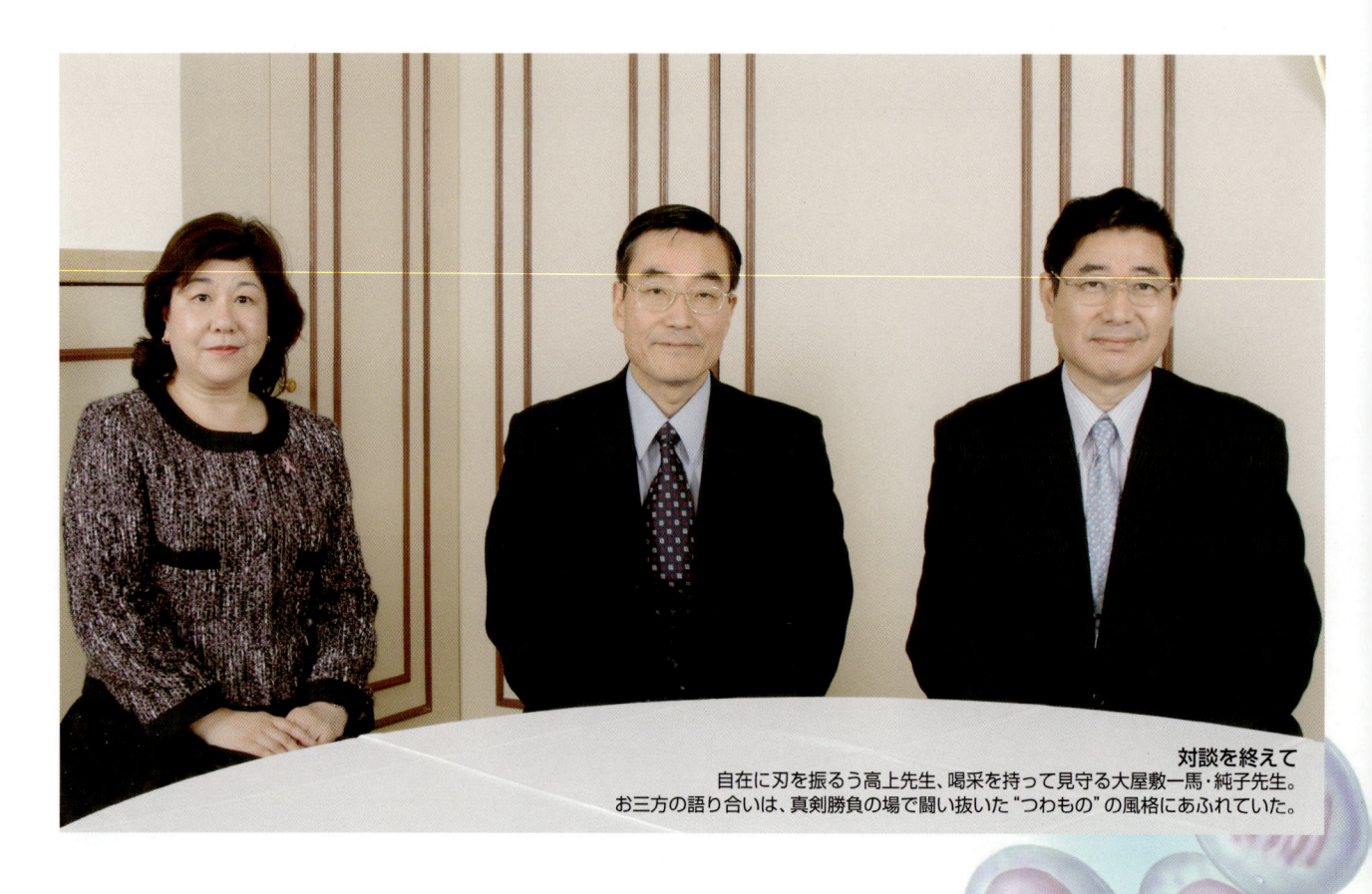

対談を終えて
自在に刃を振るう高上先生、喝采を持って見守る大屋敷一馬・純子先生。
お三方の語り合いは、真剣勝負の場で闘い抜いた"つわもの"の風格にあふれていた。

　ています。徳島大学で河野に助けられたように、がんセンターでは平家勇司、福田隆浩、金成元や森慎一郎などの極めて優秀な人材が寄り添ってサポートしてくれています。福田君や森君は日本の移植医療の若きリーダーとして活躍し、全国から研修の医師を引き付けています。平家君は移植医療や免疫療法の現場に直結した基礎研究を推進して、新たな世界を切り開きつつあります。私にとっては、まさに第二の河野です。

　いつも誰か助けてくれる人が周囲にいる。私は、ありえないほど運がいいと思います。初めに、自分で這い上がってきたようなことを言いましたが、その実、いつも誰かに助けられてきました。今は、私が何も言わなくとも、自分でやるより遥かにうまく周囲の人たちが進めてくれています。

　このようなチームを作ることができたので、がんセンターに異動する際、総長にお約束した"200%"は、達成したのではないかと密かに思っています。

一馬　今日は本当に楽しかった、ありがとうございました。

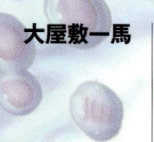

大屋敷一馬	
1954年	香川県に生まれる
1978年	東京医科大学卒業、同内科第三講座入局
1979年	東京医科歯科大学難治疾患研究所、細胞遺伝研修生
1984年	米国・ロズウェルパーク記念研究所留学
1987年	東京医科大学内科学第一講座講師
1999年	東京医科大学内科学第一講座主任教授

大屋敷純子	
1953年	徳島県に生まれる
1978年	東京医科大学卒業、同内科第一講座入局
1984年	米国・ロズウェルパーク記念研究所留学
1986年	東京医科大学内科学第一講座（血液内科）助手
2002年	東京医科大学難病治療研究センター講師
2009年	東京医科大学難病治療研究センター教授
2010年	東京医科大学医学総合研究所分子腫瘍研究部門教授

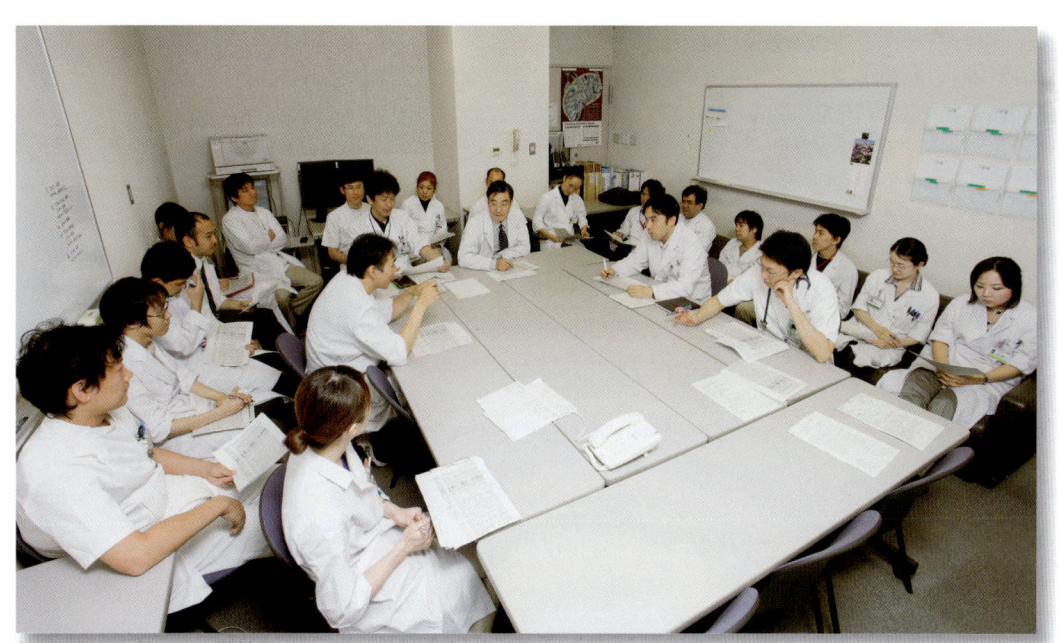

毎週月曜日に行われる移植カンファレンスの風景
入院中の全患者（30人前後）や紹介患者（週に3〜8人程度）の移植適応、治療方針について1時間半から2時間かけて話し合う。移植科のスタッフ・レジデントだけではなく、薬剤師、看護師、栄養士、コーディネーターなど多職種のスタッフが参加し、様々な意見が出される。

（2009年12月20日刊行）

吉岡 章
Akira Yoshioka

血友病医療とともに

Profile

1944（昭和19）年、奈良県天理市に生まれる
1970年　奈良県立医科大学卒業、直ちに小児科学講座に入局
1971年　三重県厚生連松阪中央総合病院小児科部長
1971年　奈良県立医科大学小児科学講座助手
1973年　国立大阪病院小児科医員（厚生技官）
1976年　奈良県立医科大学小児科学講座助手
1978年　奈良県立医科大学小児科学講座講師
1979年　西独Bonn大学実験血液学および輸血学研究所（H. Egli教授）に
　　　　留学（Fellow）
1980年　奈良県立医科大学小児科学講座助教授
1980年～1989年　富山医科薬科大学非常勤講師
1981年～1982年　英国Wales大学血液学教室（A.L. Bloom教授）に
　　　　留学（Visiting Officer）（文部省長期在外研究員）
1983年～2002年　大阪大学医学部非常勤講師
1983年～1993年　奈良県赤十字血液センター技術部長兼任
1993年　奈良県立医科大学小児科学講座教授
2002年～2004年　奈良県立医科大学附属病院 病院長
2007年～2008年　奈良県立医科大学 理事
2008年　奈良県立医科大学小児科学講座教授 退任
2008年　奈良県立医科大学 理事長・学長

【主な所属学会】
国際血栓止血学会（ISTH）　SSC Active member・ISTH Council member
国際血液学会（ISH）
世界血友病連合（WFH）永久会員
日本小児科学会　評議員・代議員・副議長・議長・理事・会頭
日本血栓止血学会　評議員・理事・会長
日本血液学会　評議員・理事　　　　日本輸血学会　評議員
日本臨床血液学会　評議員・幹事　　日本小児血液学会　評議員・理事・会長

【受賞】
1989年　日本小児血液学会賞（大谷賞）
2005年　昭和天皇記念血液事業基金学術賞
2007年　国際血栓止血学会（ISTH）Distinguished Career Award
2010年　日本小児救急医学会 水田隆三記念賞

公立大學法人
奈良縣立
理事長・學

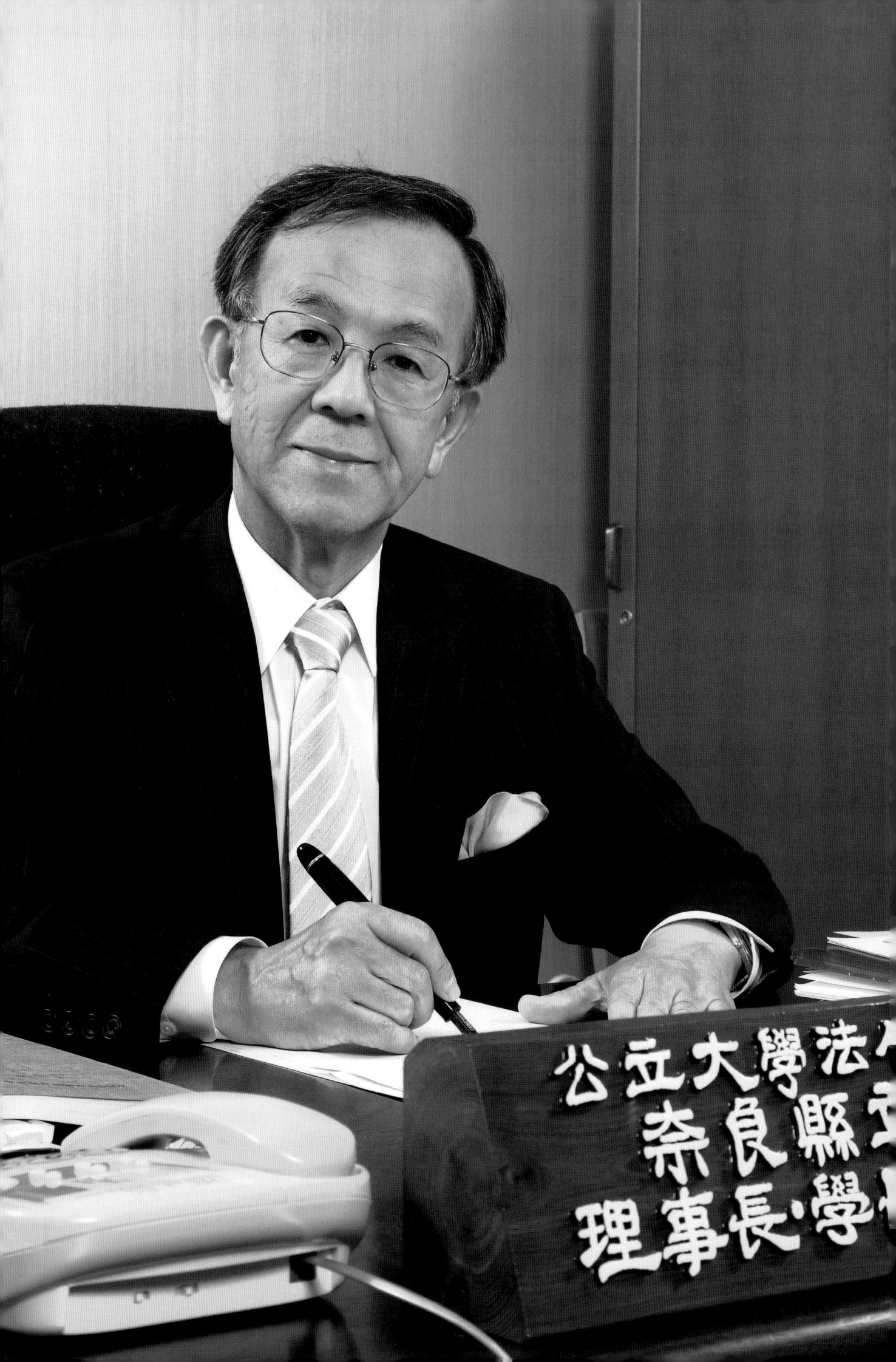

血液学を語る

光と影が交錯する血友病医療。
今、ネットワークは世界へ

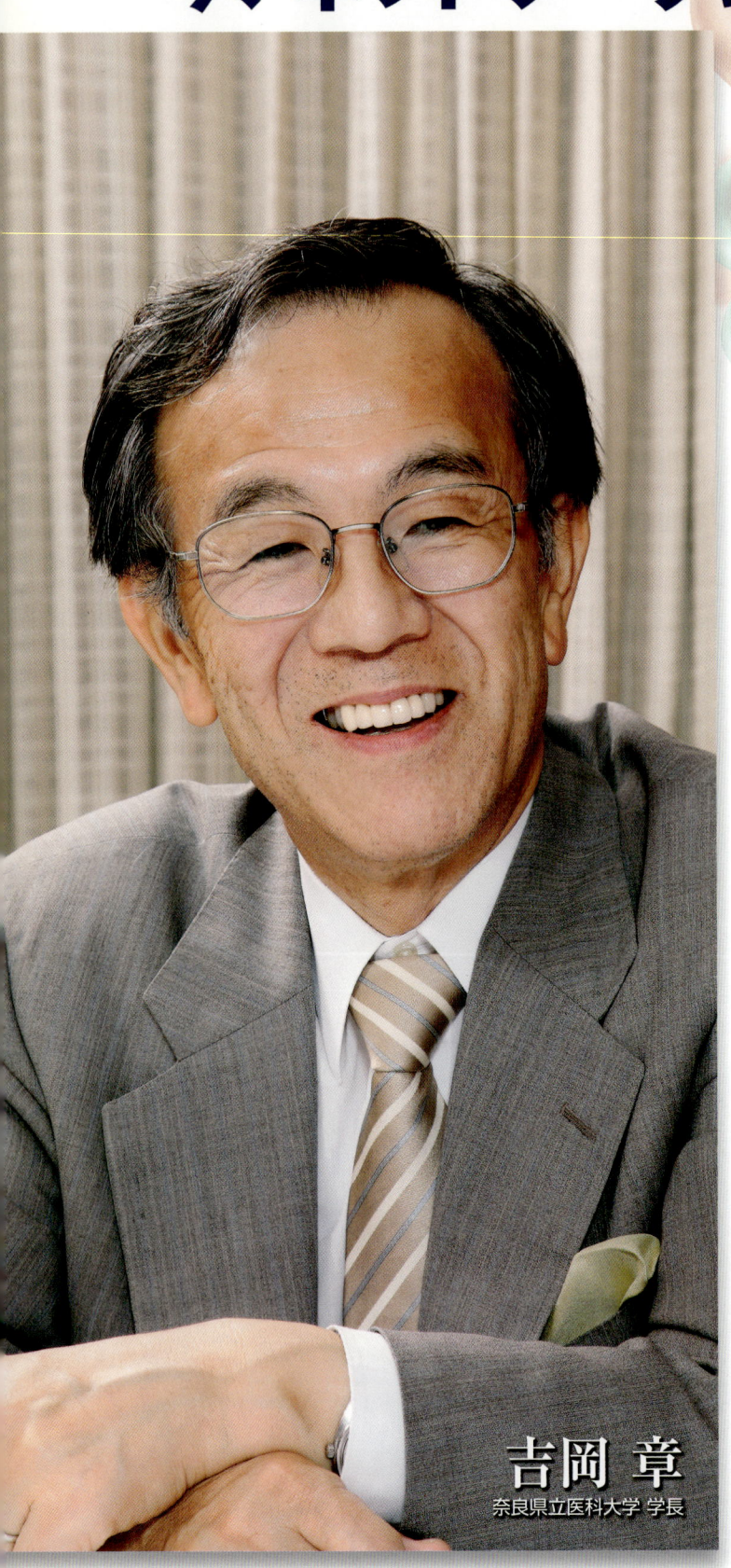

吉岡章先生と白幡聰先生は、
血友病医療の最前線で、
激動の時代を共に歩まれた"戦友"である。
血友病医療の発展と悲劇の渦中で、
互いに刺激し、励ましあってこられたお二方が、
血友病医療の過去から未来、
若い世代へのメッセージを
あうんの呼吸で語り合う。

奈良医大小児科への運命的な入局。
血液凝固、血友病との出会い

白幡 吉岡先生とは、本当に長いお付き合いです。大学は違いましたが、卒業年も近く、助教授時代は私の上司である教授よりも吉岡先生と顔を合わせている時間のほうが長い時期もありました。

先生は1970年に奈良県立医科大学をご卒業され、直ちに小児科学講座へ入局されました。まず、小児科を志望された理由から伺えたらと思います。

吉岡 今にして思うと、奈良県立医科大学を卒業して小児科に入ったことに、運命的なものを感じています。というのは、私は1944年に生まれ、1歳の時に医大の前身である奈良県立医学専門学校附属病院の病床で終戦を迎えているのです。終戦の1か月前、物資のない時に重症消化不良症に陥り、「ご臨終です」とまで主治医に言われました。

それが何の奇跡か、幸いにして命をとりとめましたが、幼少時は胃腸の弱い虚弱な児でした。年月を経て医学部を目指しました。いくつか医学部を受け、ようやく合格したのが奈良医大でした。

白幡 入学されて、いかがでしたか。

吉岡 生まれ育った奈良県の大学ということもあって楽しく、友人にも恵まれました。バレーボール部（9人制）で活躍しました。

どの科に進むかという時期になり、小さい頃小児科にお

吉岡 章
奈良県立医科大学 学長

世話になった話をしたところ、当時助教授だった福井弘先生が私と一緒にカルテを探し出してくださいました。あったのです、当時のカルテが。

白幡 それはすごいですね。

吉岡 カルテというより経過表なのですが、意識がなく高熱が出て、もうだめだというところを、連日新鮮血を輸血しながら、何とか持ち直した経過が手に取るようにわかります。

　その時、福井先生が「吉岡、お前は小児科をやることになるな」と言われました。私も当然のように「はい」と答えていました。

白幡 まさに運命的ですね（笑）。その選択に間違いはなかったと、今でもお考えですか。

吉岡 小児科を選ぶのに何の迷いもなく、今でもその気持ちに変わりはありません。その後も私は非常に恵まれた状態で小児科を全うできました。白幡先生もご同感だと思いますが、小児科を途中でやめる医師はほとんどいないと言われています。

白幡 私も小児科医ですが、非常にすばらしい科だと思っています。もう一度、医者をやるなら、やはり小児科を選びます。

吉岡 小児科をやりたい一心で入局しましたので、血友病の研究に携わることになったのは予想外でした。

　奈良医大の小児科は、初代の吉田邦男教授から一貫して出血性疾患を研究の中心にしていましたが、当時の私は血液凝固、血友病を専門にすることになるとは考えていませんでした。

白幡 出血性疾患に興味を持って入局されたというより、教室の雰囲気の中でしだいに興味を持たれたのですね。

吉岡 そのとおりです。福井先生からテーマをいただき、自然の成り行きで血液凝固、血友病、フォン ヴィレブランド病の研究に入っていきました。

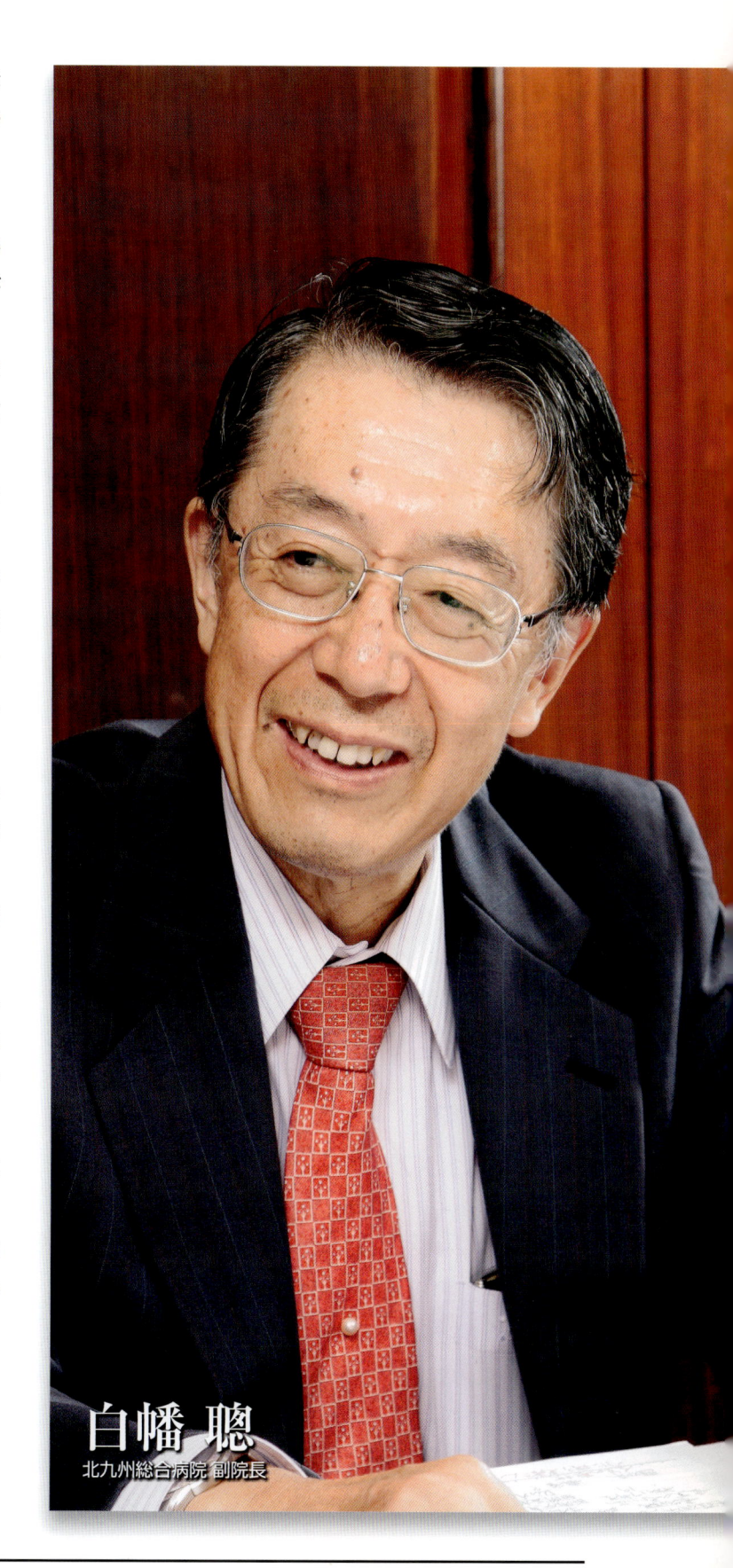

白幡 聰
北九州総合病院 副院長

血液学を語る

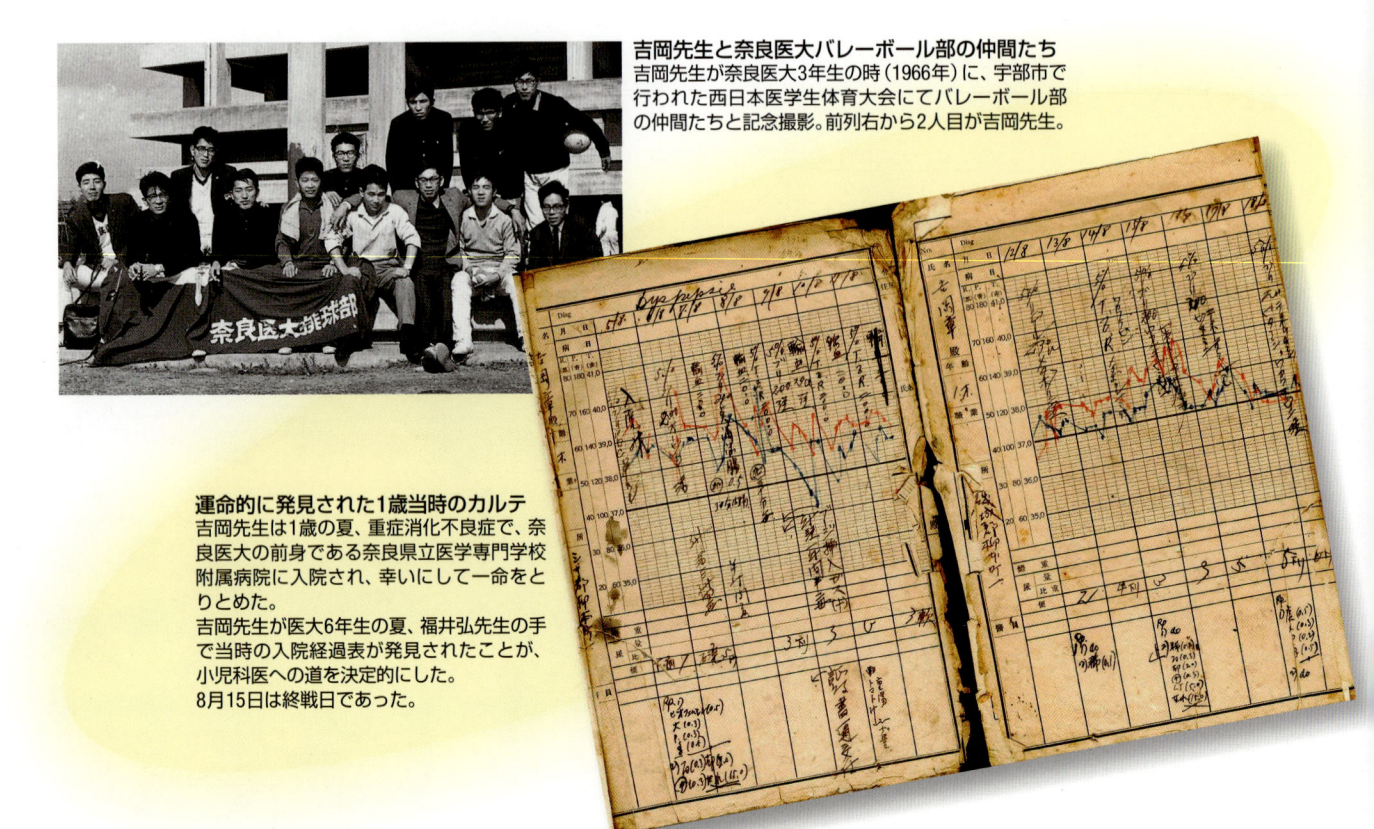

吉岡先生と奈良医大バレーボール部の仲間たち
吉岡先生が奈良医大3年生の時（1966年）に、宇部市で行われた西日本医学生体育大会にてバレーボール部の仲間たちと記念撮影。前列右から2人目が吉岡先生。

運命的に発見された1歳当時のカルテ
吉岡先生は1歳の夏、重症消化不良症で、奈良医大の前身である奈良県立医学専門学校附属病院に入院され、幸いにして一命をとりとめた。
吉岡先生が医大6年生の夏、福井弘先生の手で当時の入院経過表が発見されたことが、小児科医への道を決定的にした。
8月15日は終戦日であった。

安部先生からの突然の指名──
「ヨーロッパの血友病治療を報告せよ」

白幡 ところで先生は1979年、講師の時に、西ドイツのボン大学に留学されましたね。その2年後に、再びイギリスのウェールズ大学に留学されました。ご留学の思い出をお話しいただけますか。

吉岡 ボン大学へは短期留学でした。ちょうど夏休みで妻の実家におりましたところ、福井先生から電話がありました。「帝京大の安部英先生がヨーロッパに君を連れていき、血友病の治療システムを勉強して報告してほしいとおっしゃっている。明日、東京へ行って安部先生に会えるか」とのことでした。

私は「会えるかと言われたら会えますけど」と豊橋から新幹線に乗り、軽装のまま上京しました。有楽町でカッターシャツとネクタイを買って着替え、おずおずと安部先生の前に出ました。
「血友病治療を第一線でやっているあなたが見て報告するほうが、私にとっても正しい判断ができるように思う。最初の1週間は私と共にドイツに滞在し、残り2か月はヨーロッパ各地を回り、報告してください」。

当時、ヨーロッパではすでに自己注射など家庭治療のシステムが実施され、安部先生はその日本への導入を検討されていました。

白幡 安部先生から指名をされたわけですね。

吉岡 安部先生はご存知のように、部下に限らず、ほかの大学の人も公平に認めてくださる方でした。

実際には、私は海外へ出るのは2回目で、言葉の問題もあり、大変でした。安部先生は流暢な英語をお話しになり、ドイツ語、イタリア語も堪能でした。

現地のドクターと夕食を共にしていると、流暢にお話しになっていた安部先生が突然、「鴨ネギを英語で説明しなさい」と言う。さらに「君は、日本には小児科領域に血栓症はないというが、それは違う。川崎病があるじゃないか。川崎病の説明をしなさい」と言う。次から次へと試され、食事をしていても冷や汗の連続でした（笑）。

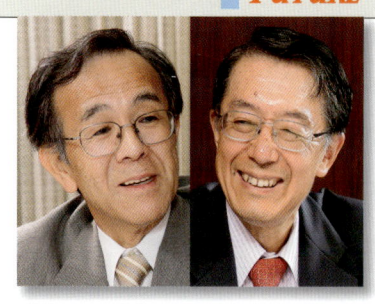

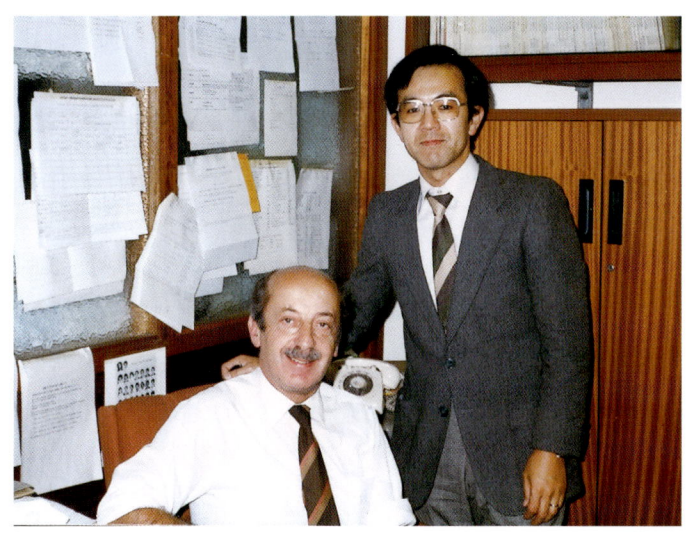

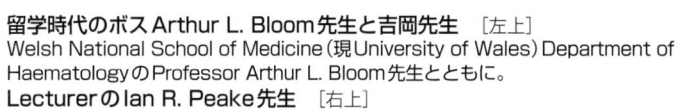

最新・血液内科シリーズ ― FUTURE

留学時代のボス Arthur L. Bloom 先生と吉岡先生　[左上]
Welsh National School of Medicine（現University of Wales）Department of Haematology の Professor Arthur L. Bloom 先生とともに。
Lecturer の Ian R. Peake 先生　[右上]
後に、University of Sheffield の教授、ISTH の Council Chairman に就任された。
Lecturer の John C. Giddings 先生　[右下]
後に、神戸学院大学の Visiting Professor に就任された。

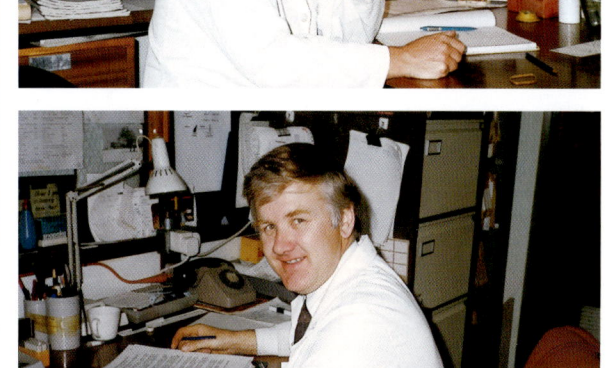

白幡　安部先生と別れてからは、いかがでしたか。
吉岡　ドイツのボン大学血友病センターからスイス、イタリア、イギリス、再びドイツ各地の血友病センターへと1週間ずつ渡り歩きました。現場の医師にインタビューをし、実際の現場を見せてもらい、レポートを書きました。大変厳しい毎日で、やせてしまいました（笑）。
　厳しい反面、大変興味深く、貴重な体験をさせていただいたと感謝しています。
白幡　2度目の留学は、どういう経緯で行かれたのですか。
吉岡　最初の留学の際、福井先生にイギリスのウェールズ大学のブルーム先生を尋ねたいとお願いしました。実際にお尋ねして、ブルーム先生のところには教室の規模、教義、お人柄、学問的なレベルなど、様々な面で奈良医大小児科が目指すべきものがあると感じました。
「ここへ来て勉強したい」と申し上げたところ、「考えておく」とのことでした。その後、東京での血友病治療の国際シンポジウムで、ブルーム先生が来日された折、「条件がそろえば来てもいい」ということになり、運よく、文部省の長期在外研究員となって派遣していただくことができました。

第IX因子のモノクローナル抗体を作製。製剤化へと発展するストーリー

白幡　ウェールズ大学では、何を研究テーマにされたのですか。
吉岡　福井先生からは第IX因子をやるように言われましたが、私は1年間という限られた期間でどういうことができるのかを見てから決めたいと考えました。幸いなことに、ブルーム先生が「1週間ずつ4つのグループを回り、1か月かけてテーマを決めるように」と言ってくれました。
　結局、初めから考えていた第IX因子について、モノクローナル抗体を作りたいと申し出ました。
白幡　当時の日本には、凝固因子のモノクローナル抗体はありませんでした。
吉岡　そのとおりです。凝固因子のモノクローナル抗体を作って免疫学的な測定法を確立し、第IX因子異常症を発見し、その解析をしたいと考えていました。ブルーム先生か

血液学を語る

らは、「なぜ、血友病A（第Ⅷ因子欠乏症）ではなく、血友病B（第Ⅸ因子欠乏症）なのか」と問われました。

奈良医大は日本で初めて血友病Bを報告し（1956年）、オリジナリティのある領域だからと説明して了承を得ました。ブルーム先生は、指導者としてジョン・ギディングス先生をつけてくれました。

もう1人、指導者にイアン・ピーク先生がおられ、彼に呼ばれてこう言われました。「アキ、モノクローナル抗体はいい。しかし、あれは、オール・オア・ナッシングだ。うまくいけばいいが、うまくいかなければゼロだ。私の仕事を手伝わないか」。

確かに、モノクローナル抗体は細胞相手であり、暇な時間ができます。そこで、第Ⅷ因子の抗原測定法から入り、リン脂質と第Ⅷ因子との結合の様子を免疫放射線活性法で調べることになりました。

第Ⅸ因子のモノクローナル抗体作製と第Ⅷ因子とリン脂質の結合という、2つのテーマに取り組むことになりました。

白幡 イアン・ピーク先生は、後にシェフィールド大学で主任教授になられ、国際血栓止血学会（ISTH）の理事長にもなられましたね。研究の結果はいかがでしたか。

吉岡 リン脂質と第Ⅷ因子との結合の研究が先に完成し、論文が1つできました。

ところが、第Ⅸ因子のモノクローナル抗体は、なかなかうまくいきませんでした。帰国する3か月くらい前、国際血液学会でハンガリーに行くことになりました。その1週間の間、候

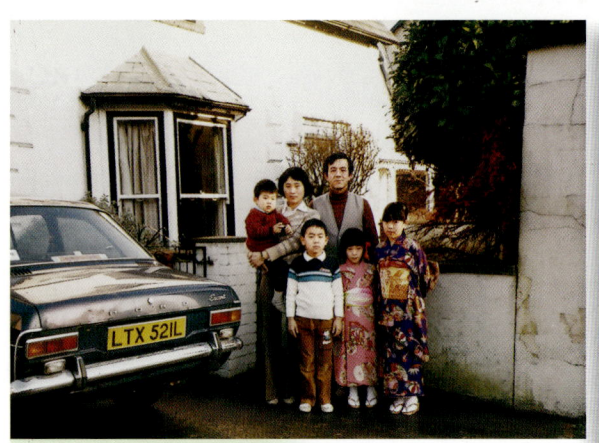

ウェールズ大学留学中の吉岡先生ご一家
1982年の元旦に、Cardiff市Witchurchのご自宅前でのスナップ。吉岡先生いわく「The Laurelと名付けられた古い一戸建で裏には子供たちが遊べる芝生の庭と野菜や果物の畑があり、いつも自由に採れた」。

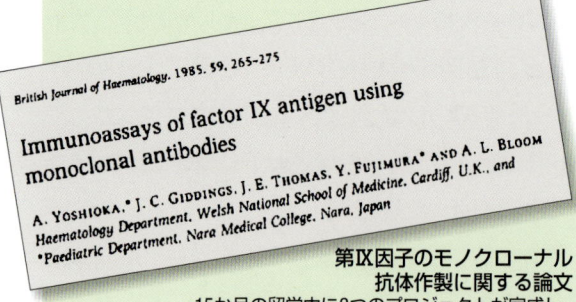

British Journal of Haematology. 1985. 59, 265-275
Immunoassays of factor IX antigen using monoclonal antibodies
A. YOSHIOKA,* J. C. GIDDINGS, J. E. THOMAS, Y. FUJIMURA* AND A. L. BLOOM
Haematology Department, Welsh National School of Medicine, Cardiff, U.K., and
*Paediatric Department, Nara Medical College, Nara, Japan

第Ⅸ因子のモノクローナル抗体作製に関する論文
15か月の留学中に2つのプロジェクトが完成し、2編とも「Br. J. Haematol.」に掲載された。

ISTH（国際血栓止血学会）の重鎮の先生方
右上から2人目がBloom先生、3人目が吉田邦男先生、4人目がZimmerman先生。第17回ISTH学術集会（ワシントンDC）の会長V. Marder教授がプログラム表紙・ポスター用として作成されたもの。

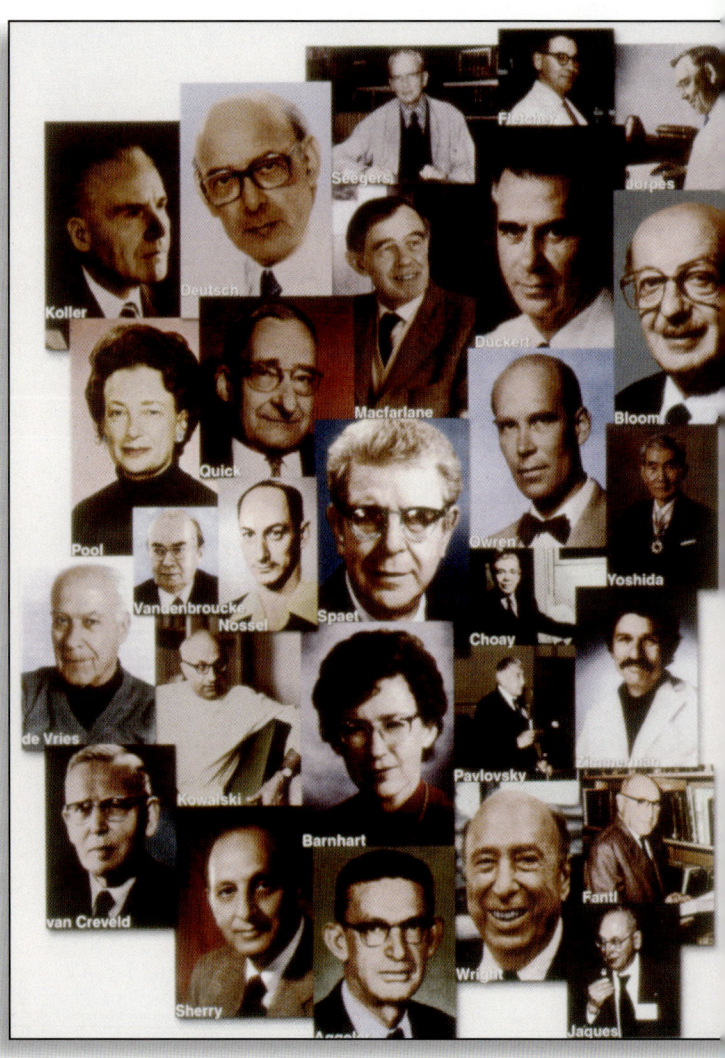

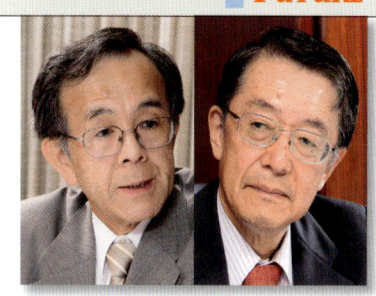

補細胞を分離して凍らせておいてくれるよう、エリルというPhD学生にプロトコールを渡して出かけました。「やっておいたよ、アキ」と言われて調べてみると、高力価のモノクローナル抗体がとれていました。人生全て塞翁が馬。何が幸いするかわかりません。

白幡 本当ですね。それが、製剤化につながっていくわけですから。

吉岡 本当にあの時はうれしかったです。というのは、単にモノクローナル抗体がとれただけでなく、ELISAを確立し、日本とイギリスを比較して血友病Bの異常症（B⁺）の解析につながりました。帰国後、B⁺の患者さんから血液を大量に分けていただき、モノクローナル抗体を用いたイムノアフィニティークロマトグラフィーで第IX因子を純化しました。

教室から若い助手を派遣した上で、九州大学理学部生物学科の岩永貞昭先生にアミノ酸分析をお願いし、結果的に10の異常症を解決することができました。その後、すぐにcDNAが登場し再度、第IX因子の解析を行い確かめました。アミノ酸分析とcDNAシークエンスの結果がピタリと合い、さすがは岩永先生と感心しました。

白幡 岩永先生は、当時からタンパクの構造解析では神様のような方でした。

吉岡 その後、一連の仕事は、最終的には第IX因子の製剤化につながりました。日赤の献血血漿を原料に精密なスクリーニング検査とウイルス不活化を施した極めて安全性の高い第IX因子単独製剤（クリスマシン-M®）です。今も、私のモノクローナル抗体からつくられた第IX因子製剤を患者さんに使っていただき、止血に貢献していることを非常にうれしく思っています。

白幡 まさに先生のトランスレーショナルスタディーの歩みは、血友病Bから始まっているわけですね。

吉岡 そうなのです。1956年に奈良医大で血友病Bが発見され、私の学位論文であるヒト第IX因子の純化となり、ウェールズ大学でのモノクローナル抗体作製につながり、血友病B⁺の解析、日本での製剤化へと発展しました。奈良医大の主たる研究テーマを継続し、治療製剤まで展開できたことを大変うれしく感じています。

輸入血液製剤によるHIV感染の渦中で生まれた"闘えない戦友たち"

白幡 凝固因子製剤の進歩の中で、血友病の患者さんのQOLは改善し、素晴らしい面がたくさんありました。一方、輸入血液製剤を介したHIVへの感染という影の部分があったことも事実です。

吉岡 治療している患者さんが、結果としてHIVやC型・B型肝炎などのウイルスに感染してしまうことほど、つらく苦しいことはありませんでした。医師として私もつらく、患者さんはもっともっとつらかったと思います。

白幡先生も私も全力を尽くして、感染された患者さんに誠心誠意のケアをさせていただきましたが、今になってもつらい思いがあります。

凝固因子製剤の進歩をこの研究領域の光とすれば、ウイルス感染はまさに影の部分です。

白幡 製剤によるHIV感染の悲劇を前にして、当時の私たちは、どう判断したらいいのか、どう行動したらいいのか、随分悩みました。共につらい時代を経験し、吉岡先生とは戦友のような間柄になりました。

吉岡 白幡先生とは、本当に切っても切れない縁になりました。当時から週1回はお会いしていました。奈良医大がいちばん最初にHIV感染者の手術をするなど、様々なことを前向きにやりましたが、いつも白幡先生をお手本にしていました。くじけそうになるたびに、「白幡先生も頑張っておられる」と自分を励ましました。

白幡 つらい思いに、さらにマスメディアや弁護士が追い討ちをかけました。それも正当な理由がなく非難されることが、いちばんつらかったですね。

産・学・官の癒着という大前提に立って報道がなされ、ストーリーができ上がっていました。事実とは異なる部分を私たちが訴えても、マスメディアは取り上げてくれませんでした。患者さんへの道義的責任、本当にお気の毒だという気持ちがあるため、あえて裁判に水を差すことを言わない方がよい

血液学を語る

というジレンマもありました。
　吉岡先生とは厚生省の班会議などで顔を合わせるたびに、すべてを言わなくてもわかり合え、戦友そのものでした。過酷な状況に耐えているだけの、闘えない戦友だったのですが。
　平成21年の第32回日本血栓止血学会学術集会で、輸入血液製剤によるHIV感染の問題を取り上げ、公開シンポジウムを開きました。この学会は安部先生が第1回を主催された学会であり、私や吉岡先生は渦中にあった最後の現役世代ということで、開かせていただきました。この出来事に対する社会の受け止め方も変わり、冷静に見てくれているということがわかりました。

吉岡　私がやれなかったことを白幡先生がおやりになり、本当に立派なことだと頭の下がる思いです。

吉岡教室から5人の教授を輩出。
全国の仲間が切磋琢磨し、連携する

白幡　吉岡先生のご業績で特に私が感心していることは、後に続く方をたくさん育てられたことです。1993年に教授に昇任されて以来、大成功を収めておられます。もちろん、ご苦労はあったと思うのですが、何か心がけられたことはあったのでしょうか。

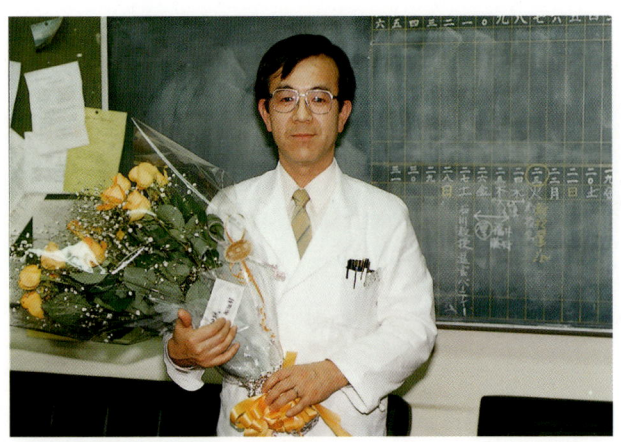

小児科学講座教授に選出（1992年12月）
奈良医大小児科では、吉田邦男、福井弘、吉岡章教授と3代にわたって血友病の研究・診療を続けることになった。

吉岡　ご存知のように小児科は、研修医が集まりやすい科ではありません。その中で、途切れることなく若い人たちが入局してくれたのは、私自身の力というより奈良医大の小児科に一定の業績と存在感があったことに尽きると思います。
　初代・吉田邦男教授が築かれたものを福井弘教授が継承され、私もまた継承し、現・嶋緑倫教授まで、4代にわたり60年以上の長きにわたって血栓止血学あるいは血友病を中心に研究を進められたということは幸いです。
　残念ながら、小児科に血友病をやりたいと言って来る人は稀です。「小児科医にはなりたいけれど、血友病は考えていない」という人が多い。その人たちに、いかに研究をしてもらうかということについては、多少の苦労がありました。
　実際には、1つテーマを与えて少しやり出すと興味が出てきます。4～5年頑張れば、英文の論文が書けるぐらいのレベルに育ちます。こうなると、若い人たちも俄然やる気を出し、さらに業績が上がるといういい回転が始まります。

白幡　福井先生のお力もあったと思うのですが、先生の教室から輸血部の藤村吉博教授、NICUの高橋幸博教授、血栓制御医学の杉本充彦教授、小児科の嶋緑倫教授と奈良医大の中だけでも4人の教授が誕生しておられます。

吉岡　ありがたいことに、高宮脩先生も信州大学で教授になっています。教室内では、「彼がやるなら、自分にもやれるだろう」「彼が留学するなら、次は自分が」と非常にいい雰囲気の中で、仲間同士が切磋琢磨できたのではないかと思います。
　一般に、医学界は競争の激しい世界ですが、血友病領域は学閥を越えて、1つの大教室のような雰囲気があり、学外の人にもフランクにものが言えます。皆がそれぞれの分野で力を出し合い、全体としてバランスがとれていると思います。

白幡　確かに、皆が仲間といった雰囲気です。基礎的な研究は吉岡先生のところが群を抜いておられ、私たちは臨床に徹するという部分がありました。日本にしっかりやってくださっているところがあるので、満足してしまっているのかもしれません。

吉岡　白幡先生は北部九州血友病センターを開設され、

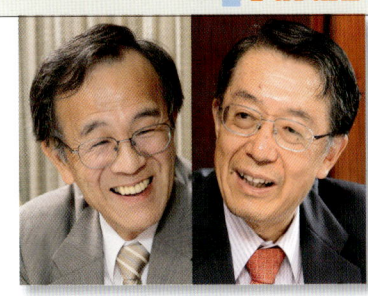

医師だけではないナースコーディネーターなど複数のスタッフ、複数の地域を視野に入れ、血友病の包括医療システムを率先して作り上げてこられました。白幡先生が小児血液、新生児、血液凝固を専門にされ、さらに血友病についても、そういう形で仕事を完成されておられるので、奈良医大としては基礎医学に力を入れてきました。

　分担を決めたわけではないのですが、結果として白幡先生が臨床で中心的な役割を果たされ、私のところで基礎医学を担当する形になりました。私どもがある程度研究に専念し、全体としてバランスがとれていたことはありがたいと思います。

昭和天皇記念学術賞と皇太子殿下、ISTHのDistinguished Career Award

白幡　先生はこれまでの業績を評価され、たくさんの賞を受賞されています。中でも、2005年に日本赤十字社の昭和天皇記念血液事業基金から昭和天皇記念学術賞を受賞されたことが、印象に残っています。

吉岡　日本赤十字社は美智子皇后を名誉総裁にいただき、皇太子殿下が名誉副総裁でいらっしゃいます。昭和天皇が崩御される直前、出血と貧血から何度も輸血をされたことが知られています。その後、血液事業への下賜により基金ができました。幸いなことに皇太子殿下から直接、学術賞の授与を受け、次のような3つの御下問をいただきました。

「血友病をおやりになっているのですね」
「今、血友病の治療はどのようになっていますか」
「奈良でおやりでしたね」

　御下問内容から、殿下が大変勉強されていることがうかがえました。奈良医大は橿原神宮と神武天皇御陵のある橿原市にあるとお伝えしましたところ、皇室ゆかりの地でもあり、和やかな雰囲気でお話しできたことが印象に残っています。

白幡　2007年にもう1つ、大きな賞を受賞されていま

昭和天皇記念血液事業基金学術賞を受賞
2005年7月13日、皇太子殿下から直接、学術賞を親授された。吉岡先生が、永年にわたって血友病の研究と医療に尽くされたことが受賞理由になった。

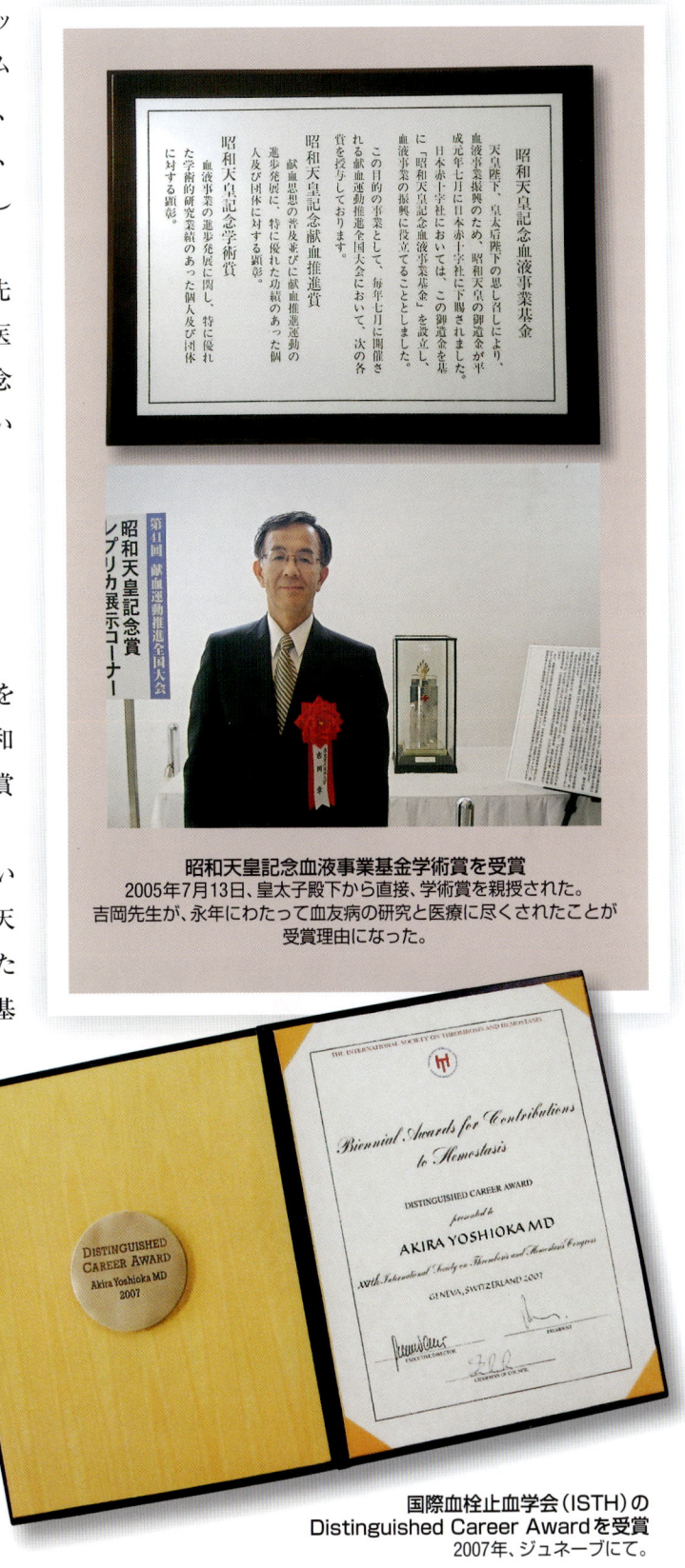

国際血栓止血学会（ISTH）の
Distinguished Career Awardを受賞
2007年、ジュネーブにて。

血液学を語る

す。ISTH(国際血栓止血学会)のDistinguished Career Awardですね。本当に素晴らしいことだと思います。

吉岡 ありがとうございます。大きく分けて2つの賞があり、Distinguished Investigators Awardは学術的に価値のある発見・発明に対して、Distinguished Career Awardは学術貢献に加えて、学会全体のレベルを上げたり、若手研究者の育成に貢献したことに対して贈られます。

齋藤英彦先生をはじめ何人かの先生にご推薦いただいたと思うのですが、思いがけない受賞が正直にうれしく、ありがたくいただきました。

日本からこれまでに岡本彰祐先生をはじめ、青木延雄先生、齋藤英彦先生、岩永貞昭先生が受賞しておられます。

白幡 私たちから見ると皆、神様のような先生方ですね。

吉岡 齋藤英彦先生が、2009年のボストンのISTHで最高賞(Robert P. Grant Medal)を受賞されました。オープニングセレモニーの際、何千人もの中で齋藤先生の名前がただ1人読み上げられました。この領域で日本人の実績が認められるようになったものと誇らしく感じました。

白幡 本当にそうですね。うれしい限りです。

白幡先生の美しい蝶のコレクション――はかない命を半永久的に保存する

白幡 話は変わりますが、このあたりで趣味についてお話しいただけますか。

吉岡 私はどちらかというと、あまり趣味がありません。本を読むことと、映画を見るのが好きなことぐらいです。実は、学会の合間をぬってひそかに映画を見に行くのが大好きです。ふだん、時間がある時に行く映画もいいのですが、学会中の暇な時間を見つけてさっと行くのも格別です。

映画や小説を通して、自分の人生だけでは知りえない、様々な人の生き方を知る、多くの喜びや悲しみに触れることが楽しいですね。

趣味といえば、白幡先生の蝶のコレクションは素晴らしいものです。私の学長室にも飾らせていただきました。自然を相手にされるというのは、映画や小説とは別の楽しみがある

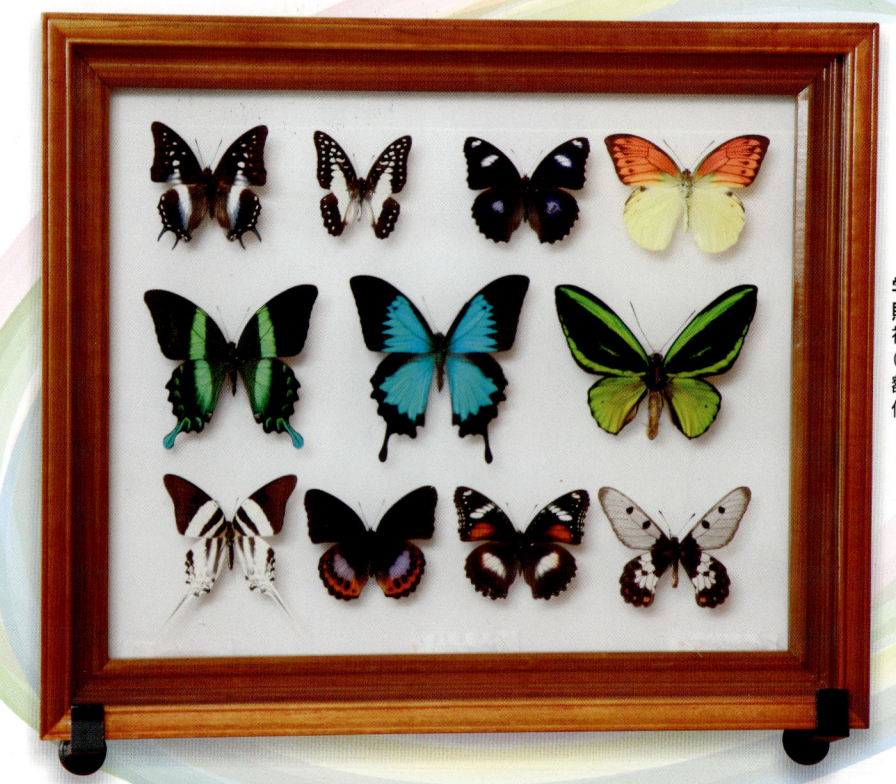

学長就任記念に白幡先生から贈られた蝶の標本
祝賀会の席上、白幡先生から「学長(ガクチョウ)室に飾る場合でも、決して額を逆にしないこと(？)」とのコメント付きで贈呈された「蝶額(チョウガク)」。

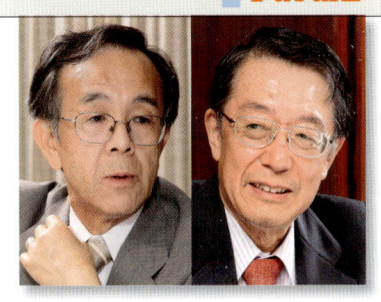

と思うのですが、そこまで極めるには、随分長くやっていらっしゃるのでしょう。

白幡 高校までやっていましたが、さすがに医学部の学生時代と小児科修行時代は忙しさのあまり足を洗い、ずっと中断していました。ところが、九州の産業医大に赴任した時に、子供と行った近くの公園でそれまで採ったことのない蝶を見かけ、子供どころではなくなってしまいました。九州にしかいない蝶が飛んでいたものですから。

それをきっかけに、蝶への情熱が再燃してしまいました。再発すると悪性だと言いますが、まさにその通りです（笑）。

吉岡 白幡先生は学会に行かれるたびに、網を持ってこられ、採集されています。採った後は整理をされるのですか。

白幡 展翅というのですが、羽、触角、胴体をきれいに整えて標本にするまでが、もう1つの作業なのです。

吉岡 蝶のコレクションで、いちばん面白いのはどういうところですか。

白幡 やはり、捕まえる時です。いろいろ調べ期待して現地に赴き、期待通りにそこに目的とした蝶がいて、しかもそれが採集できた時は感激です。

その後、採れた時の状況を思い浮かべながら展翅をして、最後の楽しみは標本を見ながら酒を飲むことですね。捕まえる、展翅をする、鑑賞するという3つの楽しみがあるのです。

吉岡 3度楽しいということですね。あえてアンチテーゼを言いますと、生きているものを採るということについては、いかがですか。

白幡 蝶を採り、標本にすることに対する抵抗はあります。ただ、蝶を採るだけでなく、それをきれいな標本にすることが供養になると思っています。魚釣りの好きな人は食べるのが供養だと言いますが、私たちにとっては、標本にして半永久的に保存することが供養です。蝶の命は短いのですが、標本にすれば100年、200年ときれいな姿が残ります。大英博物館には300年たった標本も立派に保存されています。

吉岡 先生のようにきちんと考え、楽しみながら標本にするということは、昆虫に対してある種のお返しをされていることになりますね。

白幡 小児科医と同じで、昆虫採集も後継者がいないことが心配です（笑）。

先端的治療に巨費を投じるより、今ある優れた製剤をどう活用するか

白幡 昆虫採集の未来はさておき、先生は今後の血友病医療について、どう考えておられますか。

吉岡 私たちが共に歩んできた40年は、まさに激動の時代でした。輸血しか治療法のない時代から始まり、凝固因子製剤が生まれ、今では遺伝子治療まで考えられています。すでに血友病治療のレベルは高度なプラトーに達しているといった感がありますが、いかがでしょうか。

白幡 そうだと思います。特に若い血友病患者さんのQOLをみると、隔世の感があります。

吉岡 今後、考えられることは遺伝子治療や細胞治療です。しかし、優れた製剤を比較的簡便に使える今、莫大な費用と労力をかけ、絶対に推進しなければならない治療法ではないとも考えられます。

白幡 同感です。今、製剤による治療はかなりのレベルに達しています。必要なことは、それをどのように使うかということです。現在ある製剤を上手に活用し、いかに患者さんの予後やQOLの改善につなげていくかということが、私たちに課せられた宿題ではないでしょうか。

吉岡 物よりも"こと"のほうが大事だということですね。それには私も大賛成です。限られた資源を製剤のわずかな利便性の向上に投入するより、今ある優れた製剤をいかにうまく使って、患者さんの自立した人生を実現するかということのほうが大事だと思います。製剤の改善より、政治・経済の安定のほうが大事だともいえます。

白幡 医療費にしても、これ以上患者さんの自己負担が増えたら、治療してはいけません。

吉岡 その通りです。もちろん遺伝子治療・細胞治療の発展は必要なことです。しかし、はたしてそれが、血友病の医

血液学を語る

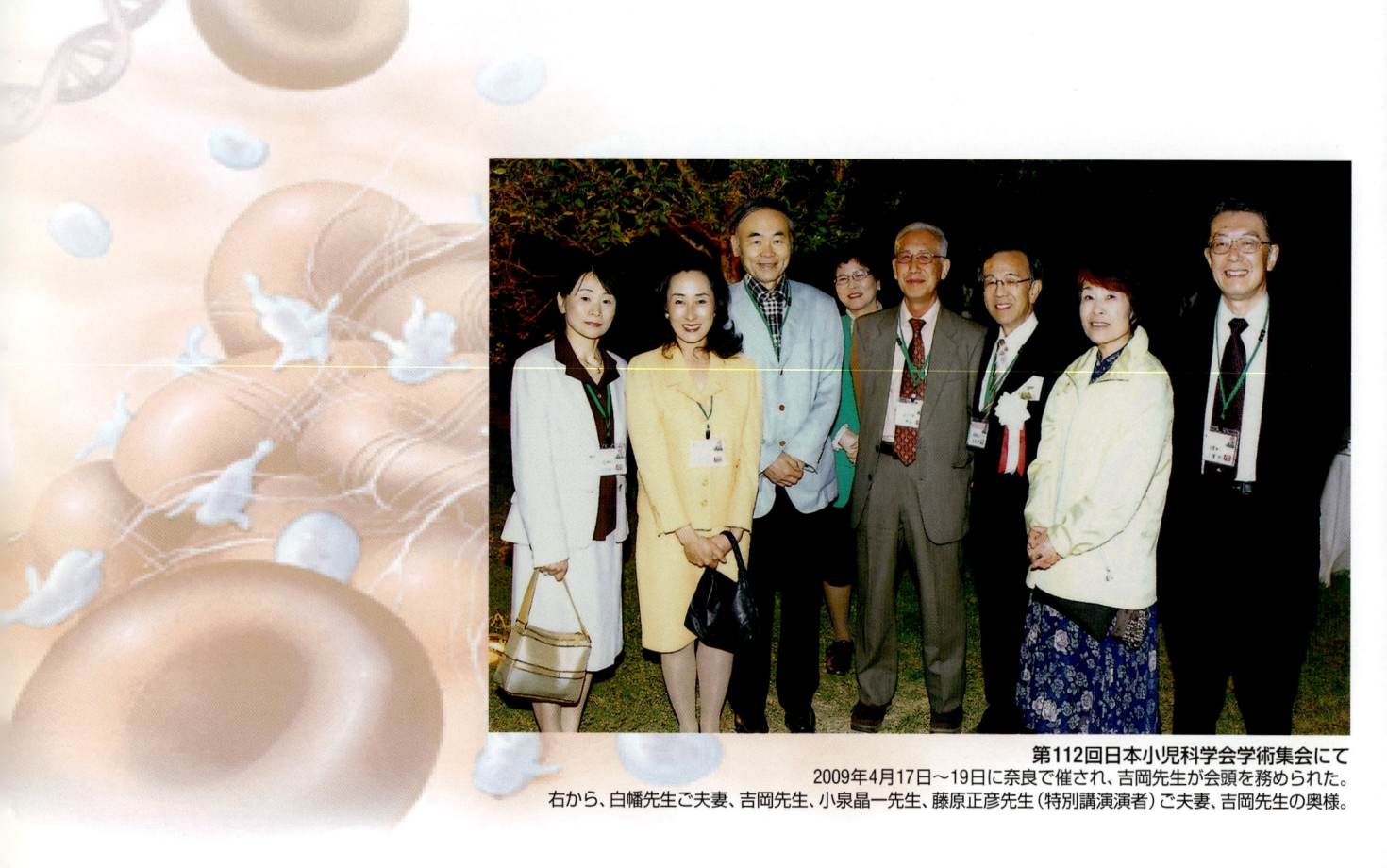

第112回日本小児科学会学術集会にて
2009年4月17日～19日に奈良で催され、吉岡先生が会頭を務められた。
右から、白幡先生ご夫妻、吉岡先生、小泉晶一先生、藤原正彦先生（特別講演演者）ご夫妻、吉岡先生の奥様。

療環境・生活環境にどこまで貢献するのか。少なくとも過去40年の激変に比べれば、小さな変化だと思うのですが。

白幡 そのとおりだと思います。ただ、やるべきことはまだ残されていると、先日強く感じる出来事がありました。45歳の血友病の患者さんが当院に初めて受診されたのですが、自己注射は不安定で、関節もぼろぼろの状態です。娘さんが保因者だという知識もありません。ご自分の重症度もわからず、血友病に対する教育を全く受けていないのです。

その方は、医師から紹介されたのではなく、インターネットでたまたま当院を知り、受診されました。治療ネットワークの構築が遅れていることを痛感しました。

吉岡 やらなければならないことは、まだまだある。ただし、それは科学的なことだけではなく、社会的なことのほうが大事になりますね。そういう時代を迎えていると思います。

若い世代に伝えたい──チーム医療、そして、自らの可能性を開くこと

吉岡 先生が今、若い世代の医師に最も伝えたいことは何でしょうか。

白幡 子供が小児科にかかっているお父さん、お母さん、特に血友病のように慢性の難治性疾患のお子さんを抱えた家族は、医師に自由にものが言えません。聞こえのいいことは言えますが、耳障りなことは、なかなか言えるものではありません。医師はそのことを十分に理解し、QOLの改善につながるようなケアを提供してほしいと思います。

先日、ある委員会で血友病の患者さんとその保護者にアンケート調査をしたところ、担当医から血友病についてきちんと説明を受けている患者・保護者が非常に少ないという結果が出ました。いちばん聞きたいという要望が多かったのは、今使っている以外の製剤情報でした。その説明を受けたことのある人は、わずか2割でした。まだまだ医療機関からの情報提供は不十分であり、患者さん向けの小冊子なども行き渡っていないのが現状です。

吉岡 これだけ情報があるのにと、意外な感じがします。

白幡 情報はあっても伝わっていないのです。情報を伝えたうえで、その患者さんにとってどのような方法がいいのかを一緒に考えていく。そのためには、医師だけでは対応でき

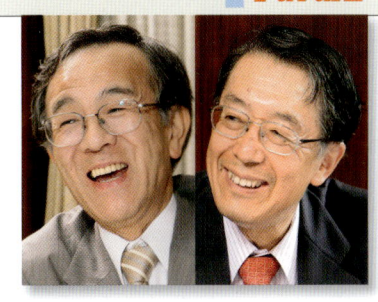

ない部分があるため、看護師さんを通じて情報を集めるような努力も必要になります。

吉岡 後継者として次代の医師は当然必要であるけれど、医師のみならず、看護師をはじめコメディカルの方々と一緒に、チームで医療を支えていくということですね。それは、とても大事なことだと思います。

もう1つ、私が若い世代に伝えたいのは、どの領域を専攻しても、臨床医学的・基礎医学的な面白さは必ずあるということです。今の人たちは、初めから自分のやりたいことしかやりたくない、行きたい病院しか行きたくないという傾向があります。たまたま入ったところで、自然にやっていても興味というのは出てくるものです。

小児科に入ってきた若い人たちに、こういう面白さがあること、血友病、凝固因子などで学問的に高い国際的レベルまで行けることを示してあげたいと考えています。若い時代に人生計画を立て、それしかないと守っていくのは可能性を狭めてしまいます。そのことを理解してほしいと思います。

白幡 どの道に入っても、一生懸命やっていれば、面白くなってくるものだと思います。

もう1つ、若い世代に可能性を開いてほしいことは、看護師のネットワークを育てることです。今、血友病看護に一生懸命取り組む看護師が各地に誕生しています。

吉岡 白幡先生が中心になって、血友病看護研究会を作られましたね。

白幡 医師の研究会にコメディカルの人たちは入りにくい。一方、看護師の研究会へは、医師はもちろん、コメディカルの人たちも参画しやすいのです。

去年からは、理学療法士の研究会を立ち上げました。血友病は関節から出血し、関節が動かなくなって四肢が曲がらない、立てない、歩けないといった症状が出る。理学療法士・作業療法士によるリハビリテーションが重要です。

吉岡 欧米では、血友病のナースコーディネーターが活躍しています。

白幡 欧米のナースコーディネーターは、血友病センターのキーパーソンです。ナースコーディネーターが内科、小児科、整形外科、精神科へと交通整理をしています。

幸い、日本でも専門性の高い看護師が育ちつつあります。

世界の血友病医療をつなぐ「Haemophilia」。患者さんがいる限り、共に歩みたい

吉岡 面白いことに、世界血友病連合（WFH）が国際雑誌「Haemophilia」を刊行していますが、投稿は医師に限らず、コメディカルにも開かれています。世界血友病連合は患者さんが主体となって設立し、WHOの下部機関に入りました。この雑誌が広く読まれており、高いインパクトファクターを維持しています。1つの稀な病気で国際的な雑誌を出し、しかもレベルの高い雑誌として認定されつつあるのはさらに稀有なことです。

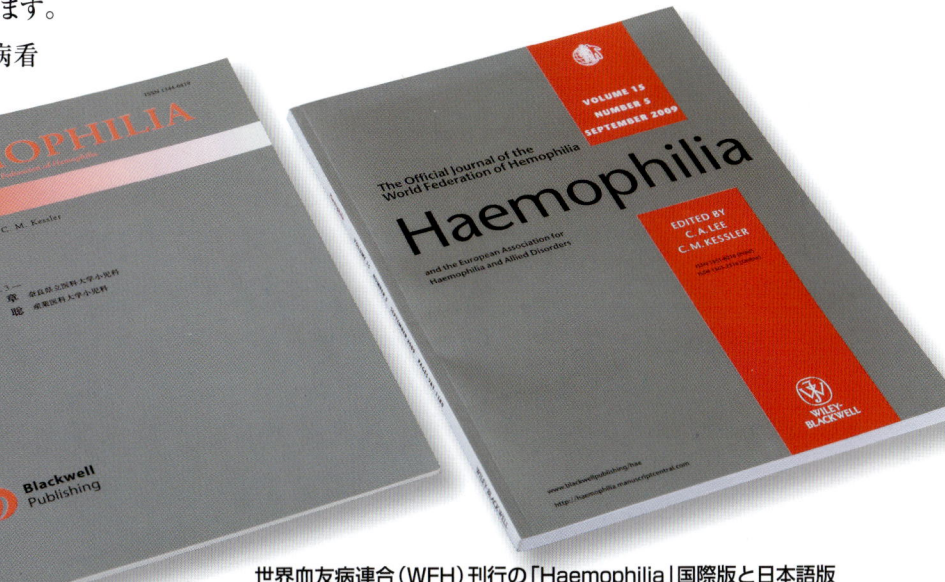

世界血友病連合（WFH）刊行の「Haemophilia」国際版と日本語版
吉岡先生が国際版の編集委員と日本語版の編集責任者を務められ、高いインパクトファクターを維持している。

血液学を語る

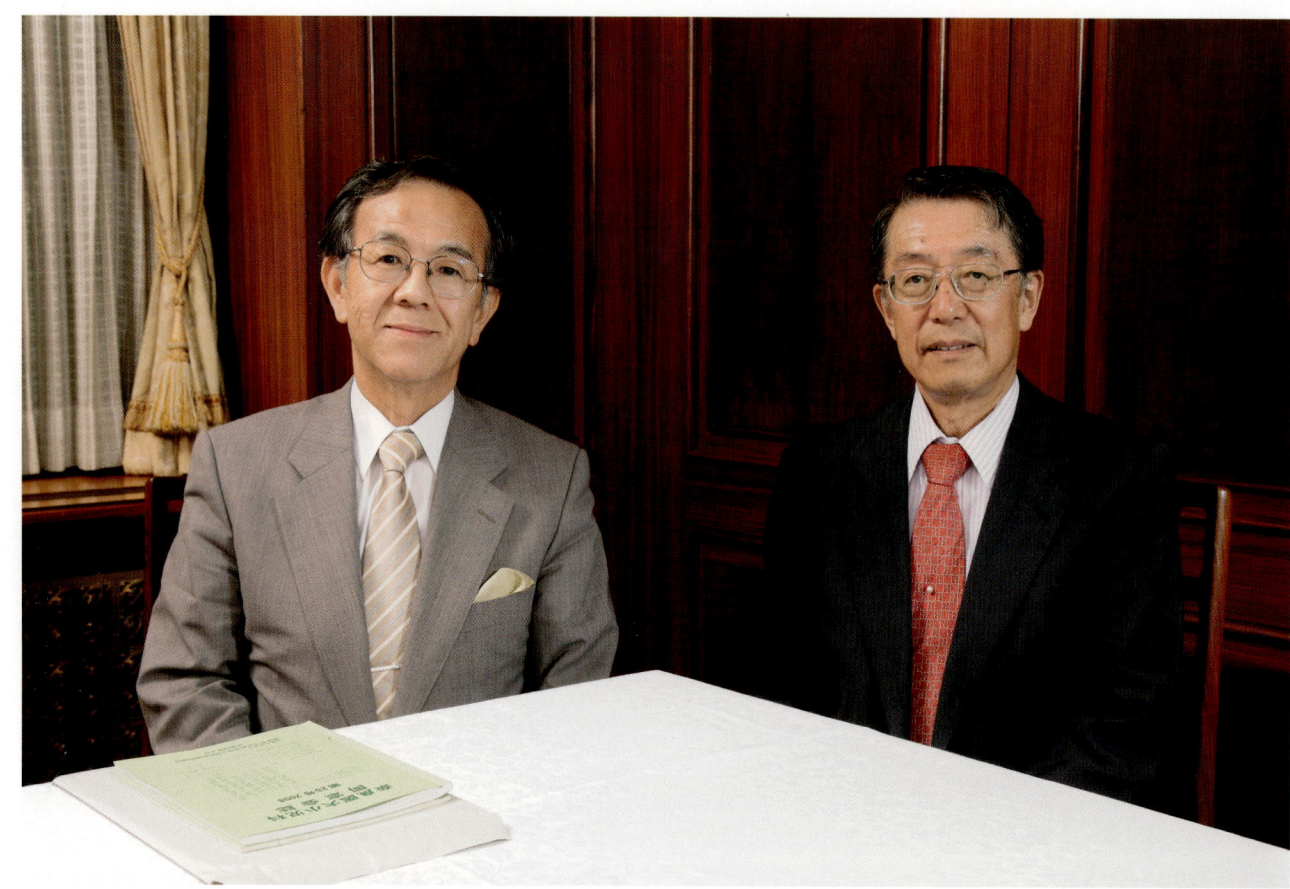

対談を終えて 血友病医療を支える同志として、強い絆で結ばれ、闘い続けてこられたお二方のまなざしは、常に患者さんの人生と、よりよい医療の実現に向けられている。そこには、信念と希望の物語があった。

　日本でも企業の協賛を得て、日本語版を年に3〜4回刊行しています。日本からも、しだいに投稿数が増えています。
白幡　吉岡先生は国際版の編集委員、日本語版の編集責任者を務めていらっしゃいます。
吉岡　白幡先生にも日本語版の編集委員を務めていただいています。血友病は狭い領域ですが、疾患における研究や社会的対応のモデルになっているという自負があります。遺伝性疾患であるため、一定の頻度でどの国でも発生します。日本での患者数は5000人くらいですから、頻度から考えて、それに携わる者の数も限られています。非常に限られた専門医、医療者が「Haemophilia」のインパクトファクターを押し上げていることになります。
白幡　本当にすごい雑誌です。
吉岡　白幡先生とはこの40年間、互いに刺激し合い、時にはなぐさめ合いながら、ここまでやってくることができました。私は先生のような親友を得て幸せだったし、ありがたかったと感謝しています。次世代の人たちにも、ぜひ、そうあってほしいと願っています。
白幡　私も全く同感です。患者さんがいる限り、共に取り組んでいきたいと思います。今日は、本当にありがとうございました。

白幡　聰
1943年	（昭和18年）8月8日、東京都に生まれる
1968年	慶應義塾大学医学部卒業
1969年	同小児科学教室助手
1974年	聖マリアンナ医科大学小児科学教室助手
1976年	同講師
1979年	産業医科大学小児科学教室助教授
1994年	同教授
2009年	北九州総合病院副院長
2010年	北九州八幡東病院院長

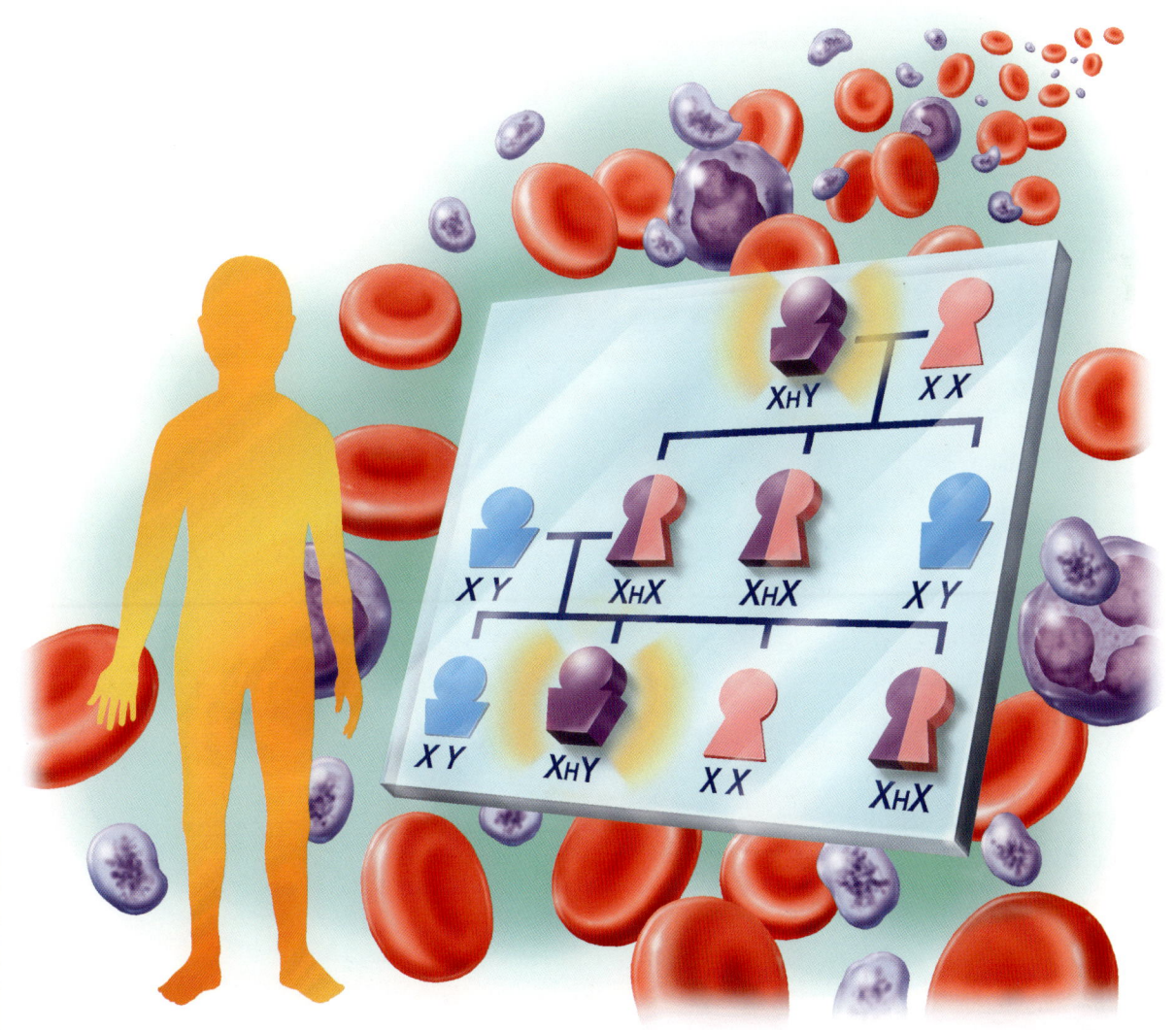

最新・血液内科シリーズ **FUTURE**

（2010年3月20日刊行）

三谷 絹子
Kinuko Mitani

白血病の分子病態研究

Profile

1958（昭和33）年、新潟県に生まれる
1984年 3月　東京大学医学部卒業
1984年 6月　東京大学医学部内科研修医
1986年 6月　東京大学医学部第三内科医員
1989年 2月　米国ロックフェラー大学客員研究員
1991年 5月　東京大学医学部第三内科医員
1993年 7月　東京大学医学部第三内科助手
1998年 5月　東京大学医学部血液・腫瘍内科助手
2000年 4月　獨協医科大学内科学（血液）教授
2010年 4月　獨協医科大学内科学（血液・腫瘍）教授

【賞】
1994年10月　日本癌学会奨励賞受賞
1995年11月　日本医師会奨励賞受賞
1995年12月　ベルツ賞受賞
1998年 4月　東京大学医師会医学賞

【学会活動】
日本血液学会（理事）、日本癌学会（評議員）、日本内科学会、
日本臨床腫瘍学会、日本臨床分子医学会（評議員）、
日本造血細胞移植学会、日本輸血・細胞治療学会、日本免疫学会、
American Society of Hematology（Member）、
European Hematology Association（Member）

【研究費】
平成16年～平成18年
厚生労働省 難治性疾患克服研究事業 重点研究「骨髄異形成症候群に対する画期的治療法の開発に関する研究」主任研究者
平成19年～平成21年
厚生労働省 難治性疾患克服研究事業 重点研究「骨髄異形成症候群に対する病態解明・治療法の開発に関する研究」主任研究者

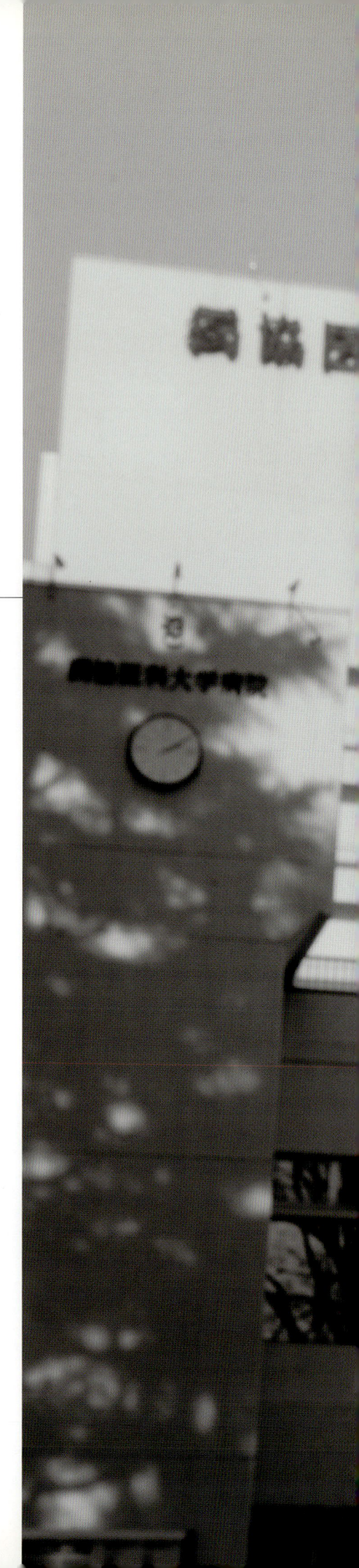

大学病院

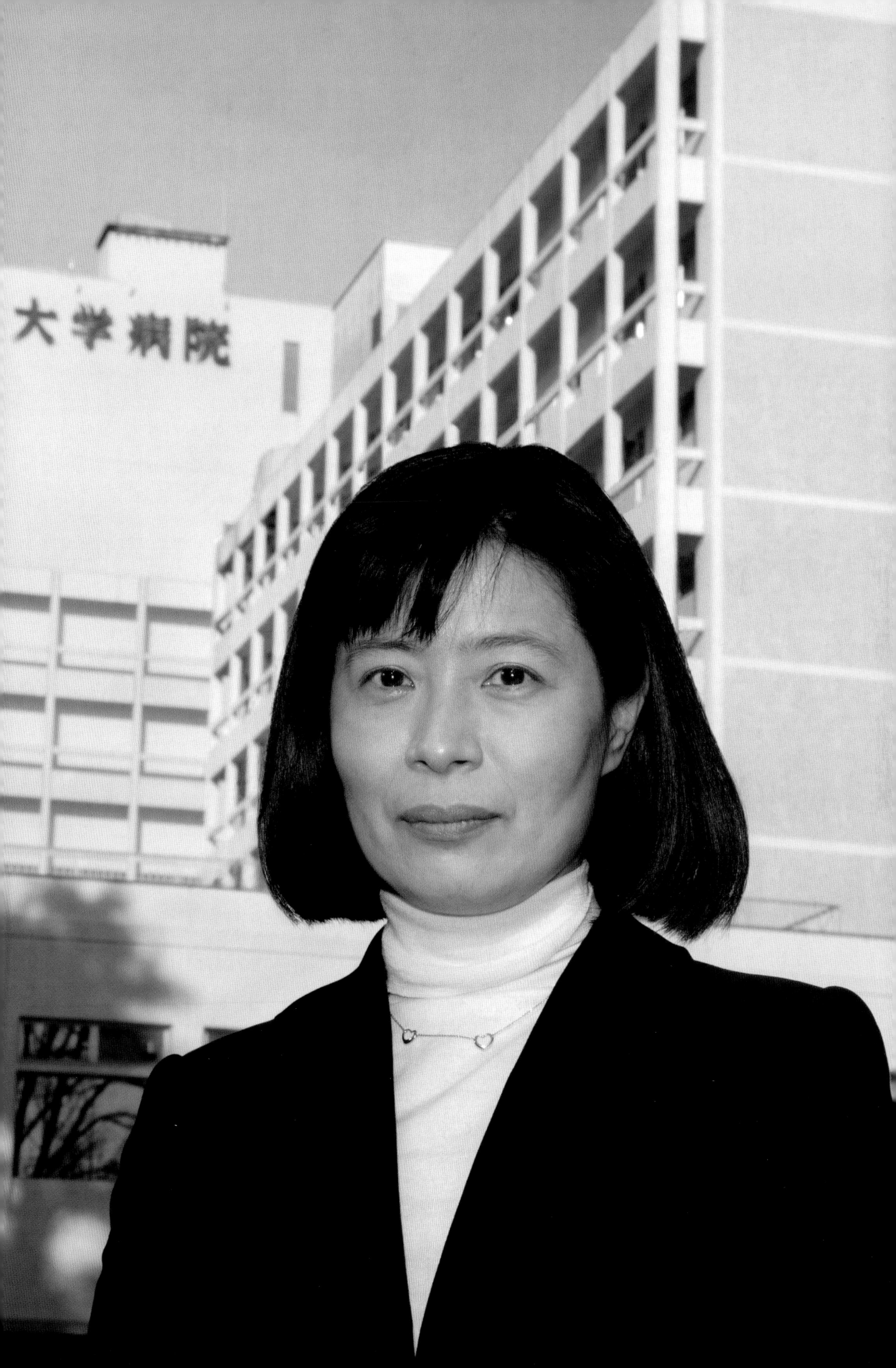

血液学を語る

師から贈られた「努力」の文字。
臨床に、研究に最善を尽くしたい

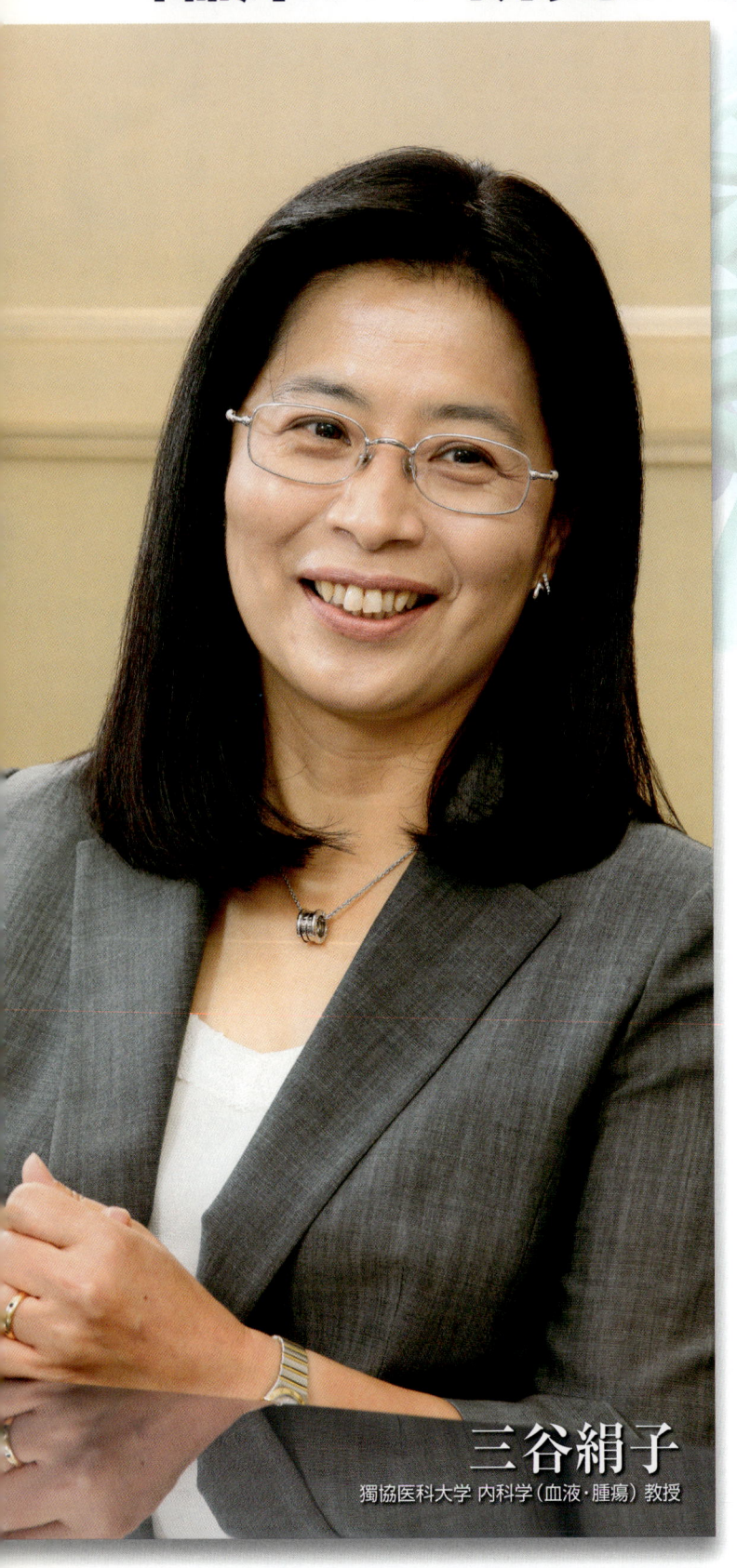

髙久史麿先生は、わが国の医学界において、
長年にわたりリーダーとして類まれなる貢献をされ、
今なお、その叡智は輝きを放っている。
現在、数少ない女性教授として活躍される
三谷絹子先生が東大第三内科に入局された当時、
髙久先生率いる医局は、
まさに血液学王道の時代を迎えていた。
伝統ある医局の歩みを振り返る中で、
医師として、人として、リーダーとしての
あり方が見えてくる。

血液学王道の時代に、髙久教授率いる東大第三内科に入局

髙久 三谷先生は1984年に東京大学を卒業され、1986年に東大第三内科に入局されました。私が、自治医大から東大に戻ったのが1982年ですから、ちょうど同じ頃ですね。

三谷 髙久先生が自治医大教授から東大第三内科教授に転任されたころ、私は学部の5年生でした。おそらく、先生が東大に戻られ講義を担当された最初の学年だと思います。黒板に書かれた「high dose Ara-C」の文字を今でも鮮明に覚えています。

髙久 第三内科を選ばれたのは、どうしてですか。

三谷 雰囲気が明るくて楽しそうだったからだと思います。ただ、学生時代には血液学は難しい学問だなあと思い、特に魅力を感じていたわけではありませんでした。
　ところが、第三内科で1期目の研修を受けることになり、病棟に出て驚きました。教科書で血液学を学ぶのと、実際に病棟で患者さんを診るのとでは、全く印象が違っていたのです。

髙久 そうでしょうね。

三谷 ちょうど先生が、東大で骨髄移植を開始された頃です。私は、不治の病であった白血病が移植によって治癒す

三谷絹子
獨協医科大学 内科学（血液・腫瘍）教授

るのを目の当たりにし、大変衝撃を受けました。迷う余地もなく、研修1か月目には血液学をやろうと決めていました。

　先輩の先生方が、寝ずの番をして患者さんを診ていらした様子が非常に印象的でした。ぜひ、私も血液の臨床をやりたいと思ったのです。当時は、研究をするつもりはありませんでした。

髙久　研修医の頃は皆、そうでしょう。指導医はどなたでしたか。

三谷　多くの先生にご指導を受けましたが、浦部晶夫先生（現NTT関東病院予防医学センター所長）にいろいろと面倒をみていただきました。

髙久　私の指導医は衣笠恵士先生でした。当時、冲中内科に入って血液学をやろうと思ったきっかけは、衣笠先生からのお誘いでした。それまで私を勧誘してくれたのは眼科だけでしたので、最初はそちらに行くつもりでした。衣笠先生から「中尾先生はいい方だし、血液をやろうよ」と誘っていただき、冲中内科に入れていただきました。

　当時の冲中内科は神経、循環器、内分泌代謝が主流でした。助教授の中尾喜久先生の血液グループ、講師の三好和夫先生の血液グループがありましたが、血液はどちらかというと亜流でした。

三谷　私は浦部先生にお誘いいただいて血液学の道に入りましたが、髙久先生が教授でいらっしゃいましたので、もう血液学は第三内科の王道であった時代です。血液学が亜流であった時代があったというのは、想像がつかないのですが。

髙久　あの頃は、第三内科が神経・循環器・内分泌代謝に力を入れ、第一内科は消化器と肝臓、第二内科は循環器が強かったです。血液疾患の患者さんがそれほど多くないことに加え、血液学をやる人が第一内科から第三内科まで、少しずつ分散していたことが、マイノリティであった一因ではなかったかと思います。

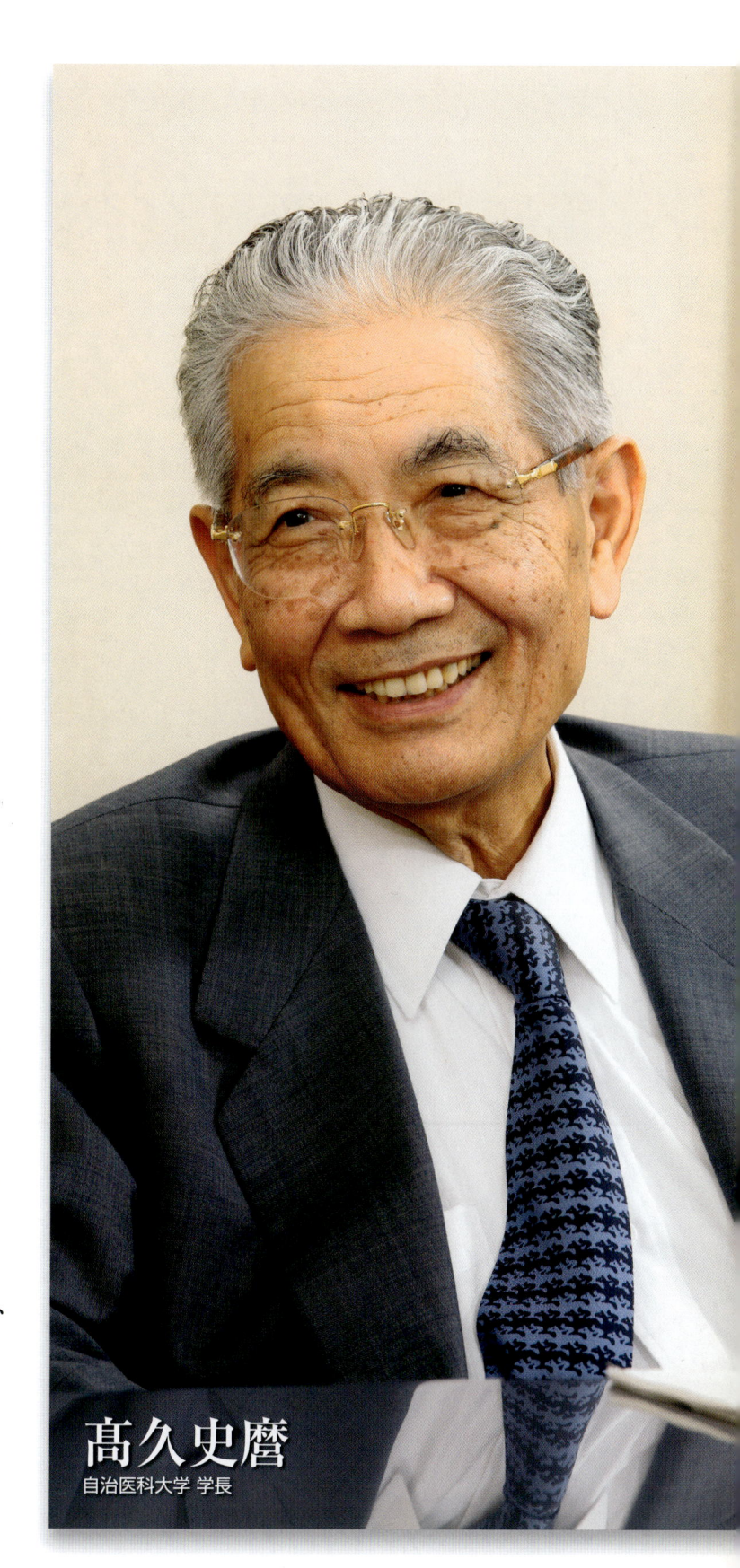

髙久史麿
自治医科大学 学長

血液学を語る

若き髙久教授の英断──古い制度を改め、分子生物学的手法を血液学へ

三谷 第三内科では当時、学会前になると教授の前で学会予行を行うのが慣例でした。髙久先生が医局のいちばん奥の定位置に座られ、医局員全員が注視する中で学会発表の予行を行います。それはもう、非常に厳しい雰囲気の中で行われていました。

私がある時、Ph染色体陽性のリンパ腫について発表させていただいたところ、髙久先生が「それは慢性骨髄性白血病（CML）じゃないの」とおっしゃったのです。「骨髄細胞が全部正常核型で、脾臓の腫瘍細胞だけがPh染色体を持っていたので…」と必死にご説明したのをよく覚えています（笑）。

髙久 学会予行は学会発表の練習になり、非常に重要な機会です。三谷先生は、初めは染色体を研究されていましたね。

三谷 当時、自治医大にいらした佐藤裕子先生（現国立国際医療センター）に3か月間手ほどきを受けた後、六研（当時の東大第三内科の血液グループの研究室）で1人、細々と染色体の写真をとり、核板の切り貼りをしていました。あの頃、研究室にある顕微鏡は1台のみで、臨床の塗抹標本がくると先輩に顕微鏡を譲る毎日でした。その合間をぬって写真を撮り、現像して切り貼りをし、ささやかな成果をまとめました。

その頃、脾臓原発の悪性リンパ腫の症例からPh染色体を見つけました。染色体の核板を分析するだけではなく、in situ hybridizationの手法を使って切断点がCMLタイプではなく、急性リンパ性白血病（ALL）タイプであることを見つけました。患者さんを診ながら新しいことを見つけていくのが、とても楽しかったです。

結局、論文は「BLOOD」はだめで、「British Journal of Haematology」に掲載されました。

髙久 それはすごい。その頃先生はまだ、研究を始めて間もない頃ですね。ところで、その後、留学され、生化学の仕事をされましたね。

三谷 ロックフェラー大学にいらした第三内科の先輩・故佐々茂先生の下に2年間留学させていただきました。研究の内容は、ヘムオキシゲナーゼのストレスに伴う発現誘導をmRNAレベルで解析するというもので、主に用いたのは分子生物学的手法でした。

ロックフェラー大学で過ごした期間は、私の研究歴の中で異色の2年間です。私は白血病の染色体異常を研究し、染色体の転座切断点から白血病の原因遺伝子をクローニン

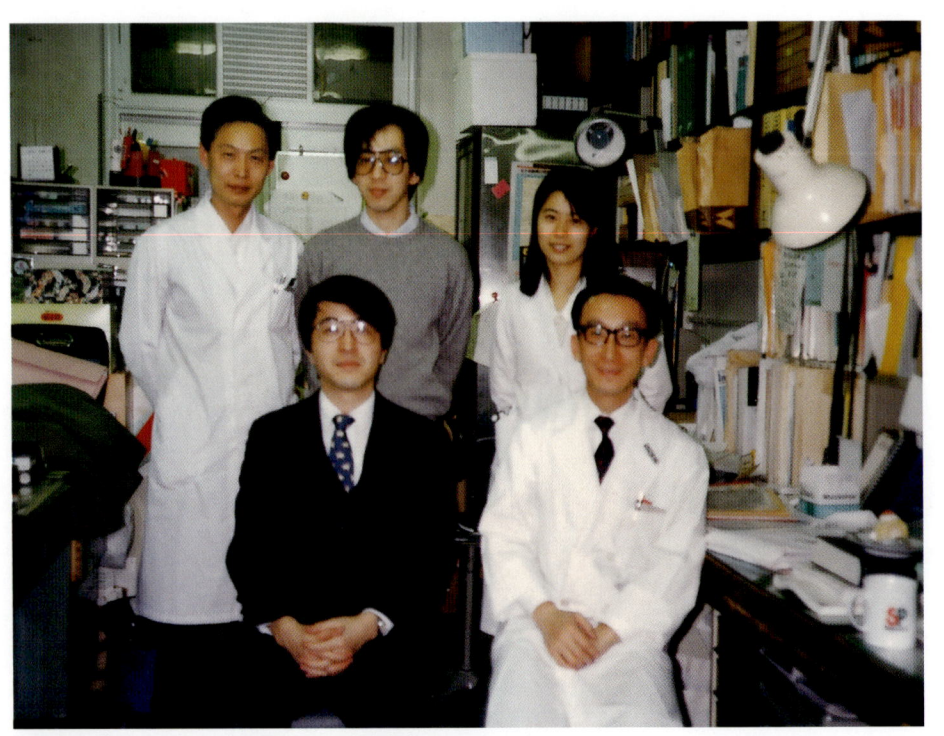

東京大学第三内科第六研究室にて（1988年頃）
髙久先生時代の血液グループの研究室。三谷先生（後列右）は「浦部先生のご指導の下、楽しい研究室でした」と当時を振り返る。浦部晶夫先生（前列右）、臼杵憲祐先生（前列左）、東條有伸先生（後列中央）。

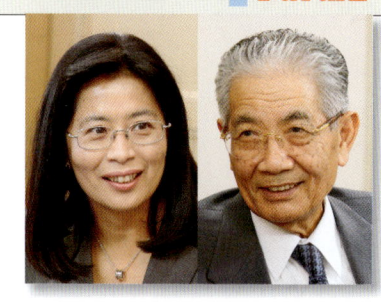

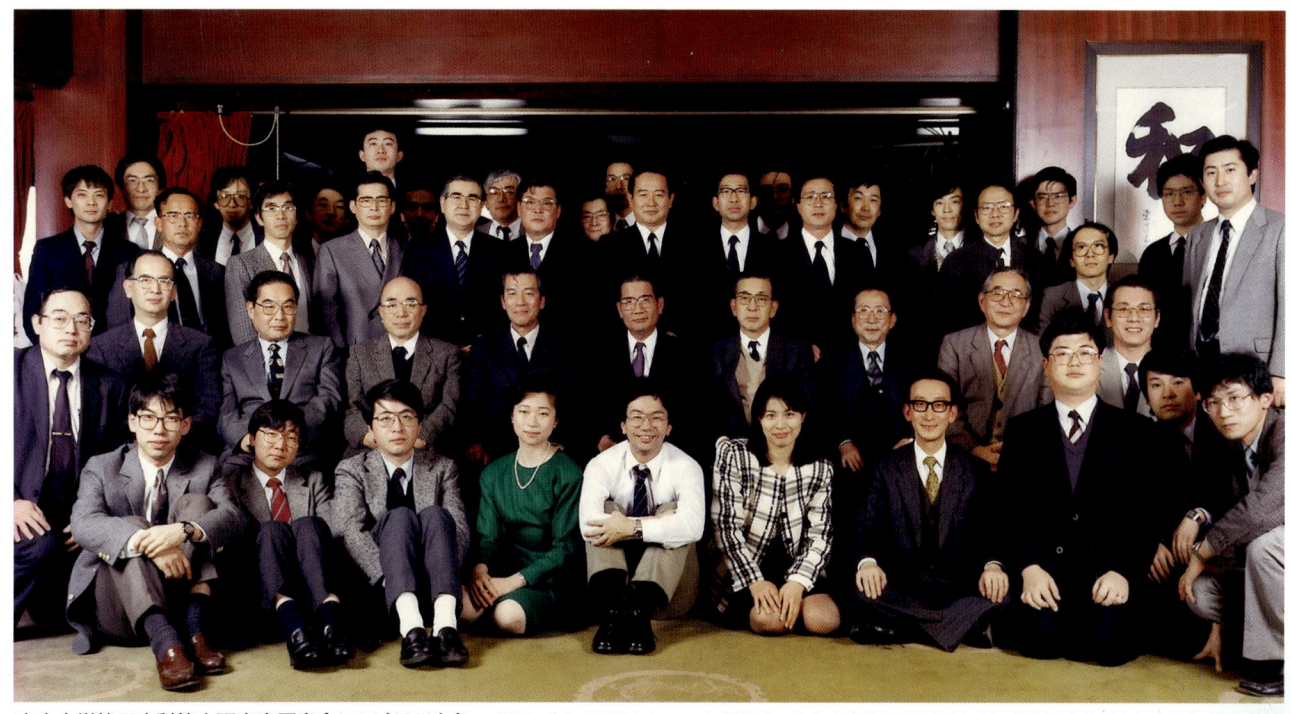

最新・血液内科シリーズ **FUTURE**

東京大学第三内科第六研究室同窓会にて（1988年） 当時、年に1回開かれていた同窓会。髙久史麿先生（2列目中央）、前川正先生（髙久先生左隣）、溝口秀昭先生（3列目中央）らの大先輩とともに。前列左から6人目が三谷先生。

グし、その機能を解析することによって白血病の発症機構を明らかにする仕事をライフワークにしています。佐々先生の下では、赤血球のヘモグロビンの合成・代謝にかかわる酵素群のストレス誘導に関する仕事を行いました。よいテーマをいただき、熱心なご指導を受け、いくつもの論文をまとめました。

髙久 その後、東大に戻り、平井久丸先生（故人・前東京大学大学院血液・腫瘍内科教授）の研究室で成果を挙げられましたね。

私が自治医大から東大に戻った当時、大学紛争の影響もあってか、関西の大学に比べて関東の大学は勢いがありませんでした。私はその状況を何とかしたいと思いました。その頃、すでに分子生物学の研究が盛んになっており、基礎研究では分子生物学的手法が取り入れられていました。

私は、細胞を取りやすい血液学は、分子生物学的手法を導入するのに最適だと考えました。すでに平井先生が栄養学教室で癌遺伝子の研究をしておられましたので、第三内科の神経グループの部屋であった八研をP3の研究室にし、

平井先生に研究室主任になってもらいました。八研を作るにあたっては、それまで第三内科にあった助手の選挙制度を改めました。選挙とは名ばかりで、極めて保守的な制度でした。医局員の名簿順に皆、助手になるのです。助手が必要以上に多い研究室もあれば、助手がいない研究室もある。加えて他大学の人には、機会が閉ざされていました。「僕が教授を辞めるか、助手の選挙制度をやめるか」と医局長に談判し、結局、講師以上の3人で助手を選ぶことになりました。それで、平井先生を助手にして八

「British Journal of Haematology」に掲載された論文
佐藤裕子先生のご指導による三谷先生の最初の論文。脾臓原発の悪性リンパ腫にPh染色体を見つけた。

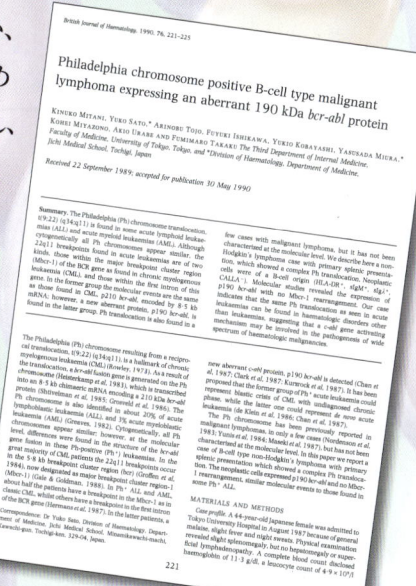

PAGE 69

血液学を語る

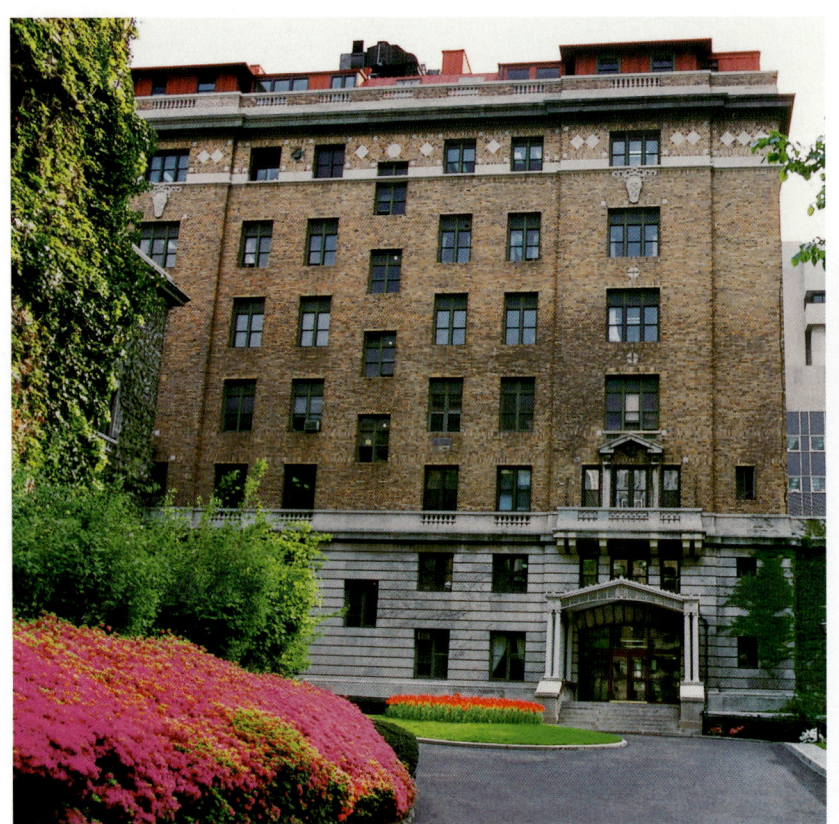

**佐々茂先生の研究室があった
ロックフェラー大学構内の建物**
四季の花々が咲き乱れる
美しいキャンパス。
写真はチューリップの季節。
佐々研は当時5階にあった。

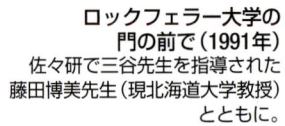

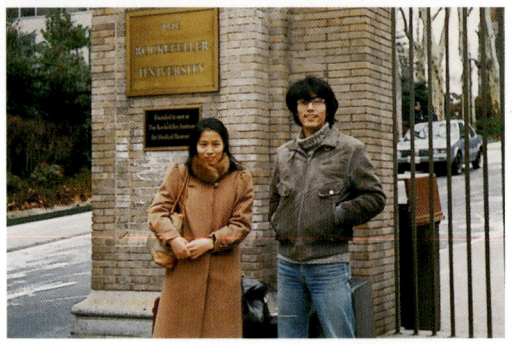

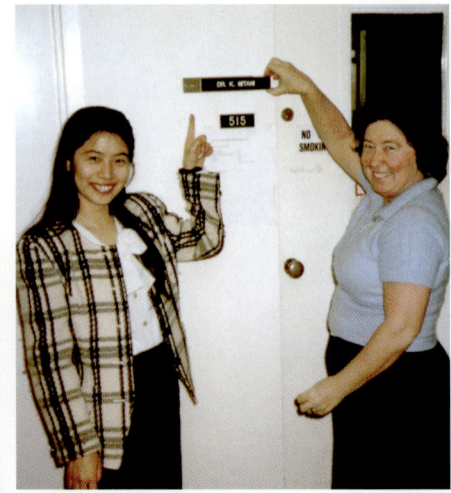

ロックフェラー大学を去る日に
佐々研テクニシャンのLubaさんと、三谷先生の部屋
のネーム・プレートの前で記念撮影。プレートは今で
も大事に保管されている。

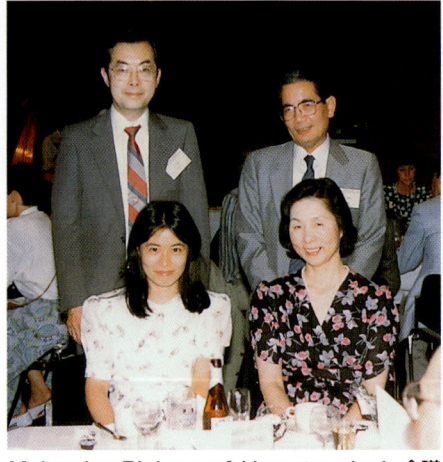

**ロックフェラー大学の
門の前で（1991年）**
佐々研で三谷先生を指導された
藤田博美先生（現北海道大学教授）
とともに。

**Molecular Biology of Hematopoiesis会議
（インスブルック）にて（1990年）**
晩餐会の折、佐々茂先生（後列左）と三谷先生（前列
左）、髙久先生ご夫妻。

研ができたのです。

三谷 平井先生はまだお若くて、大抜擢でした。

髙久 私も、あの頃、51歳でしたのでバイタリティがありました。その後、様々な大学出身の先生が入ってきて、だんだんバランスがとれてきました。八研には若い人が集まるようになり、白血病の癌遺伝子、特にN-rasの変異を中心とした仕事が出るようになりました。病院内の内科の研究室にP3の施設を作ったのは、東大第三内科が初めてだったと思います。

ちょうどその頃、癌学会総会の前癌状態のシンポジウムで何か話をしてくれないかということになりました。当時、骨髄異形成症候群（MDS）の中で急性白血病になる患者が少なくないことから、MDSは前白血病状態ではないかと考えられていました。

そこで私は、急性骨髄性白血病細胞で見られるN-rasの点突然変異がMDSでも見つかるのではないかと、平井先生に相談しました。予想通り、N-rasの点突然変異が一部のMDS症例で見つかりました。

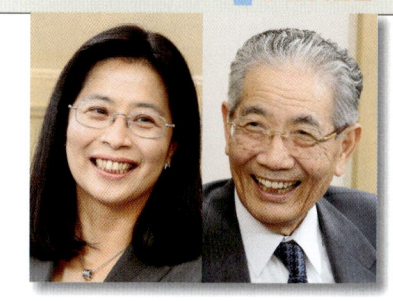

癌学会総会の前癌状態のシンポジウムで発表すると、当時九州大学におられた関口睦夫教授が、立ち上がって激賞されたことを思い出します。前癌状態の時に癌遺伝子の変異があることを示した、最も初期の仕事であると自負しています。この仕事は、平井先生がfirst authorで「Nature」に掲載されました。

平井研での出世作"AML1-EVI1"。キメラ遺伝子のクローニングと機能解析

三谷 その後、平井先生はUCSFに留学され、帰国後は東大の血液グループの指導者になられました。

髙久 ちょうど、その頃、三谷先生がロックフェラー大学から戻られました。

三谷 留学中の2年間は染色体研究から遠ざかっていましたが、平井先生から「日本に帰って、ぜひ、染色体の仕事を発展させてください」と言っていただき、東大に戻りました。

髙久 三谷先生は平井先生の下で、有名なAML1-EVI1の仕事をされましたね。

三谷 当時、埼玉がんセンターにおられた大木操先生のグループがt(8;21)転座型白血病の転座切断点にある遺伝子をクローニングされ、AML1と名づけていました。

私は自験例のCMLの急性転化に伴って現れたt(3;21)転座で、AML1とEVI1が融合遺伝子を形成することを明らかにし、1994年に「EMBO Journal」に発表しました。これが私の出世作となりました。

髙久 東大の血液グループは当時、日本の血液学をリードしていました。平井先生の下、三谷先生をはじめ、田中智之先生(現英国Dundee大学)や黒川峰夫先生(現東京大学大学院血液・腫瘍内科教授)が分子生物学的解析を発展させました。

三谷 平井先生は本当にお忙しい中、cDNAライブラリーを作成し遺伝子をクローニングするステップを1つ1つご指導くださいました。AML1-EVI1をクローニングした後、黒川先生をはじめ、優秀な後輩たちが機能解析の仕事を発展させてくれました。私はAML1-EVI1以外にもMLL-MEN(ENL)のクローニングにも成功しています。この機能解析の仕事も同様に、平井研の重要なプロジェクトになりました。

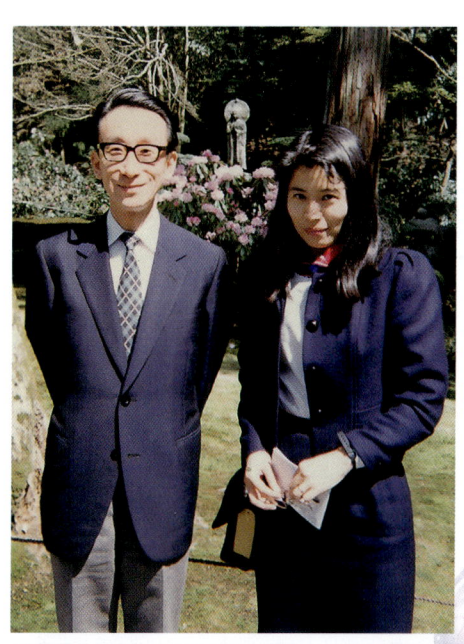

浦部晶夫先生とともに(1991年) 三谷先生が留学から帰国された年、京都での日本血液学会の折の桜巡り。三谷先生いわく「いちばんのんびりしていた時期」。

AML1とEVI1が融合遺伝子を形成することを明らかにした論文
平井久丸先生ご指導の下、1年がかりでまとめられた。染色体研究が分子生物学研究に発展した三谷先生の出世作。

血液学を語る

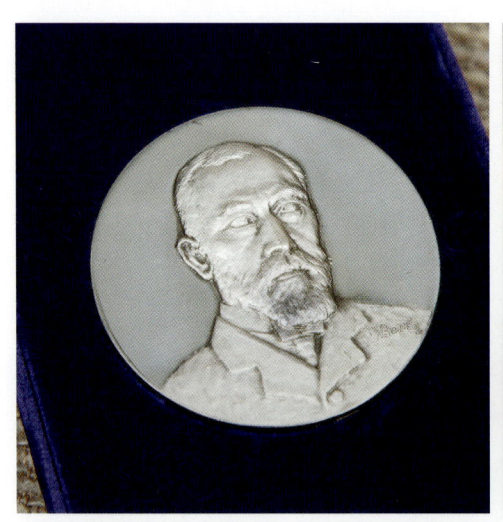

ベルツ賞銀賞メダル（1995年）　三谷先生は「白血病の遺伝子診断と遺伝子治療」で第32回ベルツ賞を受賞された。

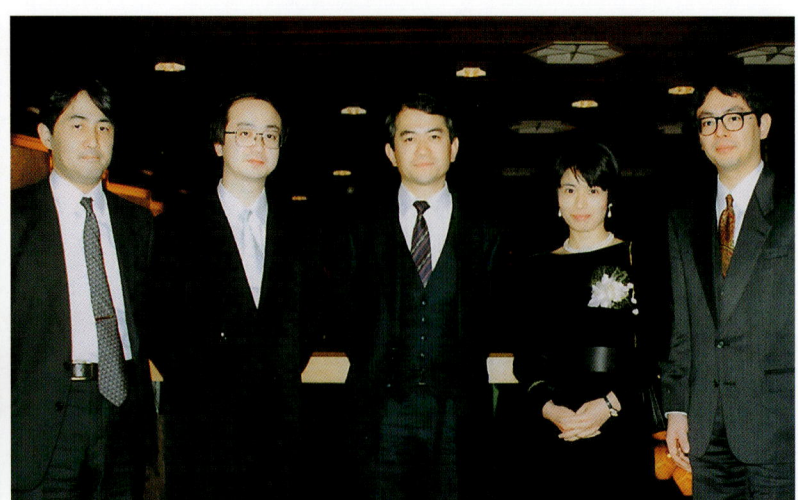

ベルツ賞受賞式後のパーティー会場にて（1995年）　共同受賞の平井久丸先生（中央）、田中智之先生（中央左）、小川誠司先生（左端）、平野直人先生（右端）とともに。

リーダーには4つのタイプがある。医師に求められるリーダー像とは？

髙久　東大の血液グループからは、たくさんいい論文が出ました。

三谷　平井先生は、人を育てることを大事にされていました。弟子たちを次々と血液学会のシンポジウムに送り出しては、「武士にかみしもを着せて送り出すのが僕の仕事だから」とおっしゃっていました。細胞遺伝学・分子生物学分野の研究のみならず、移植療法や免疫療法の専門家もたくさん世に送り出されました。平井先生は非常に幅広い分野でご活躍でしたが、指導者として、その1つ1つに全て自分で目を通していらっしゃいました。

髙久　私は、リーダーには4つのタイプがあると考えています。1つ目は先頭を切って引っ張っていくタイプ。2つ目は皆の意見をまとめ、皆に持ち上げられて先頭に立つタイプ。3番目は何もしないタイプ。4番目は下の者の足を引っ張るタイプ（笑）。

　当時、平井先生は若く、まさに1番目のタイプのリーダーですね。私は41歳の時に初めて教授になり、60歳まで務めましたが、40歳代から50歳代の半ばまではやはり1番目のタイプでした。60歳を過ぎてからは2番目のタイプです。今はだんだん、3番目のタイプに近づいているかな（笑）。

医師はチーム医療のリーダーですから1番目、せめて2番目のタイプであってほしいものです。

三谷　平井先生はどんなに忙しくても、毎週1人1人の研究者とミーティングを行い、研究の進捗状況をチェックされ、意見を述べておられました。私も平井先生を見習いたいと思っているのですが、若い研究者が少なく、なかなか思うようにいきません。

髙久　あの頃は研修医が皆、大学に残りましたから。今は

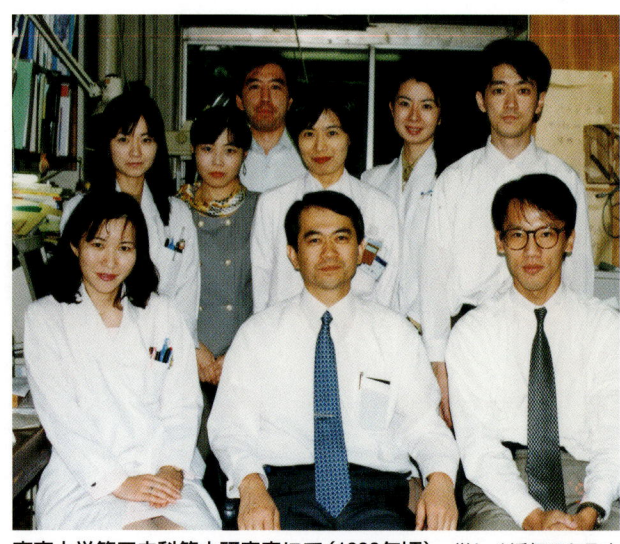

東京大学第三内科第六研究室にて（1996年頃）　厳しく活気のある六研で、平井久丸先生（前列中央）と三谷先生（後列中央）、神田善伸先生（前列右）、山形哲也先生（後列左）、そのほか秘書・実験助手の方々。

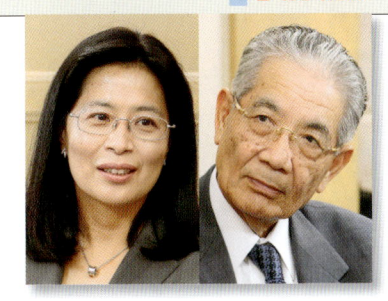

大学も大変です。

三谷 東大時代に白血病の発症機構解明を目的として分子生物学的解析を始め、獨協に異動してからも、その仕事を継続しました。マウスを使って発生工学的にキメラ遺伝子が白血病を起こすことを証明することができました。このことは私にとって、とても感慨深いことです。

白血病の発症機構が分子生物学的に解明されてきましたから、これからは分子標的療法の開発ができればと思います。

髙久 そこまでいくとすごいですね。

髙久先生は医局員の憧れの"パーパ"。大きく皆を包み込む理想の教授像

髙久 私は東大に赴任した時、何かやろうと、学生たちと「The New England Journal of Medicine」のcase reportを使ったディスカッションを始めました。取り上げる論文を1人だけがあらかじめ全部読んでおき、論文の最初の部分だけをコピーして出席者に配ります。そこから先は、皆で内容を推論していきます。毎回、大変面白い議論が繰り広げられました。

三谷 先生が始められた学生さんたちとの勉強会は、平井先生が引き継がれました。私も平井先生の代理で何回か出席させていただきましたが、大変緊張したのを覚えています。"当てもの"ですから、はずれたらどうしようかと（笑）。

臨床カンファレンスも盛んに行われていました。髙久先生ご在任中の第三内科のカンファレンスには速記者が来て記録を取り、医局員の発言内容をすべて記載して本にしていました。本当に歴史と伝統を感じさせられました。

髙久 私が東大教授になった時、衣笠先生は「髙久君がこんなに偉くなるとは思わなかった」とおっしゃいましたが、私自身も"できすぎ"だと思いました。これからは自分のことはもういい、若い人を育てようと思いました。これまでは自分自身のことで評価されてきましたが、これからはいかに人を育てるかで評価される。それが、自分のいちばん重要な役目だとずっと、そう思ってきました。今でも、そう思っています。

それから、東大に限らず、他大学の優秀な人をサポートしたいと考えていました。ある時、血液学会で若い人の発表に対して、古手の教授がおかしな質問をしました。せっかく若い人が一生懸命仕事をしているのに、ケチをつけるような質問でした。私は「それはおかしい」と反論し、後からその人の上の教授に「あの時は助けられた」と感謝されました。

三谷 髙久先生は細かいことはおっしゃらず、医局員を叱ったりもなさらず、ただ皆が頑張っていくのをさりげなくサポートしてくださる教授でした。医局員は皆、髙久先生の期待にこたえるべく頑張り、現在多くの方が様々な分野で活躍されています。

髙久 正月には毎年、たくさんの方が自宅に遊びに来てくれました。

三谷 私も毎年、伺わせていただきました。奥様もご一緒にいろいろなお話をさせていただき、髙久先生のお人柄そのもの、それは和やかな会でした。当時は私も若すぎてよくわからなかったのですが、髙久先生は本当に若い人に配慮され、大事に育てていこうとされていました。そのお姿が今、改めて思い出されます。

ローマ法王のことをイタリア語で"パーパ"と言いますが、

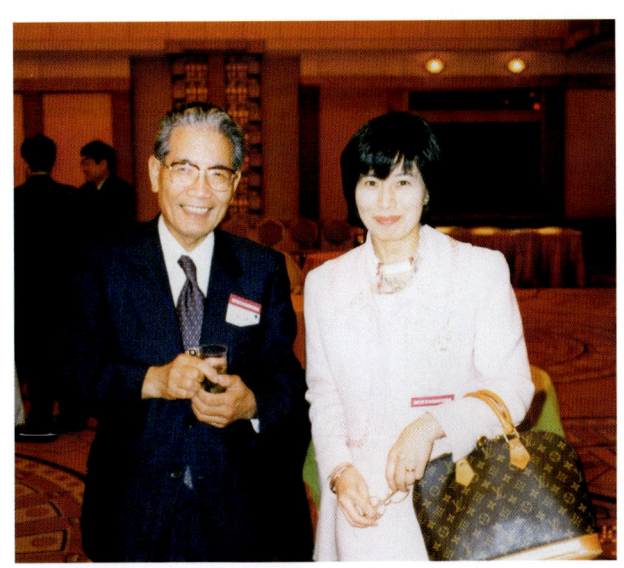

髙久史麿先生とともに（1999年頃） 日本血液学会の懇親会にて。三谷先生いわく「尊敬する恩師はいつもにこやか」。

血液学を語る

髙久先生はまさに私たち医局員のパーパでした。仰ぎ見るシンボルであり、憧れでした。私は若く、雲の上の人である髙久先生と直接お話することもあまりなかったのですが、いつも髙久先生に守っていただいているという安心感がありました。当時の医局員は皆同じように感じていたと思いますし、だから、心置きなく頑張れたのだと思います。

髙久先生は大局を見て皆を引っ張っていかれる理想の教授でした。私などは本当にまだまだです。

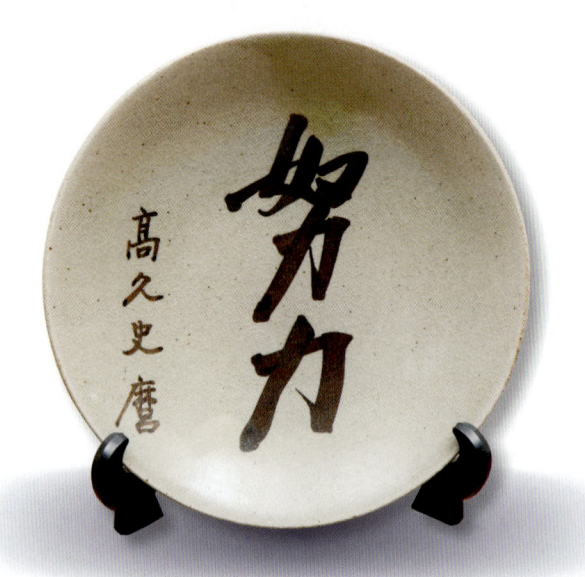

髙久先生から贈られた「努力」の皿
髙久先生が東大退官時に、医局員ひとりひとりに贈られた。同じものは2枚とない直筆の益子焼の皿である。

髙久先生の教え、"努力"の文字を胸に、与えられた環境で最善を尽くしたい

髙久 血液学で女性の教授は、三谷先生お1人ですか。

三谷 東京女子医大に泉二登志子先生、埼玉医科大学国際医療センターに新津望先生がいらっしゃいます。日本はまだまだ、女性の教授が少ないですね。

髙久 少ないですね。教授だけでなく、女性の医師もまだ少ないですね。

三谷 若い女性医師はたくさんいるのですが、最後まで続けられる人が少ないですね。ぜひ先生、国家レベルでも女性医師をサポートしていただきたいです。

髙久 今度、国会議員に訴えましょう。そうは言っても、やはり人間は自分の置かれた条件の中で最善を尽くすことが大切です。

三谷 若い頃から髙久先生は「自分の置かれた環境で最善を尽くしなさい」とおっしゃっていました。私は、若い頃はそのお言葉が十分に理解できませんでしたが、こうして10年間、獨協医科大学で教授を務めさせていただき、その意味が実感できました。

私に与えられたチャンス、それは自分1人で得たものではありません。皆様のご支援の賜物ですし、できるだけのことをやっていくのが大切だと感じています。

東大では年に数えるほどだった新患の白血病の患者さん

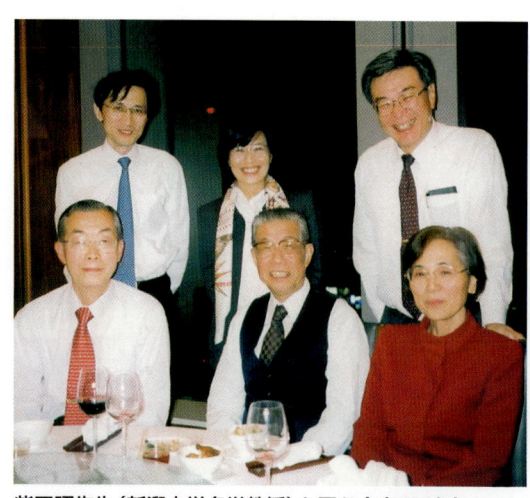

柴田昭先生（新潟大学名誉教授）を囲む会（2004年）
東北地方にゆかりのある先生方の集い。柴田昭先生（前列中央）、佐々茂先生（前列左）、森真由美先生（前列右）、千葉滋先生（後列左）、押味和夫先生（後列右）。ちなみに、三谷先生は「東北地方とは無関係」とのこと。

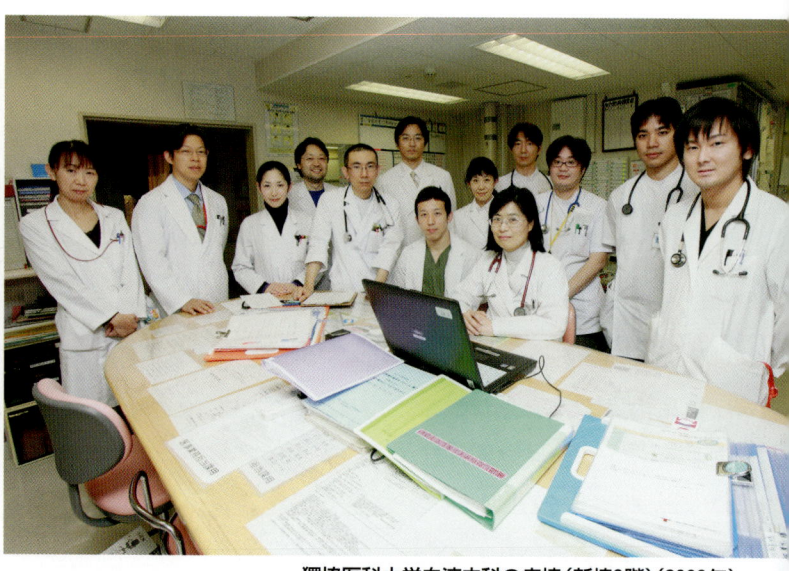

獨協医科大学血液内科の病棟（新棟8階）（2009年）
回診は、和気あいあいの雰囲気。左端は医局長の仲村祐子先生。

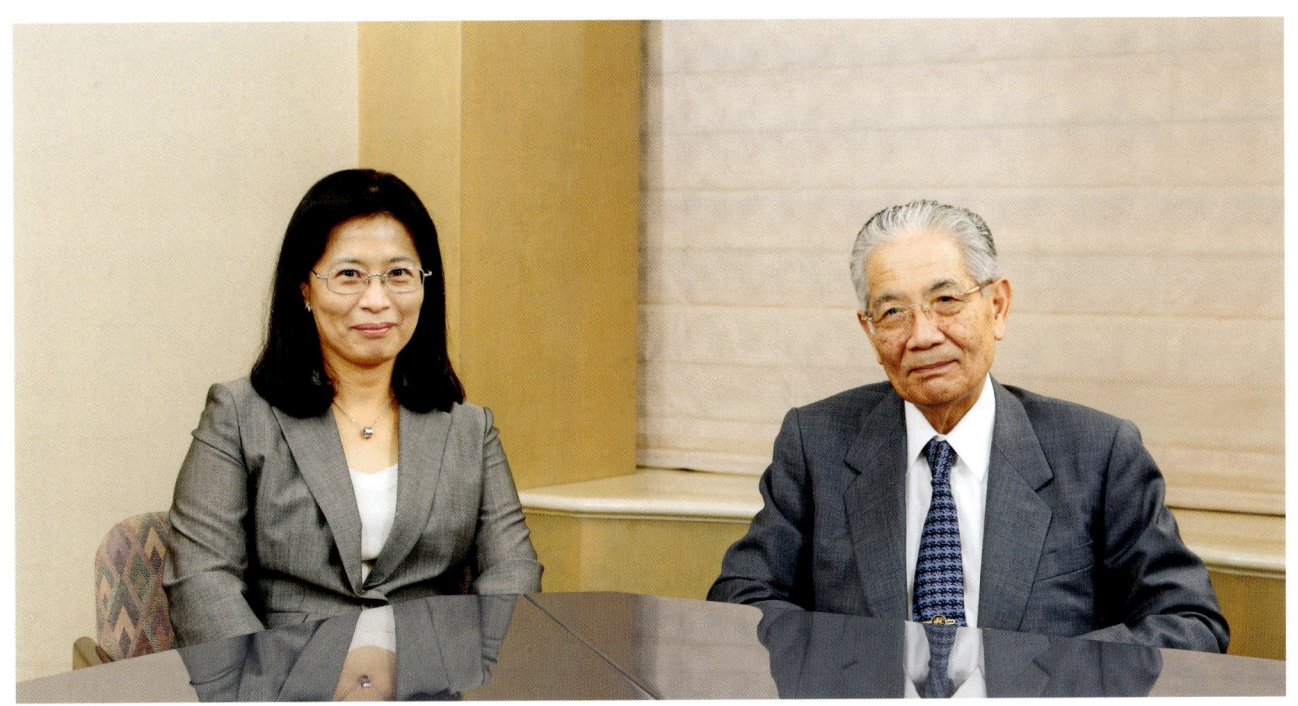

最新・血液内科シリーズ FUTURE

対談を終えて　髙久先生は、医局員憧れの"パーパ"——三谷先生の言葉通り、今も髙久先生は皆が仰ぎ見る存在である。
時を越え、脈々と流れる師弟の系譜の尊さ、伝えられるものの重さが、改めて浮き彫りとなったひとときであった。

が、獨協医大病院にはたくさん来られます。この臨床経験を生かして、臨床試験を組んだり、あるいは患者さんからいただいた貴重な検体を解析したりして、直接臨床に還元できる仕事をしていこうと考えています。

髙久　それはいいですね。あまり無理をする必要はないけれど、努力もしなければなりません。

三谷　髙久先生は東大教授を退官される時、医局員1人1人に"努力"と書かれた益子焼のお皿をくださいました。

髙久　1枚1枚自分で書きましたので、全部文字が違います。

三谷　私自身は努力のみによって生きているような人間ですが、最近の若い方は努力はあまりお好きではないようですね。

髙久　自分が最善を尽くすと必ず、それを周りの人が見ています。評価は周りの人が下すわけですから、常に最善を尽くすことが大切です。

私は、卒業式で学生にいつもこう話します。我々医者の世界は狭く、努力すれば必ず誰かが見ていて、評価してくれる。努力をすることが大切ですと。

三谷　おっしゃるとおりだと思います。私もこれから髙久先生からいただいた"努力"の文字を改めて胸に刻み、歩んで参りたいと思います。髙久先生、平井先生のお教えを大切にし、与えられた機会を精一杯生かしてまいります。

先生、今日はお忙しい中、いろいろとお話しをさせていただき、ありがとうございました。

髙久史麿	
1931年（昭和6年）、釜山に生まれる	
1954年	東京大学医学部卒業
1955年	東京大学医学部附属病院沖中内科入局
1958年	群馬大学医学部助手
1960年	東京大学医学部助手（沖中内科）
1962年	米国・シカゴ大学へ留学（～1963年）
1972年	自治医科大学内科教授
1982年	東京大学第三内科教授
1987年	東京大学医科学研究所教授を兼任
1988年	東京大学医学部長
1990年	国立病院医療センター院長
1993年	国立国際医療センター総長
1996年	自治医科大学学長
2004年	日本医学会会長
2012年	自治医科大学名誉学長

（2010年6月20日刊行）

加藤 俊一
Shunichi Kato

新たな移植医療への挑戦

Profile

1948（昭和23）年、宮城県に生まれる	
1973年	慶應義塾大学医学部卒業
1975年	東海大学医学部小児科助手
1978～1980年	オランダ赤十字輸血中央研究所留学
1983年	東海大学医学部小児科講師
1988年	東海大学医学部小児科助教授
1996年	東海大学病院細胞移植医療センター長
2002年	東海大学総合医学研究所教授（細胞移植学）
	同付属病院細胞移植再生医療科科長、同臍帯血バンク室長兼任
2003年	東海大学医学部基盤診療学系再生医療科学教授

【主な学会活動】
国際無菌生物学会（IAG）　President Elect
神奈川移植医学会　代表世話人
日本小児血液学会　理事
日本無菌生物ノートバイオロジー学会　理事
日本血液学会　代議員
日本小児科学会　代議員
日本造血細胞移植学会　評議員
日本移植学会　評議員
日本輸血・細胞治療学会　評議員
日本再生医療学会　評議員
国際血液学会（ISH）　アメリカ血液学会（ASH）　国際移植学会（TTS）
日本小児がん学会　日本癌学会　日本癌治療学会　ほか

【受賞】
大谷賞（日本小児血液学会 1984年）「骨髄移植に関する研究」
日本IBM奨励賞（日本先天代謝異常学会 1990年）「先天性代謝異常における骨髄移植」
日本白血病研究基金特別賞（日本白血病研究基金 2002年）「白血病に対する臍帯血移植の治療成績改善のための基礎的・臨床的研究」

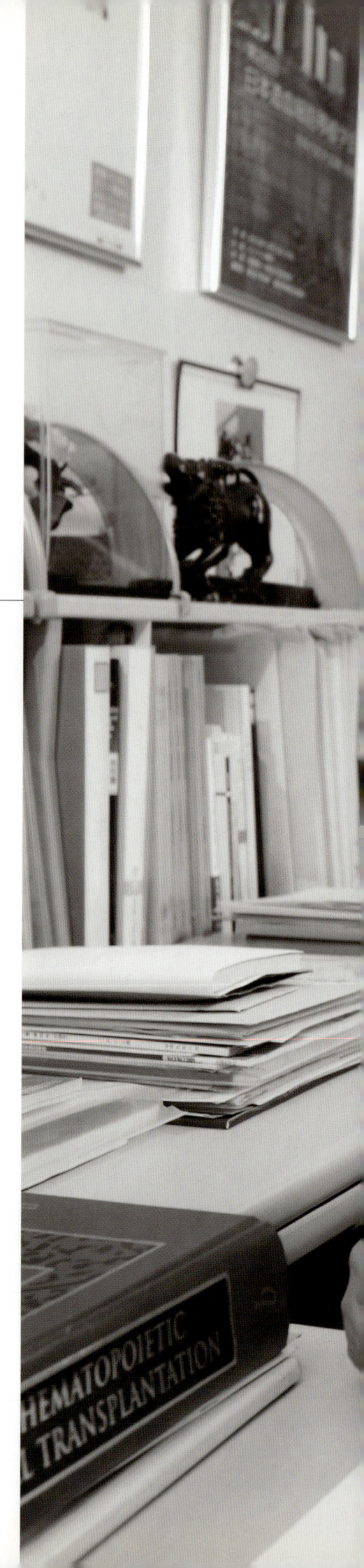

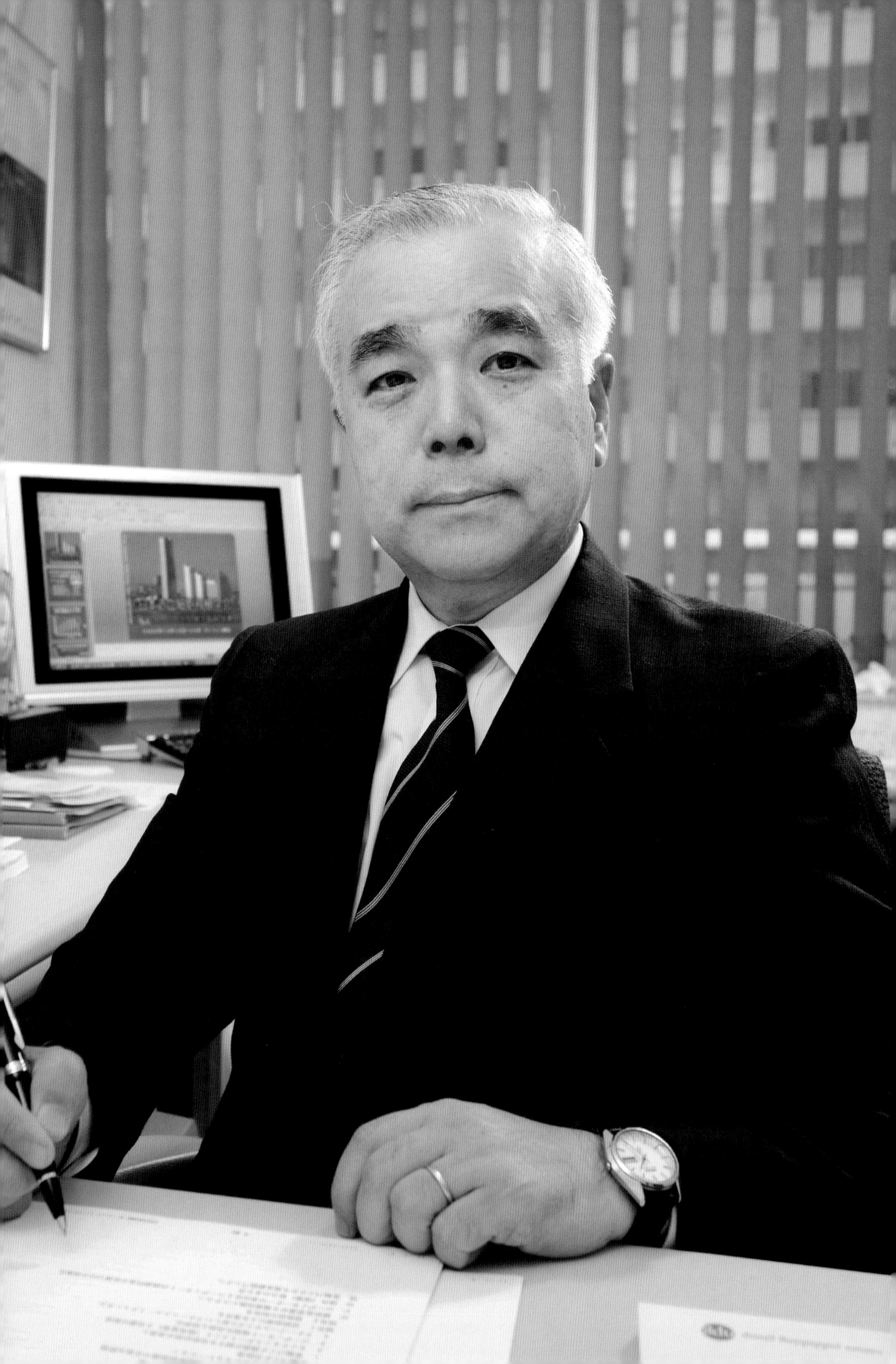

血液学を語る

新たな可能性を追い求め、移植医療に挑戦し続ける日々

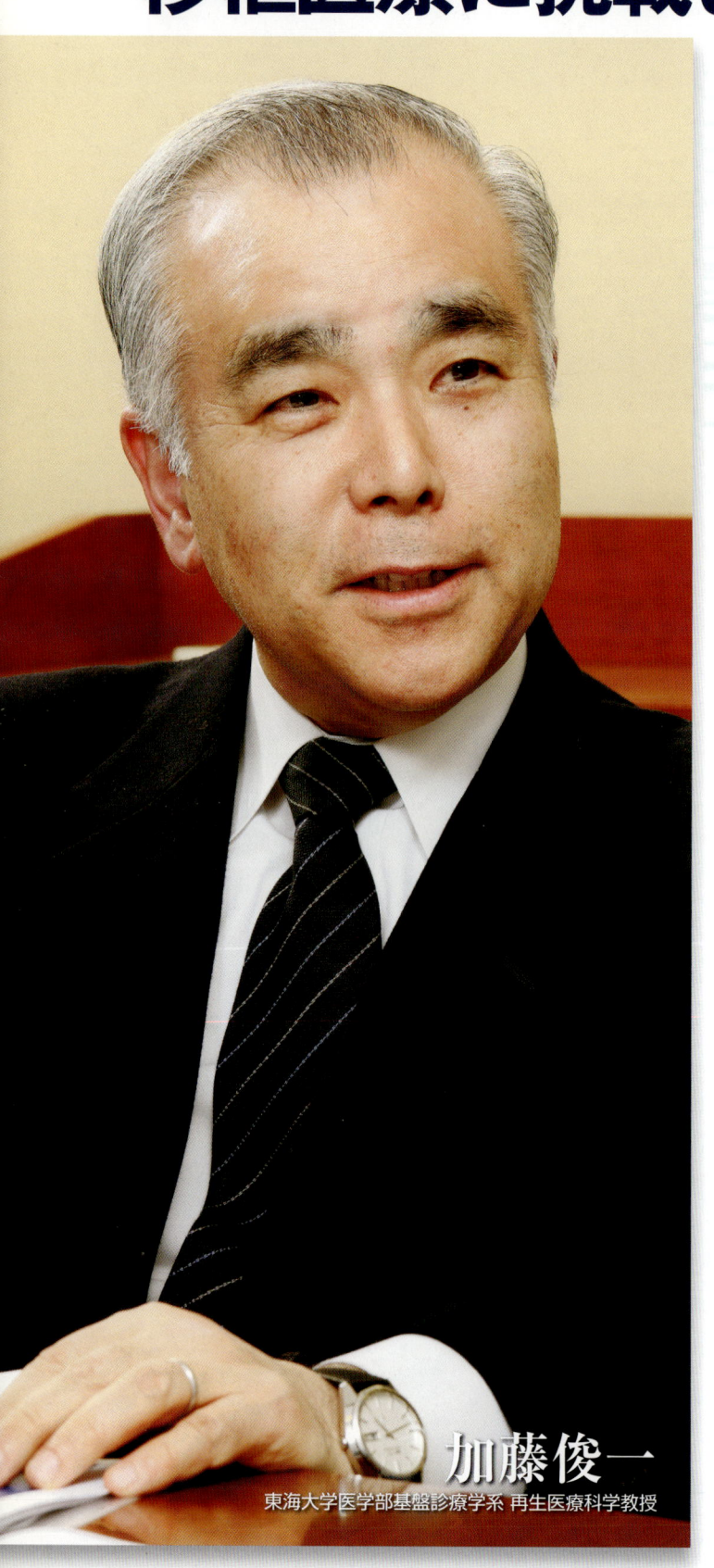

加藤俊一先生と押味和夫先生は、
同じ高校の後輩・先輩という同郷の間柄である。
血液学の同志として、また、大自然を愛する仲間として、
公私共に深い交流をされてきたお二方が、
移植医療の過去から未来へと広がるダイナミズムを
ひざを交えて語り合う。

仙台二高に貼り出された「押味和夫」の名前が結ぶ出会い

押味 加藤先生は日本の造血細胞移植のリーダーとしてご活躍されていますが、偶然、同じ仙台第二高等学校（仙台二高）出身であることがわかり、それ以来、お付き合いをさせていただいています。実は、私は加藤先生が高校の後輩であることがわかった時、「しめた!」と思いました。「移植のことは、これから全部、加藤先生に聞いてしまおう」と。
　先生と私が同じ仙台二高出身であるのがわかったのは、いつのことだったでしょうか。

加藤 私が慶應大学の医学部を卒業して、10年以上たったころだと思います。
　私たちが卒業した仙台二高は進学校で、毎年大学入試が終わると、大学別に合格者の氏名が廊下に貼り出されていました。いの一番に、東大理三「押味和夫」と書いてあり、珍しいお名前でもあり、非常に記憶に残っていました。
　卒業後、何年もたってから、学会の壇上にいらっしゃる先生を見上げ、「押味和夫」というお名前に気づきました。その当時、先生はすでに大活躍でした。
　「あ、仙台二高に貼り出された、あのお名前に間違いない」と確信した私が、「押味先生でいらっしゃいましょうか。私、先生の後輩に当たる者で、加藤です」と申し上げたのが、そもそもの始まりでした。

押味 その当時、加藤先生も非常に名前が知られていました。私も加藤先生の名前を聞いて、すぐにピンときました。骨髄移植で活躍しておられたので、移植でわからないことがあると先生に伺うようになりました。

加藤俊一
東海大学医学部基盤診療学系 再生医療科学教授

先生が仙台二高を卒業されたのは、いつですか。
加藤　卒業は昭和41年（1966年）です。先生は3年先輩ですから、私の入学時には先生はすでに卒業されていましたが、後からお話を伺うと、先生は応援団長をされていました。当時は男子校でしたから、押味先生はバンカラそのものでいらしたのではないでしょうか。先生の同級生には、やはり東大医学部に行かれた渋谷正史先生がおられましたね。
押味　「オッス！」とやっていました（笑）。仙台二高からは、いろいろな方が出ていますが、先生の同級生にはどんな方がいらっしゃいますか。
加藤　諸先輩に素晴らしい方がたくさんおられますが、われわれの同期の中から紹介しますと、前の宮城県知事・浅野史郎君、ソニーの前社長・中鉢良治君、現在KDDIの社長・会長を兼任する小野寺正君、少し毛色の変わったところでは、絵本・童話作家の豊田一彦君や陶芸家の岩井純君などがいます。
押味　すごい方々が同級生にいらっしゃいますね。
加藤　どの学年にもいらっしゃると思いますが、特にわれわれは団塊の世代真っ只中で、小学校入学から高校まですし詰め状態。その中にはいろいろな人がいました。
　そのほか、医療界の先輩では、東京大学名誉教授で生化学の山川民夫先生、超音波診断装置を世界で初めて開発された和賀井敏夫先生（順天堂大学名誉教授）、血液学の分野では内野治人先生（京都大学名誉教授）、渋谷先生、押味先生、そして現役では京都大学の一戸辰夫先生などが活躍しておられます。
押味　先生も私も、郷里は仙台市内から離れた所にあり、そういう意味でも、親しみを覚えました。
加藤　先生と同じように私も学区外からの入学組でした。郷里は宮城県のいちばん南、福島県境に近い角田というところです。押味先生のご郷里は、角田にほど近い福島県側にありました。
　子供の頃は野山を駆け回り、勉強した記憶は全くありません（笑）。
押味　確かに（笑）。お互いに素晴らしい子供時代ですね。

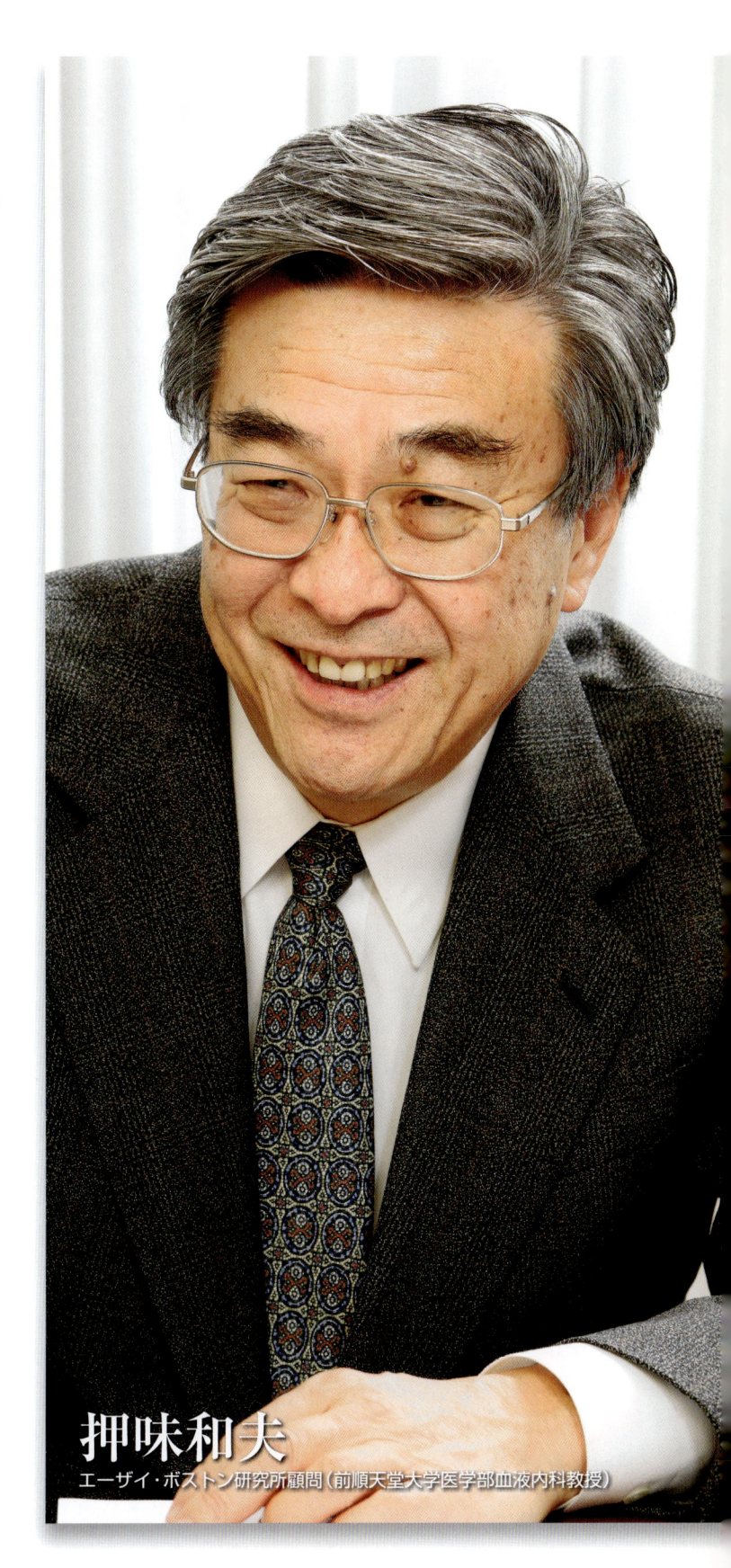

押味和夫
エーザイ・ボストン研究所顧問（前順天堂大学医学部血液内科教授）

血液学を語る

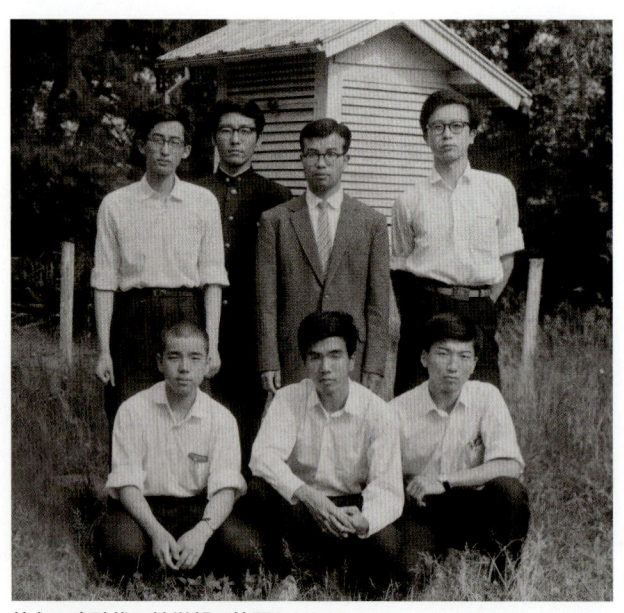

仙台二高時代の地学部の仲間とともに
後ろに見えるのは、校舎の前の庭にある気象観測用の百葉箱。前列左が加藤先生。「NHKラジオの気象通報を聞きながら、高校の3年間毎日欠かさず天気図を作成していた」（加藤先生談）。

シュバイツアーに憧れ、医学部へ。
国賓待遇で見たカストロ首相とキューバ

押味 ところで先生は、高校時代はどういう分野に興味を持っておられたのですか。医学部に入ったきっかけをお聞かせください。

加藤 実は、高校時代までは医者になろうという気は、あまりありませんでした。高校入学と同時に地学部に入り、気象・天文・地質などを勉強していましたので、大学では地球物理学をやりたいと思っていました。最初の年はそちらを受験したのですが、幸か不幸か不合格となり、浪人生活を始めました。

受験勉強の合間にいろいろな本を読むうちに、シュバイツアーの本と出合いました。彼の全集に接する中で、東洋や日本の価値観と違うキリスト教的な博愛思想というものを随所に感じました。彼のような素晴らしいことがやりたい、しかし同時に彼とは違う何かを探したいと、今から思えば大それたことを思い医学部に入学しました。

押味 具体的には、アフリカなどで医療活動に奉仕したいということですか。

加藤 そうです。医師になりたいというより、そうした地域で活動したい。それには、どんな国や地域でも共通して価値を見出せる医療を選ぼうと考えました。地球物理学は一生懸命勉強しても、すぐに世の中に役立つものではない。医療は、人の役に立つことが、目の前で実感できるのではないかと思ったのです。

押味 それで慶應大学医学部に入学されましたね。入学後はいかがでしたか。

加藤 慶應大学ではサークル活動として、ラテンアメリカ研究会に入りました。入って最初に、先輩に連れていかれたのが、日本キューバ文化交流研究所を主宰しておられた山本満喜子さんの講演会でした。山本さんは明治の海軍大将で総理大臣となった山本権兵衛のお孫さんに当たる方です。

山本さんは長年、キューバのフィデル・カストロ首相と親交のある方で、大変迫力ある講演をされ、引きつけられました。終了後にお話をさせていただいたところ、「私が紹介してあげるから、キューバに行きなさい」という話になりました。

押味 それは、すごいですね。

加藤 当時、20歳になったばかりの私にとって、初めての海外旅行でした。驚くことにキューバでは国賓待遇で、黒塗りのリンカーンに運転手と通訳が付き、革命記念日の式典に参加しながら国中を旅行しました。

今から思い返しても、それは鮮烈な体験でした。当時、カストロの盟友であるチェ・ゲバラがボリビアで殺され、「ゲバラの日記」が世界中でベストセラーになっていました。ゲバラの死を悼む大きな垂れ幕がいたるところにあり、20歳の目で見たキューバの真実が強い印象として刻まれました。

カストロ首相とは、親しくお話する機会はありませんでしたが、革命記念日に炎天下で10時間続く彼のエネルギッシュな演説を聴きました。それまで、独裁者のイメージが強かったのですが、国民に愛され、「フィデル、フィデル」と呼ばれている姿を見ていると、彼の素晴らしさが伝わってきました。

押味 実に、素晴らしい体験をされましたね。

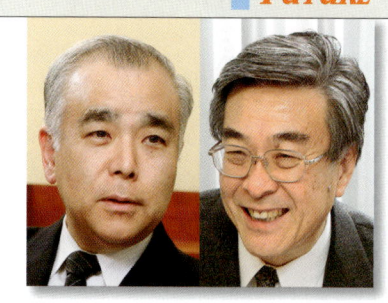

大学時代、アジア・アフリカを歴訪。
卒後は小児科を志望し、新設の東海大学へ

加藤 その後、医学専門課程に進んでからは、熱帯医学研究会に所属し、毎年のように夏休みはエチオピア、フィリピン、インドネシア、ボルネオなどに行きました。

エチオピアでは地球上最後の天然痘の患者さんたちを見せていただき、フィリピンではコレラの患者さん、インドネシア、ボルネオではハンセン病やマラリアの患者さんを診る機会をいただきました。

同じ地球上に、同じ人類として生まれたにもかかわらず、地域により大きな違いのあることを痛感しました。

熱帯地方を長期間訪れたほか、学生運動やストライキが何度もあり、講義に出られないことが多かったのですが、何とか卒業させていただきました。

押味 卒業は、全く遅れなかったのですか。

加藤 遅れても当然なのですが、当時の先生方の寛大な処置により卒業することができました(笑)。

押味 卒業後は、どのような進路を希望されていましたか。

加藤 WHO(世界保健機関)などに入って、国際医療活動を行いたいと思いました。どんな医療をするのか、どんな専門を選ぶのかと考えた時、アジア・アフリカで真っ先に犠牲となる子供たちを救う医療、小児科を自然に選びました。

押味 卒業後は小児科を選ばれ、研修はどのようになさいましたか。

加藤 慶應大学で小児科の卒後研修を1年半ほど受け、昭和50年(1975年)1月に、"フレッシュマン出張"という形で新設の東海大学医学部に助手として赴任することになりました。以来、今日まで35年勤続したことになります。

東海大学では、熱帯医学研究会でお世話になった佐々木正五先生(微生物学教授)が医学部長をしておられ、小児科では教授・木村三生夫先生、助教授・高倉巖先生ともに、熱帯医学研究会でお世話になった方々でした。最初から家族の一員のような雰囲気で、大変かわいがっていただきました。

押味 小児科を専攻なさったということですが、小児科というのは非常に範囲が広いですね。その中でも、熱帯医学との関連で感染症をなさりたいと思ったのでしょうか。

加藤 そのとおりです。木村教授は日本のワクチン、予防接種の第一人者でいらっしゃいましたので、その下で感染症学、免疫学を勉強することになりました。

ほどなく、東海大学の移植免疫学教室におられた日本のHLA(ヒト組織適合抗原)研究の草分け、辻公美先生からお声をかけていただきました。小児の疾患とHLAとの関係を勉強してみないかということで、辻先生についていくつかの国際学会へも行かせていただきました。辻先生との出会いが、その後の私の人生を大きく変えることになりました。

ある時、オックスフォードでの学会で、辻先生の長年のご友人でチェコスロバキアからオランダに亡命してきたDr.イワニーに出会いました。アムステルダムにある赤十字中央輸血研究所で若い研究者を探しているとのお話になり、「じゃあ、

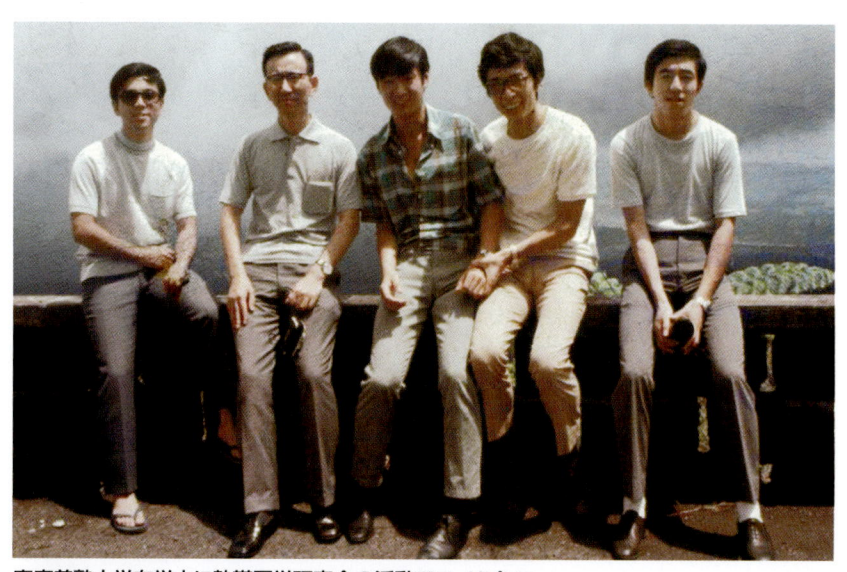

慶應義塾大学在学中に熱帯医学研究会の活動でフィリピンへ
夏休みの1か月間、マニラの伝染病院であるサン・ラサロ病院でコレラなどの熱帯病の実習をした際の休日、熱帯医学研究会の仲間とともに。左から2番目は、現地でたまたま一緒された内科の朝倉均先生(後の新潟大学医学部長)。左端が加藤先生。

血液学を語る

「加藤君、行きなさい」とたまたま側に座っていた私が、イエスもノーもなくHLAの研究で留学させていただくことになりました。

オランダでの留学期間、残り6か月。最後にジグソーパズルのピースがはまった！

押味 オランダには何年間留学されたのですか。

加藤 それが最初は3年のつもりでしたが、1年が過ぎようとする頃、医学部長の佐々木先生から航空便が届きました。「病院長の笹本浩先生が心臓発作で倒れ、他の先輩方も調子が悪く、若い者をいつまでも学外に出しておくわけにいかないので、帰ってきなさい」と。

押味 「すぐに帰国せよ」というわけですね。

加藤 3年のつもりで研究していましたので、データはたくさんあれども、一向にまとまらず、困ってしまいました。私が行く前に、すでにイワニー先生たちが2年間悪戦苦闘し、さらに私が同じように悪戦苦闘していたものですから。
「先生、3年がだめなら、せめて2年にしていただけないでしょうか」と手紙を書きました。すぐに返事が来て、「それなら、間をとって1年半にしよう」ということになりました（笑）。

その時点で、もう残り6か月です。今から思うと、それがかえって、よかったのかもしれません。

押味 その1年半に、HLAのどのような研究をなさったのですか。

加藤 細胞傷害性Tリンパ球（CTL）のターゲットになるHLAのエピトープを解明するといった免疫学がテーマでした。抗原抗体反応で見るエピトープと、CTLが見るエピトープとが同じなのかどうかということです。

多くは同じなのですが、CTLは抗体で見るより、より細かい認識をする。HLAが血清学的に一致している2人の非血縁者間で、互いにリンパ球が反応して殺し合うことがあり、その場合、何がターゲット分子になっているのかということがテーマでした。

来る日も来る日も実験に明け暮れ、体にクロミウムが染み付くような日々でした。

押味 何がターゲットだったのでしょうか。

加藤 実験を続けても、何が真のターゲットなのかわからず、ある日、気晴らしに家で大きなジグソーパズルを始めました。絵柄は、レンブラントの有名な「夜警」です。真っ暗な背景ですから、わかりにくく（笑）、完成まで1か月かかりました。最後のピースがはまったのが、夜中の11時でした。その瞬間、ふっと頭にヒントが浮かんだのです。

単純に言いますと、2つの因子で解こうとして解けなかったものに、もう1つの因子を加えると何かがわかるのではないかと思ったのです。頭の中で混乱していたデータが、みるみるうちにスーッと解けていく、そんな感じでした。

押味 素晴らしい。そんな学者冥利に尽きる経験、したことないな（笑）。

加藤 私も人生でその1回だけです。真夜中でしたが、研究所にすぐにでも行って、確かめたい気持ちに駆られました。眠れないまま5時か6時まで待ち、まだ暗い中を研究所に駆けつけました。当時、パソコンはありませんから、コンピュータ専門の統計家の人に頼むため、手書きでノートにまとめました。それで、解けそうだということがわかりました。

追い詰められたからこそ出てきた、火事場の馬鹿力のようなものです。

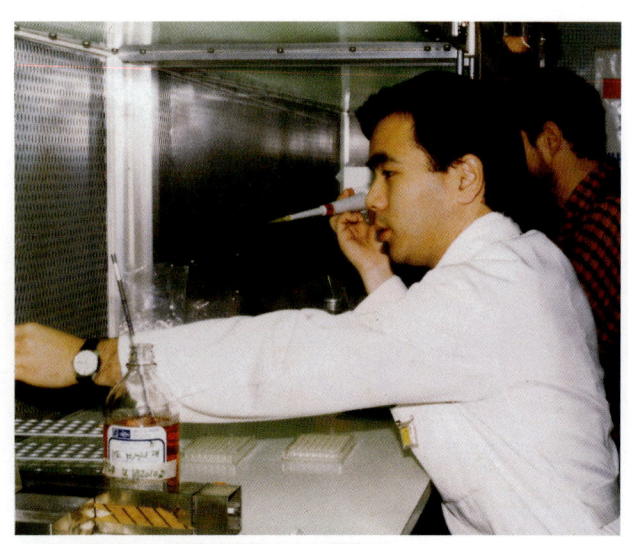

オランダ留学中、実験に没頭する加藤先生
「ヒトCML（cell mediated lympholysis）におけるCTLの標的抗原は何か」が研究のテーマで、毎日リンパ球混合培養の実験に明け暮れていた。

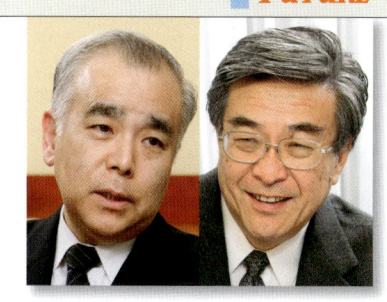

押味 CTLが認識する抗原と、血清学的に認識する抗原が違うというのは、具体的に何が違ったのですか。

加藤 今から考えますと、血清学的に規定される抗原がDNAタイピングによりさらに分かれていく、それを見ていたのだろうと思います。

その時はHLAのA、B、C、DRのほかに何かあるのではないか、もう1つ別のminor抗原があり、それを見ているのかと思ったのです。今からすれば、スプリット抗原だろうと思いますが。HLA-D抗原に対するDRのように、HLA-B restrictedあるいはrelated antigen、「BR抗原」と名付けようと、その時は思いました。

いずれにしろ、同じHLAのB抗原同士でも殺しあう。それは、血清学的にB細胞が認識するエピトープがあり、CTLはそれとは別のエピトープを見ている…。

今のテクノロジーからすれば、それはDNAの違い、遺伝子の違いでタイピングできる特異性だったと思います。

"骨髄移植プロジェクト"の立ち上げ。広大な無菌病棟が出現した

押味 その後、先生が東海大学に戻られ、骨髄移植プロジェクトを立ち上げられたあたりのお話をお聞かせ願えますか。

加藤 オランダでの留学時代、HLAを勉強してどのようなことに役立つか、その応用範囲の1つとして骨髄移植を考えていました。ヨーロッパでは、骨髄移植が少しずつ盛んになる中、日本ではなかなか成績の上がらない時代でした。オランダでは臨床にほとんど関与しませんでしたので、日本に帰ったら、ぜひ骨髄移植を始めたいと思いました。

帰国して佐々木医学部長にご相談すると、「骨髄移植のプロジェクトを学内に作るから、医学部の総力を挙げて取り組みなさい」ということでした。辻先生がプロジェクト委員長になられ、病理の玉置憲一教授、微生物の佐々木教授をはじめ、橋本一男教授、小澤敦教授、あるいは内科の有森茂教授など、錚々たる方々が委員会に入られました。私は文字どおり末席に座らせていただき、臨床現場で患者さんの主治医として、いろいろな仕事をさせていただくことになりました。

佐々木先生は、無菌生物学を拓かれた基礎の学者でしたが、ご自身のライフワークを臨床の世界で開花させたいという思いで、世界一の無菌病棟をお作りになりました。

押味 どういう点で世界一だったのでしょうか。ベッド数はいくつですか。

加藤 体育館ほどもある広さのフロアに、無菌室だけでなく、無菌室に入室する前に入る薬浴室など、いくつもの設備が備えられていました。1つの病室は患者さんが運動できるぐらいの広さがあり、この病室が6つ、6床が用意されました。

押味 これまでのお話を伺って、私が面白いなと思ったのは、先生がHLAの研究を基に骨髄移植に入って行かれたことです。通常、いろいろな血液の病気をみて、治療法の1つとして骨髄移植に入っていかれる方が多いように思います。先生の場合、その点、他の専門家とはかなり違う道をとって

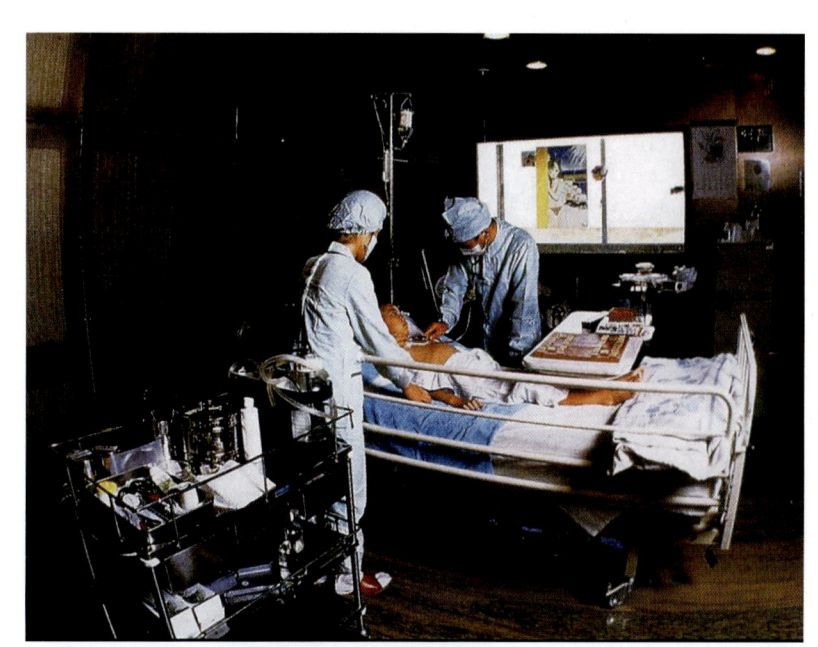

世界一の規模と装備を誇った無菌病棟
1976年5月、東海大学初代医学部長 佐々木正五先生の設計により、病院10階（640m²）に世界最大の無菌病棟が設置された。

PAGE 83

血液学を語る

おられます。

加藤 先生がおっしゃる通り、私は感染症、免疫学、免疫血液学という形から血液領域に入っていきましたので、他の血液学者の方とは異なっています。

これは、小児科は自分の専門だけやっていればいいという臨床分野ではないことも、関係しているかもしれません。

押味 そうだと思います。先生からよくお聞きするのは、小児科は「成長」を常に考えなければならないということですね。

加藤 成人の患者さんは、獲得した機能が少しずつ下り坂に入っていく過程での病態をみるのに対して、小児は、成長という上り坂のダイナミズムの中でみていく。同じ内科でも、かなりの違いがあります。

骨髄移植は、まさに集学的医療。
今や、日本は世界1位の成績を誇る

押味 骨髄移植の醍醐味は、どんなところにありますか。苦労もおありになったのではないでしょうか。

加藤 骨髄移植は、まさに集学的医療です。例えばHLA、無菌生物学といった基礎学問が臨床に応用されるトランスレーショナルな医療です。1人の医師、1人の人間にできることには限りがありますが、5人、10人が力を合わせて1つの目的に向かってチームを組むことにより、多くのことが可能になります。

確かに苦労はありましたが、とても楽しい苦労でした。医師、看護師、技師、栄養士、そのほか多くの人たちが専門を持ち寄りながら協力するなかで、医師以外にも多くの職種の人たちからたくさんのことを教わりました。

押味 まさに造血幹細胞移植は、集学的医療の代表ですね。基礎的な免疫、遺伝子、臨床では血液だけでなく、感染症までも含まれ、さまざまな副作用も出ますから、1人の医師ではカバーできない範囲です。

そういう意味では、まさにチーム医療です。チーム医療を大切にされたことが、先生が素晴らしい成果をあげてこられた秘訣ではないでしょうか。

加藤 もう1つ、ドナーの問題があります。骨髄移植は健康なドナーからの提供がないと成立しません。最初は、家族・兄弟姉妹からHLAが一致する人を探すわけですが、4分の1の人にしか見つからない。残り4分の3の人たちに治療の機会を提供するため、1980年代後半から骨髄バンクの設立を国に働きかけました。

おかげで日本に合った形で骨髄バンクが実現し、成績か

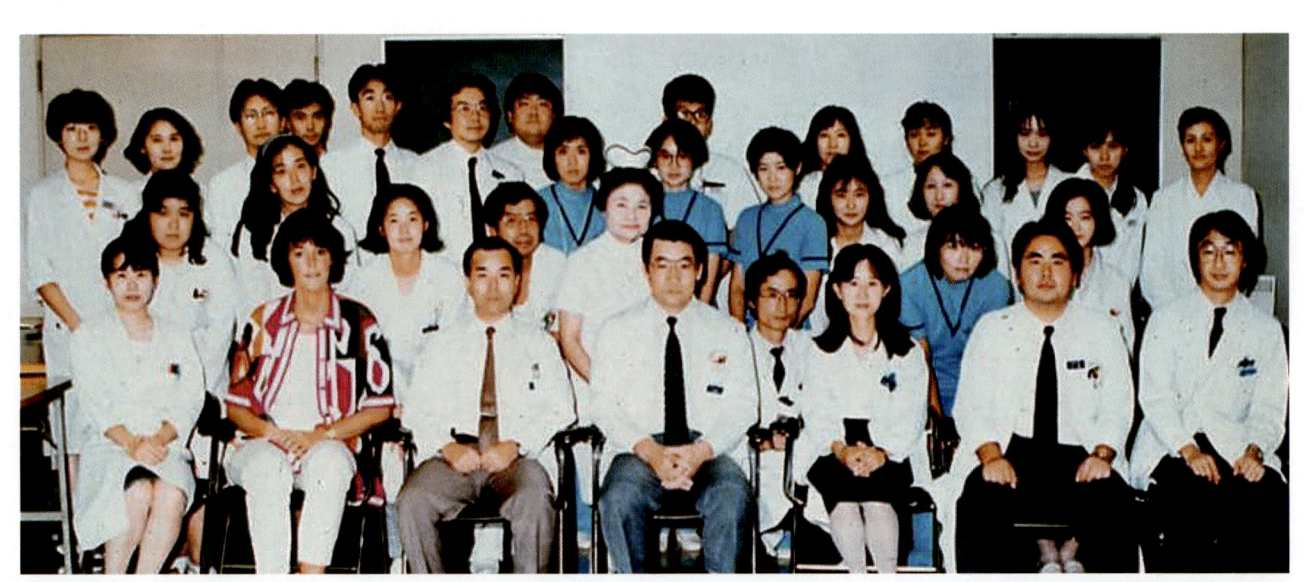

多くの職種が力を合わせた集学的チーム医療 1990年代の東海大学骨髄移植チーム。加藤先生いわく、「ユニフォームからもわかるように、医師、看護婦(師)、検査技師、放射線技師、栄養士、医療ソーシャルワーカー、基礎研究者など、多くの若い仲間たちの顔がなつかしい」。前列左から3人目が加藤先生。

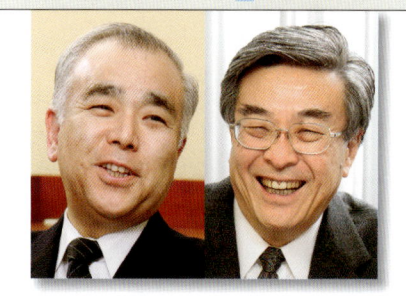

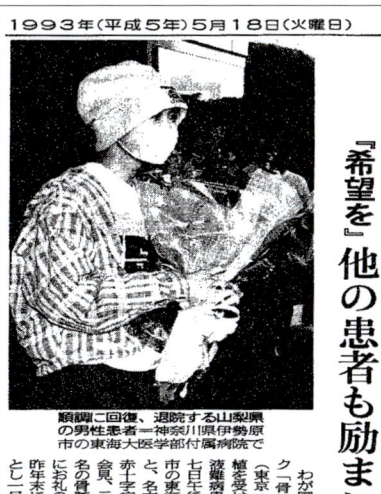

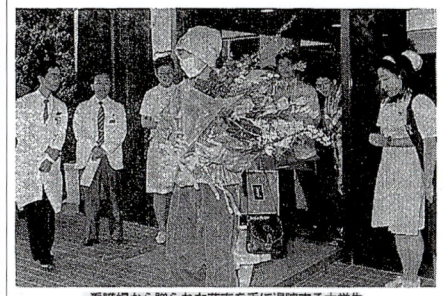

最新・血液内科シリーズ **FUTURE**

（東京新聞 1993年5月18日付）

「ドナー ありがとう」
"希望を"他の患者も励まし
骨髄バンク 移植患者会見

（読売新聞 1993年5月18日付）

18歳、希望と感謝に満ちて
公的骨髄バンク移植 初の退院
「サッカーやりたい」 山梨の大学生 半年後には通学も

骨髄バンクを介しての骨髄移植退院第一例
1993年に開始されたわが国の骨髄バンクを介しての非血縁者間骨髄移植退院第一例を報じた新聞記事。各紙とも、大きな記事であった。「ドナー ありがとう」（東京新聞）、「18歳、希望と感謝に満ちて」（読売新聞）、「みしらぬ人に救われた命・・・」（神奈川新聞）、などの見出しは、「我々チームの一人ひとりにも、大きな励みとなった」（加藤先生談）。

らすると世界1位です。世界1位の成績をあげる大きな要素の1つとして、日本人の遺伝的な均質性があります。アメリカでは数百万人のドナー登録が必要ですが、日本では数十万人のドナー登録で移植が実現します。

同時に、成長過程にある子どもの患者さんたちのたくましさに助けられています。大人ならとても耐えられないような治療に耐え、子どもたち自身が一生懸命治っていく。私たち小児科医は子どもを助けているつもりで、実は子どもたちに助けられています。

日本人の遺伝的均質性に加え、子どもたちに助けられながら、これだけ立派な成績があげられていると思います。

CD34陽性細胞のみの移植に挑戦。患者・家族と共に闘う

加藤 1980年代から1990年代、私たちが骨髄移植プロジェクトを始めた頃、医療の世界のあり方はかなり現在と異なっていました。新しい治療法に取り組む際にも、今ほど複雑な手続きは必要ありませんでした。

そのおかげで、日本初、世界初と呼ばれるようないくつかの治療法に挑戦する機会を与えられたことに感謝していま

PAGE 85

血液学を語る

[新聞記事部分]

30日（月曜日）　夕刊讀賣新聞　（第三種郵便物認可）

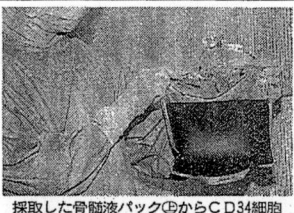

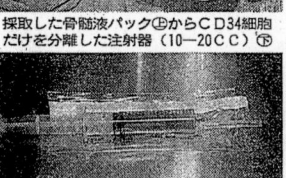

からだの百景

HLA一致せず骨髄移植が不可能でも

造血幹細胞だけ移植し治療

純度高め拒絶反応防ぐ

東海大など で数例実施　回復順調な幼児も

採取した骨髄液パック（上）からCD34細胞だけを分離した注射器（10〜20CC）（下）

光学顕微鏡で見た造血幹細胞（CD34）

白血病などの根治療法として定着している骨髄移植が、ドナー（骨髄提供者）と患者双方の白血球型（HLA）の一致が原則になっている。しかし、依然としてHLAが一致するドナーが見つからずに亡くなる患者も少なくない。こうしたドナーが見つからない患者を対象に、東海大学付属病院（神奈川県伊勢原市）など一部の医療機関では、HLAが一致する家族から採取した骨髄中の造血幹細胞だけを移植する新しい治療法を試み、成果を上げている。

（長谷川聖治記者）

骨髄移植で最大の障害は、移植片対宿主病（GVHD）と呼ばれる一種の拒絶反応。骨髄には、血液成分のもとになる造血幹細胞のほかに、一部の医療機関では、HLAが一致するが、一部の医療機関ではある。一般にHLAが一致するかどうかは、A、B、DRの三種類の抗原の適合をチェックする。最適は兄弟姉妹だが、生後八カ月の時、好酸球性白血病という珍しいタイプの白血病と診断された。しかし、HLAが異物と認識しようとする造血幹細胞のもとになるものが半分ぐらいに分化している。

される移植は、イブの白血病で東海大病院に入院、化学療法を受けたHLAが完全に一致する場合の「危険寸前」（加藤助教授）にまで陥った。（加藤助教授）が「兄弟間移植でGVHDはまず問題にならない。しかし、兄弟姉妹にHLAが適合せず、照会した骨髄バンクでも適合者が一人見つからなかった。最終的に両親に説明した動物実験ではあるものの、初めての臨床応用である。CD34細胞の骨髄から採取した六日間九月、HLAが一部分一致の母親からCD34細胞が移植された。一二カ月の間に、GVHDと見られる怪しい症状が現れたが、移植された幹細胞は生着し続け、今では通常の頒度で退院、今までに六カ月が経過している。兄弟姉妹骨髄移植の生着状態と何ら変わらない。加藤助教授は「この治療法は、GVHDがほとんどなく、幹細胞移植と何ら変わらず、確立されれば患者さんにも朗報になる。T リンパ球の割合をどうするかなど課題が多いが、症例を重ねて安全な治療にしたい」と話す。大阪府立成人病センター、国立名古屋病院、大阪府母子医療センターなどでも準備が進められている。

CD34陽性細胞による同種骨髄移植の成功

HLA部分一致のドナーからでも骨髄移植ができるというニュースは、多くのメディアに何度か取り上げられた。社会面のセンセーショナルな記事に対して、科学面の記事は冷静に、正確に新しい挑戦を社会に伝えてくれた。（読売新聞 1995年1月30日付）

す。その代表的なものとして、CD34陽性細胞のみの移植があります。

押味　CD34陽性細胞、つまり造血幹細胞のみを移植するわけですね。

加藤　そのとおりです。患者さんは当時1歳、白血病の再発を繰り返していました。兄弟姉妹に適合者はなく、骨髄バンクからもHLAの一致したドナーが見つからない。お母さんから、「親としてこの子の死を座して待つわけにはいきません。先生、どんな実験的な治療法でもいいから、とにかく考えてほしい」と言われました。

1993年の当時、CD34が造血幹細胞のマーカーだということが世界的にも確立し始めていました。CD34陽性細胞を分離する実験キットが発売された頃です。この実験用器具を用いて造血幹細胞を選び出し、HLA不一致のドナーからの移植ができないだろうかと皆で考えました。

そこで、ご両親と相談し、倫理委員会の承認をいただいて、HLAのハプロタイプが一致するお母さんの骨髄を採取し、CD34陽性細胞を分離しました。

CD34陽性細胞の分離が終了したのが、深夜12時です。ところが、最後の遠心を終えてみると、50ml試験管のV底には小指の爪ほどの細胞しかないのです。

押味　大丈夫かなと思いますね。

加藤　600mlの骨髄液から分離すると、そのぐらいしか残りません。試験管の底にわずかにあるCD34陽性細胞を見て愕然とし、「これで治るわけがないな」と思いました。しかし、もう引き返せません。とにかく、やるだけやろうと真夜中に移植をし、輸注は少ないのであっという間に終わりました。だれも踏みしめたことのない新雪に入っていく心境で、それからの毎日が不安でした。

それが1週間たつ頃から末梢血液の白血球数が増え始め、GVHDも出ず、見事に生着したのです。大人の不安を

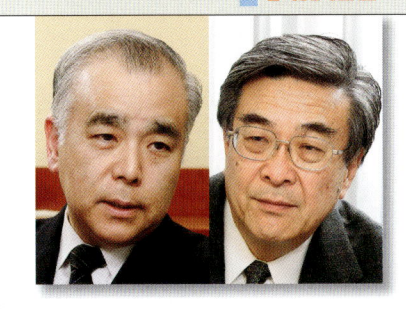

子どもの患者さんが、たくましく乗り越えてくれました。この患者さんは元気に成長され、今18歳、高校生です。

押味 これは世界で最初の症例ですか。

加藤 後でわかったことなのですが、実は我々とほぼ同時に、バンクーバーでも第1例の同種CD34陽性細胞移植が行われていました。バンクーバーでは3例で終了となったそうで、私たちの患者さんがCD34移植としては世界最長例となります。

ともあれ、CD34陽性細胞のみで造血を再建できることが明らかになり、その造血が少なくとも15年以上維持されるということが示されています。私たちがこれに挑戦できたのも、ご家族の思い、患者さんのがんばりのおかげです。家族・患者さんは私たち医療者と共に闘う戦友であり、チームの一員です。

日本で最初の臍帯血移植を実施。今では、臍帯血移植数は世界の3割

押味 造血幹細胞移植においては、ある時期から臍帯血移植が非常に注目されるようになりました。加藤先生は臍帯血移植の分野でも日本をリードされていますが、きっかけはどういうことだったのでしょうか。

加藤 フランスのGluckmanという女医さんが、Fanconi貧血の患者に、臍帯血による造血幹細胞移植を行ったという報告が「New England Journal of Medicine」に掲載されました。その後、ヨーロッパの移植学会で彼女の発表も聞きましたが、正直なところ半信半疑でした。しかし、臍帯血というのは、私たち小児科医にとって目の前にあるものです。臍帯血を使って本当に移植ができるなら、ものすごく大きな可能性が開けます。

Gluckmanの発表から数年後、1994年10月に臍帯血移植の機会に恵まれました。AMLの患者さんでしたが、自家移植後、再発してしまいました。そんな折、お母さんが妊娠されていることに、私たちも気づいていました。

ある日、お母さんから、「外国では臍帯血移植というものが行われていると聞きましたが、どういう治療法でしょうか。私たちにも、できるのでしょうか?」とお尋ねがありました。

押味 そのお母さんは、素晴らしい方ですね。

加藤 インターネットもない時代でしたが、ご家族の方々は必死の思いで、ちょっとしたニュースにも注意をしておられたのだと思います。

やがて9月に赤ちゃんが生まれ、臍帯血を採取して調べると見事にHLAがお兄ちゃんと一致したのです。緊急に倫

国内初の臍帯血移植に成功
わが国初の臍帯血移植の成功も大きく報道された。
日本語各紙の見出しよりも、
"Baby helps leukemia patient" という「Daily Yomiuri」の英語の見出しは、実に鮮明であった。
(左:毎日新聞 1994年11月22日付)
(右:Daily Yomiuri 1994年11月23日付)

血液学を語る

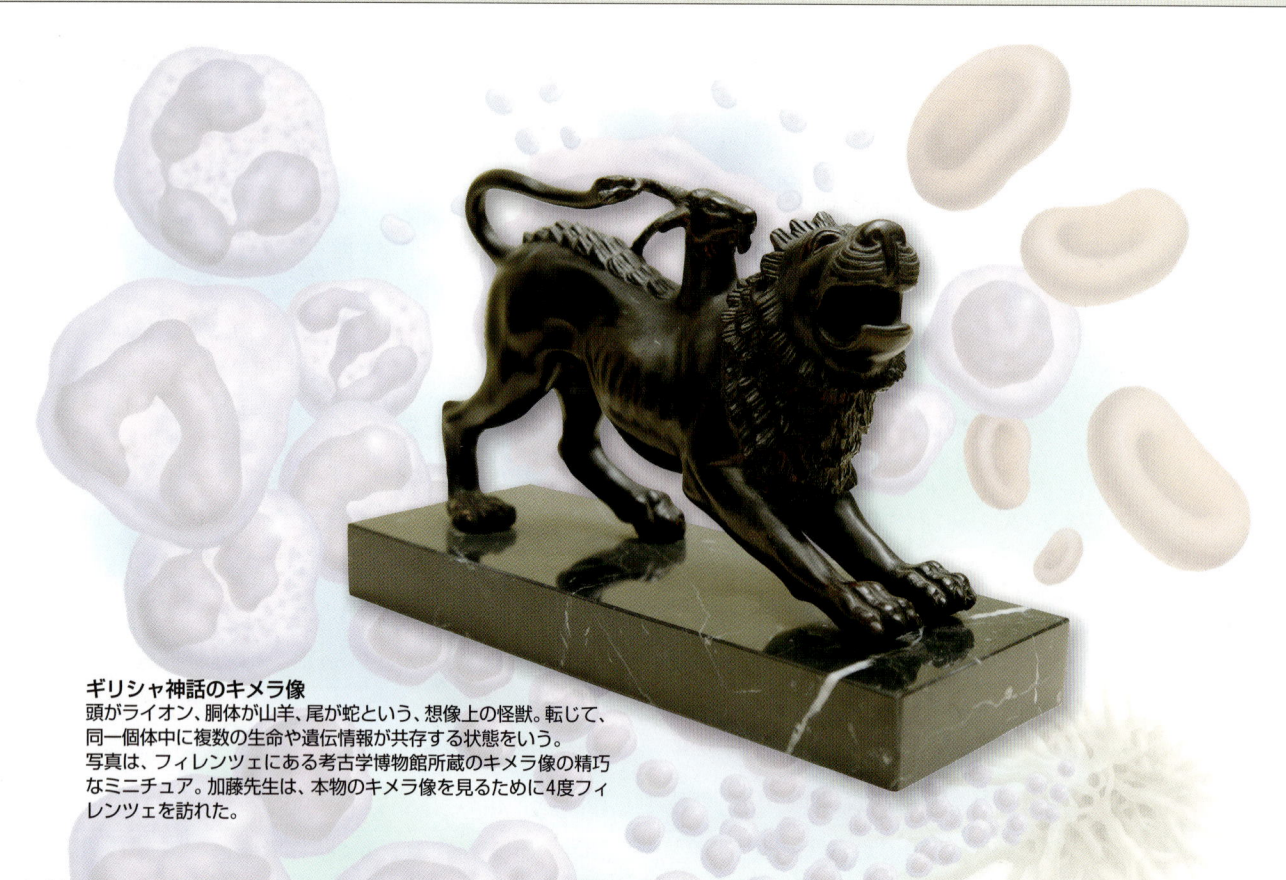

ギリシャ神話のキメラ像
頭がライオン、胴体が山羊、尾が蛇という、想像上の怪獣。転じて、同一個体中に複数の生命や遺伝情報が共存する状態をいう。写真は、フィレンツェにある考古学博物館所蔵のキメラ像の精巧なミニチュア。加藤先生は、本物のキメラ像を見るために4度フィレンツェを訪れた。

理委員会を開いていただき、承認が得られればすぐに移植できるよう前処置をして待ちました。だめなら、1回分残っている本人の骨髄を使って自家移植をもう1度やるつもりでした。

10月に移植をし、11月には生着、12月には退院し、非常に順調でした。しかし、残念ながら翌年再発し、移植9か月後に亡くなられました。私たちはこの患者さんとご家族から実に多くのことを学びました。

押味 日本で最初の臍帯血移植だったのでしょうか。

加藤 そうです。新聞などでも報道され、兄弟間の臍帯血移植が日本で行われるようになりました。しかし、移植が必要な患者さんに兄弟が生まれて臍帯血を採れるチャンスは、それほどありません。

そこで、臍帯血プロジェクトが大学内で始まり、1996年4月に東海大学さい帯血バンクを立ち上げました。神奈川、近畿や東京など、いくつかの地域バンクも、同じ時期に産声を上げました。

1997年7月には、私たちにとって第1例目、日本で2例目の非血縁者間臍帯血移植を行いました。非血縁者でも臍帯血移植ができることが少しずつ明らかになり、骨髄バンクのように全国的な「臍帯血バンク」の設立をボランティアの人たちと一緒になって国に要望しました。当時の小泉純一郎厚生大臣にお願いしたところ、「わかった。すぐ作れ」と。

押味 即断即決、壊すだけでなく、作ったわけですね。

加藤 以来、各地域の臍帯血バンクをネットワーク化する形で、臍帯血バンクがスタートし、10年がたちました。気が付いてみたら、日本は世界で最も多く臍帯血移植を行う国になっていました。今日まで約6,500の臍帯血移植が日本で行われています。これは世界の約3割に当たります。

非血縁者間骨髄移植が約12,000。ここ数年の傾向を見ると、年間で非血縁者間骨髄移植が1,000〜1,100、臍帯血移植が700〜800です。骨髄移植と臍帯血移植がほぼ同じぐらい行われている国は、世界的に見ても日本だけです。

押味 どうして、日本では臍帯血移植が盛んなのでしょうか。

加藤 臍帯血はわずかの造血幹細胞しか得られないため、患者さんの体重が軽い小児領域で普及するのが順当なところです。大人の患者さんに臍帯血を用いるには、壁があります。それを東大医科研の浅野茂隆先生や高橋聡先生たちのグループが、見事に打ち破ってくれました。虎の門病院の谷口修一先生たちのグループも、高齢者に対して臍帯血ミニ移植が行えることを示しました。

非血縁者間骨髄移植の場合、骨髄バンクによるコーディネートに半年近くかかり、さらに自己負担金が必要です。臍帯血移植はコーディネートの必要がなく、適切な臍帯血があればすぐに利用できます。HLAが多少ミスマッチでも移植でき、しかも国の補助により患者さんの自己負担金がありません。

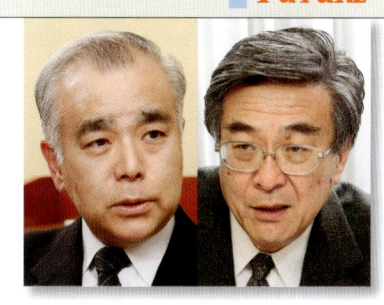

欧米では1つの臍帯血を手に入れるために、200～300万円といった多額の費用が必要です。しかも、欧米では大柄な人が多いため、2つの臍帯血を使います。ところが、日本人は小柄で、成人でも臍帯血移植が普及しやすいという面があります。

採取した臍帯血の品質管理、診療報酬の中での位置づけが必要

押味　臍帯血を採取する技術は進歩しているのでしょうか。

加藤　多少の進歩はありますが、元々1つの胎盤からとれる臍帯血は、どんなに頑張っても150～200ml程度です。そのため、少しでも細胞数の多い臍帯血を保存しようということになります。実際問題として、細胞数$10×10^8$を超える臍帯血は80％以上利用されますが、$10×10^8$未満ですと利用率が下がります。

押味　全体的な細胞数が問題なのでしょうか。それともCD34細胞の数ですか。あるいはコロニーでしょうか。

加藤　コロニーアッセイは検査法の性格上安定した評価が下せず、一方、CD34は安定した指標ではあるのですが、バンクごとに測定法が違う。そこで、現時点では「体重1kgあたり$2×10^7$個以上の有核細胞」というふうに推奨されています。しかし、臨床の現場ではCD34陽性細胞のほうが重要だと認識されています。

押味　臍帯血移植について、これからの課題を専門家の視点でお話いただけますか。

加藤　現在、日本国内に11の臍帯血バンクがあり、各々赤字を抱えながら、国の補助金により成り立っています。バンクの収入は、1回の移植ごとに移植病院から支払われる「臍帯血移植術」に含まれる管理料174,000円のみです。これが実質的には臍帯血の値段に相当するため、欧米の10分の1以下です。

　これだけ日常診療になっているにもかかわらず、臍帯血自体に保険点数が付けられていないことが問題だと思います。

押味　臍帯血移植をするにあたり、臍帯血保存の費用などはどのようになっているのでしょうか。

加藤　臍帯血を採取するには、産科医療の現場にお願いしなければなりません。ご存知のように、産婦人科はスタッフが少なく大変な状況です。その中で、産婦人科の先生方のボランティア的な情熱に支えられて、採取が行われてきました。これからは、採取の現場にいる方々に経済的サポートが必要です。私たちは今、健康保険で臍帯血自体に思い切った点数をつけていただけるようお願いしています。

　それには、採取した臍帯血の分離・保存にあたって、品質管理の基準を設け、診療報酬に反映することも必要です。低分子化合物の薬剤の基準であるGMP（Good Manufacturing Practice）では均質性が求められますが、これを臍帯血などの生物製剤や細胞製剤に適応することはできません。多様性を前提とした基準が必要となり、GTP（Good Tissue Practice）を基に品質管理をしていく時代にきていると思います。

　日本は臍帯血に対して国の補助がありますが、診療報酬の中での位置づけがほとんどない。この比率を少しずつ変えていき、やがては血液製剤と同じように診療報酬のみで運営できるシステムが求められています。

押味　臍帯血移植の技術的な面について、課題はありますか。

加藤　現在は、臍帯血を有核細胞やCD34といった非常にラフなマーカーでしか評価できません。もっと、本当の幹細胞の能力を見極められるような検査技術が必要だと思います。

　また、患者さんが持っているHLA抗体が臍帯血のミスマッチ抗原と反応する場合、生着不全が多いことが日本で明らかにされました。移植を受ける患者さんは頻回に輸血を受けており、たくさんのHLA抗体を持っています。

　HLAミスマッチが前提の臍帯血移植では、HLA抗体の存在が非常に大きな問題です。最近では、患者さんが持つHLA抗体とその特異性を調べ、反応しない臍帯血を選ぶことができるようになりました。臍帯血移植の最大の弱点は生着不全にありましたが、随分と減ってきたように思います。

血液学を語る

新しいことに挑戦してこそ、科学・医学の発展がある

加藤 臍帯血生着不全の解決法としては、複数臍帯血移植が模索されています。また、新たな可能性を求め、関西医科大学・池原進教授のグループにより提唱された骨髄内造血幹細胞移植を応用して、臍帯血を直接、骨髄内に移植する方法が試みられています。

押味 臍帯血を直接、骨髄内に移植する方法には、どのようなメリットがあるのでしょうか。

加藤 臍帯血も骨髄も、移植後に末梢血流を循環し、かなりの部分が肺でトラップされると考えられています。それなら直接、骨髄に入れたらどうかということです。

押味 骨髄に行かない部分がかなりあるということですね。複数臍帯血移植についても、お話しいただけますか。

加藤 複数臍帯血移植は、1990年代に中国で行われていました。私たちが臍帯血バンクを始めた頃、中国では5人、あるいは10人の臍帯血をプールし、それを移植しているという噂が流れました。そこで、アメリカの小児科医のジョン・ワーグナー先生が中国に調査に向かいました。彼は、作曲家ワーグナーの子孫です。

ワーグナー・リポートは、「中国では臍帯血を5人・10人からプールして移植を行っているが、HLAのタイピングがなされていないため、どれが生着したのかというエビデンスがまったくない。また、前処置が弱い。科学性と倫理性の面から極めて疑問がある」というものでした。

その後、ワーグナー先生は、科学面・倫理面から納得できる複数臍帯血移植をやろうと、ダブルコード・トランスプラント・プロジェクトを始めました。そして、2つのうち、いずれか一方だけが生着し、「勝者」・「敗者」の関係になることを明らかにし、さらに生着率はそれほど上がらないものの、GVHDが少し重くなり、白血病の再発率が下がることを報告しました。

今にして思えば、当時の中国は、骨髄非破壊的な前処置で複数臍帯血移植を行うという、私たちが現在、ようやく到達したものをすでに行っていたことになるのです。医師・研究者が正しいと信じることを実行に移す際、科学的・倫理的な手続きを踏んで進むことは不可欠ですが、倫理審査などが行き過ぎると、「角を矯めて牛を殺す」といったことになりかねません。

今の時代なら、最初に臍帯血移植に踏み切るのはむずかしかったでしょう。エビデンスがないわけですから。しかし、先駆的な研究に挑戦した人たちが新しい道を切り開いたからこそ、今日があります。

私自身も、新しいものに挑戦する幸運に恵まれ、本当にありがたかったと思います。今の若い人たちにも、新しいものに挑戦する気持ちを持ってほしい、また育てていかなければと思います。

押味 若い人を守ると同時に、勇気を持って新しいことに挑戦できるシステムが必要だというのは、素晴らしいお話ですね。

臍帯血による乳幼児への再生医療。劇的な改善が期待される可能性が

押味 先生は、臍帯血に関して日本をリードしてこられましたが、これから何を研究していこうとお考えですか。

加藤 私が今、所属しているのは細胞移植再生医療科です。ここでは、これまでになかった新しい医療の分野が、私たちの目の前に広がってきました。

押味 臨床試験のようなものも、始まっていますね。

加藤 私は、臍帯血を使って再生医療をできないだろうかと考えています。これからの私自身の挑戦です。

ここ2～3年、脳性麻痺、先天性水頭症といった脳の障害を持つ乳児・幼児への、臍帯血を用いた治療に新しい動きが出ています。患者さん自身の臍帯血を自己血輸血のように、体内に戻します。それだけで、脳性麻痺が時には劇的に改善したと報告されています。

押味 それは、臍帯血の中に神経を作るようなものが入っているということでしょうか。

加藤 実は私たち自身が、同種骨髄移植を行って、先天性代謝異常や組織障害が劇的に改善するという経験をしています。例えば、移植前、筋肉もなくやせ細っていた先天性

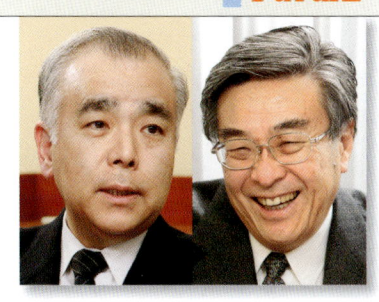

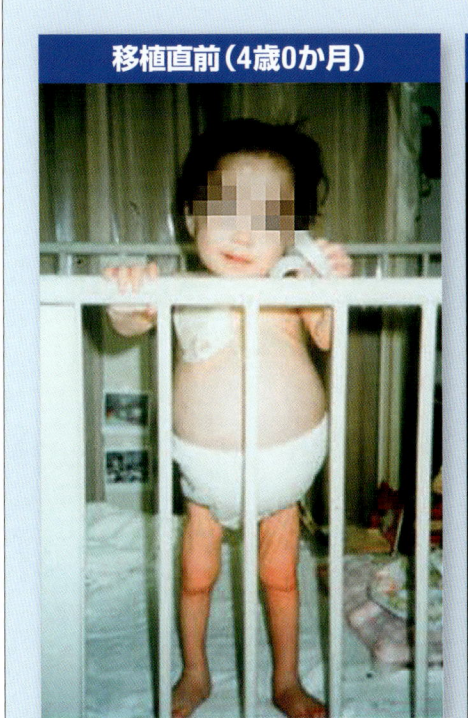

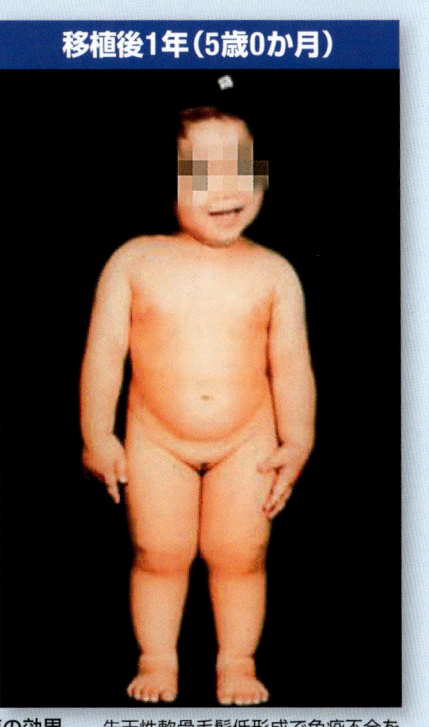

移植直前（4歳0か月） ／ **移植後1年（5歳0か月）**

先天性軟骨毛髪低形成の症例における骨髄移植の効果　先天性軟骨毛髪低形成で免疫不全を伴った4歳の女児に対して骨髄移植を行ったところ、免疫不全の回復のみならず成長、毛髪、筋肉などの全身諸臓器に著明な効果がみられた（写真の掲載にあたってはご本人、ご家族の承諾を得ている）。

軟骨毛髪低形成の患者さんが、骨髄移植1年後に別人のようになりました。

押味　すごい！

加藤　骨髄あるいは臍帯血の中に、造血系以外の組織にも分化しうる幹細胞が含まれていることを、私たちもすでに経験しています。単球やマクロファージが造血系以外の組織でそれぞれの組織固有の間質細胞に分化するのは説明できますが、この患者さんのように軟骨や筋肉ができ発育するというのは、説明がつきません。

押味　造血幹細胞自体が先祖返りしているのでしょうか。それとも別の細胞が存在するのでしょうか。

加藤　受精卵からES細胞を経て、最終的に造血幹細胞になる、その過程のどこかに他の組織にも分化しうる細胞があり、互いに分化しあう能力を持ちながら存在しているのではないかと思います。それを使って骨・筋肉のほか、肝臓などの臓器もできるのではないでしょうか。

押味　先天性の疾患ですと、幹細胞は、自分自身で自分を補えないように思うのですが。

加藤　そのとおりです。しかし、後天的に受けたダメージは、修復することができます。ただ、臍帯血を末梢血に戻すだけで中枢症状が改善するといったことが、なぜ可能なのだろうかと。アメリカのDuke大学では、ランダム化した科学的な臨床研究がすでに進んでいます。

また、アジアの国々のプライベートバンクでは、実際に患者さんに再生医療が行われていますが、そこには科学としての裏づけが乏しいため、日本でぜひ、科学的手法をもって臨床研究を行い、本当に有効なのか、どういうメカニズムなのかを解明したいと思っています。

押味　非常に知りたいところです。

加藤　乳幼児への臍帯血を用いた再生医療は、50年先の心筋梗塞や脳梗塞などではなく、生まれて1～2か月先の治療です。夢物語ではない、現実の可能性がそこに開けています。

私たち小児科医は、「小児科医がやらずに誰がやる」と思っています。これから残された期間、このテーマに挑戦していきます。

共通の趣味は「釣り」。
1週間、アラスカの大自然に抱かれて

押味　最後になりましたが、先生のご趣味を伺えますか。

加藤　先生と同じ病気です（笑）。病膏肓というやつです。

押味　かなりクレイジーな「釣り」病ですね（笑）。

加藤　2004年に押味先生から、「お前さんは釣りが好きだと

血液学を語る

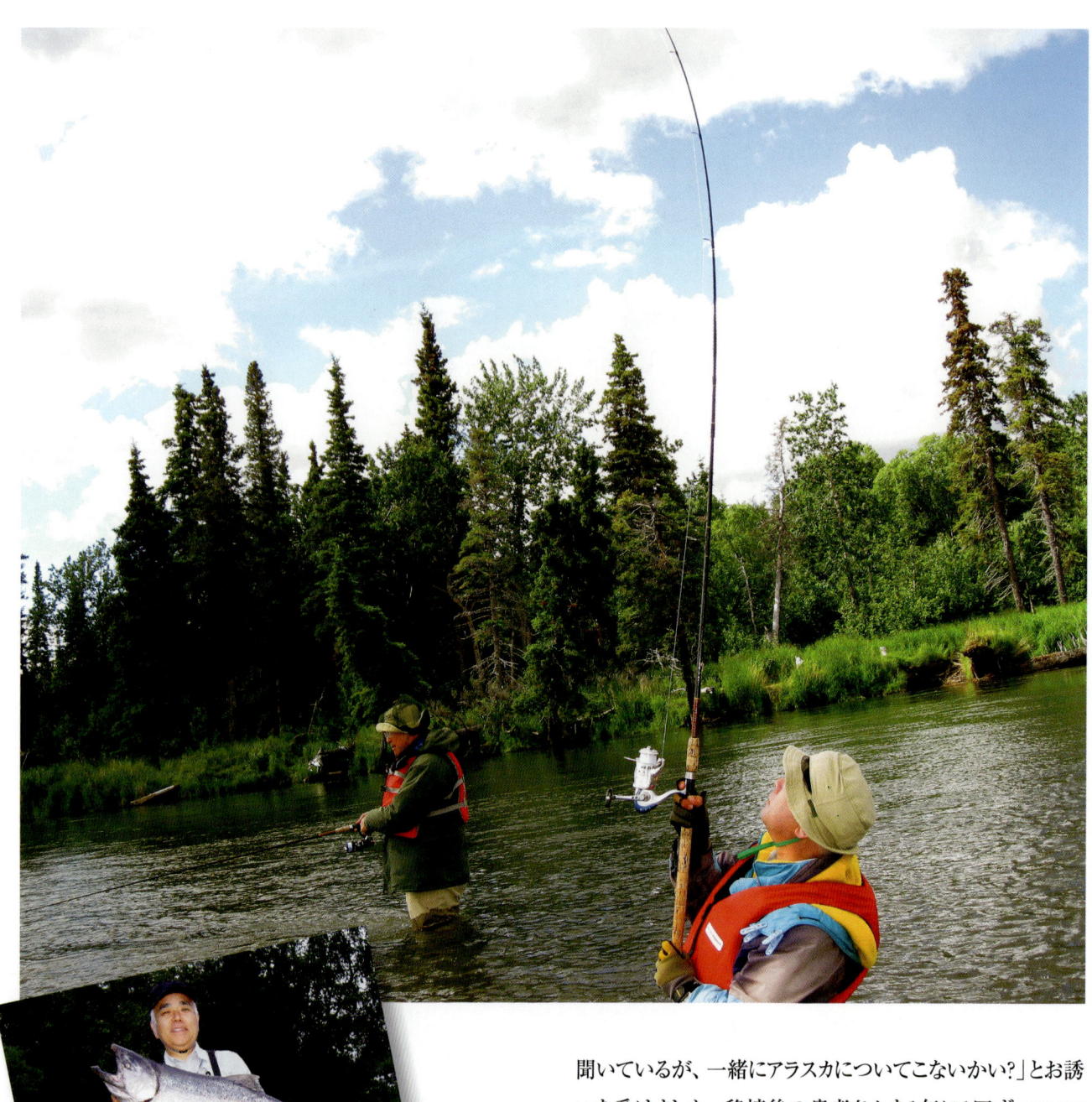

アラスカで釣りを楽しむ押味先生と加藤先生
アラスカの荒野をラフティングしながら、釣り三昧のお二人。左が押味先生、右が加藤先生。下の写真は、2009年にキーナイ川で釣り上げた小さめのキングサーモン。

聞いているが、一緒にアラスカについてこないかい?」とお誘いを受けました。移植後の患者さんを1年に1回ずつフォローアップするため、私の外来では1年先までの予約が入っています。アラスカにご一緒するため、2年がかりで日程を調整し、2006年に初めて参加させていただきました。

ところで押味先生は、どうしてアラスカに行かれるようになったのですか。

押味 私は元々、野田知佑というカヌーイストが書いたユーコンの川下りの本が好きで、また、釣りで有名な作家、開高

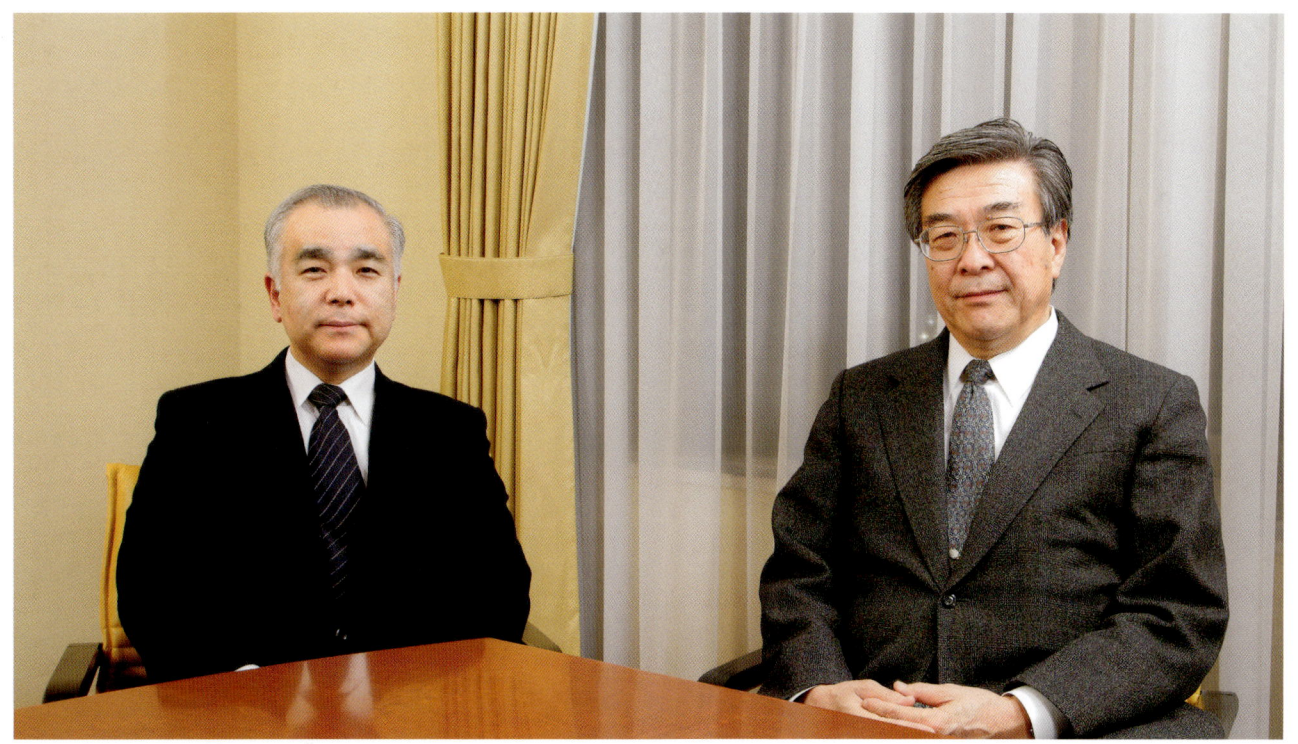

対談を終えて　地球規模の視点から展開される壮大な挑戦の先には、新しい医療の可能性が無限に広がっている。そこには、まさにアラスカの大自然に挑むお二人の姿が二重映しとなって見えるようであった。

健のアラスカの釣りに関する本も読んでいました。アラスカはひょんなことから1度行ってまったく釣れず、興味をなくしていました。

ところが、私の実家の3軒隣りの女性が白人のフィッシングガイドと結婚し、その人が開高健のガイドだったのです。写真を見せてもらうと、「同じアラスカでも、こんなに釣れる所があるのか」と。それから、アラスカに釣りに行くようになりました。ゴムボートで川下りをして、野生そのもののアラスカに出会い、ますます夢中になりました。

加藤　私もアラスカにご一緒して、荒野で4泊5日、キャンプを張りました。ラフティングボートで川を下り、熊と至近距離で対峙したり、蚊の大群と闘い、そして釣りを楽しむ。電気もない、電話もない、人っ子一人いない。この惑星上にまだこんな世界があるのかと、日々感動の連続でした。

そういう世界に1週間身を置くことは、文字通り命の洗濯です。お声をかけていただいた押味先生には、公私共にすべてお世話になり、感謝の一言に尽きます。

押味　私も、あの1週間を目指して生きているようなところがあります。先生も私も自然の中で育ち、自然回帰、故郷に帰ったようなノスタルジーがあるのかもしれません。

今日は長時間、素晴らしいお話を伺うことができ、ありがとうございました。

押味和夫

1944年	(昭和19年)、青森県に生まれ、福島県で育つ
1963年	宮城県立仙台第二高校卒業
1971年	東京大学医学部卒業
1971年	東京大学医学部附属病院内科研修医
1972年	米国、New Jersey College of Medicineにて内科インターン
1973年	米国、University of Louisville School of Medicineにて内科レジデント
1974年	東京大学医学部附属病院第三内科医員
1974年	自治医科大学アレルギー膠原病科助手
1978年	自治医科大学アレルギー膠原病科講師
1980年	東京女子医科大学血液内科講師
1988年	東京女子医科大学血液内科助教授
1992年	東京女子医科大学血液内科教授
1994年	順天堂大学医学部血液内科教授
2008年	エーザイ・ボストン研究所顧問

（2010年9月20日刊行）

岡村 孝
Takashi Okamura

凝固線溶系の病態解析

Profile

1948（昭和23）年、福岡県に生まれる
1975年 3月　九州大学医学部医学科卒業
1975年 6月　下関市立中央病院内科
1976年 4月　九州大学大学院医学研究科（病理学第一講座）入学
1980年 3月　九州大学大学院医学研究科（病理学第一講座）修了
1980年 4月　九州大学医学部助手（病理学第一講座）
1981年 4月　唐津赤十字病院（内科副部長）
1982年 6月〜1985年6月　アメリカ テキサス大学ダラス校生化学部門へ留学
1985年 6月　唐津赤十字病院（内科副部長）
1986年 6月　九州大学医学部附属病院助手（第一内科）
1992年 2月　九州大学医学部附属病院併任講師（第一内科）
1999年 5月　九州大学医学部附属病院講師（第一内科）
2001年 6月　久留米大学医学部助教授（第二内科）
2005年12月　久留米大学医学部教授（内科学講座 血液・腫瘍内科部門）

【主な所属学会】
日本内科学会　日本血液学会（代議員）
日本血栓止血学会（代議員）
米国血液学会　国際血栓止血学会
日本造血細胞移植学会　日本癌学会
日本癌治療学会　日本感染症学会
日本老年医学会（九州地区代議員）
リンパ網内系学会　日本臨床腫瘍学会（評議員）

【賞】
1978年　ベルツ賞15周年記念賞　血栓症に関する病理学的研究

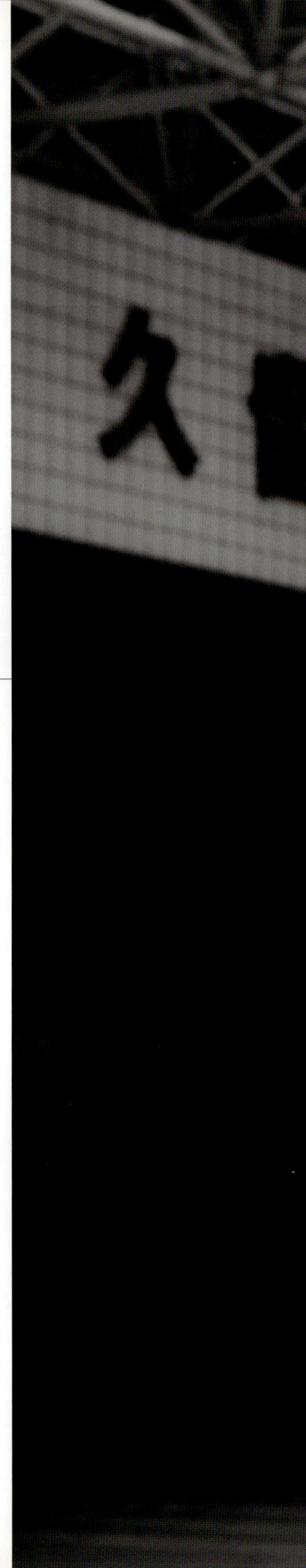

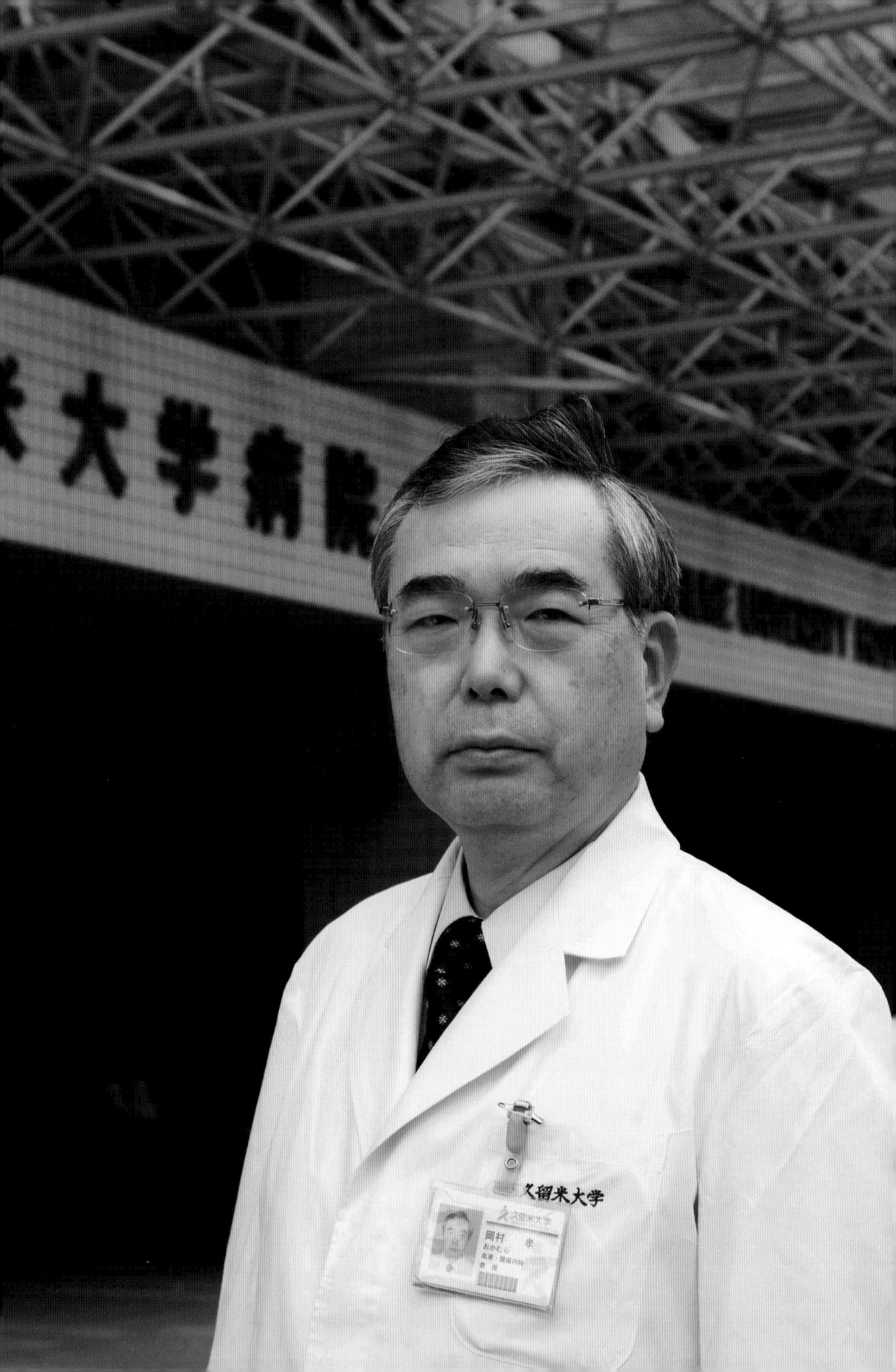

大学病院
久留米大学

血液学を語る

凝固線溶系から血液学へ。
血液学には、治せる喜びがある

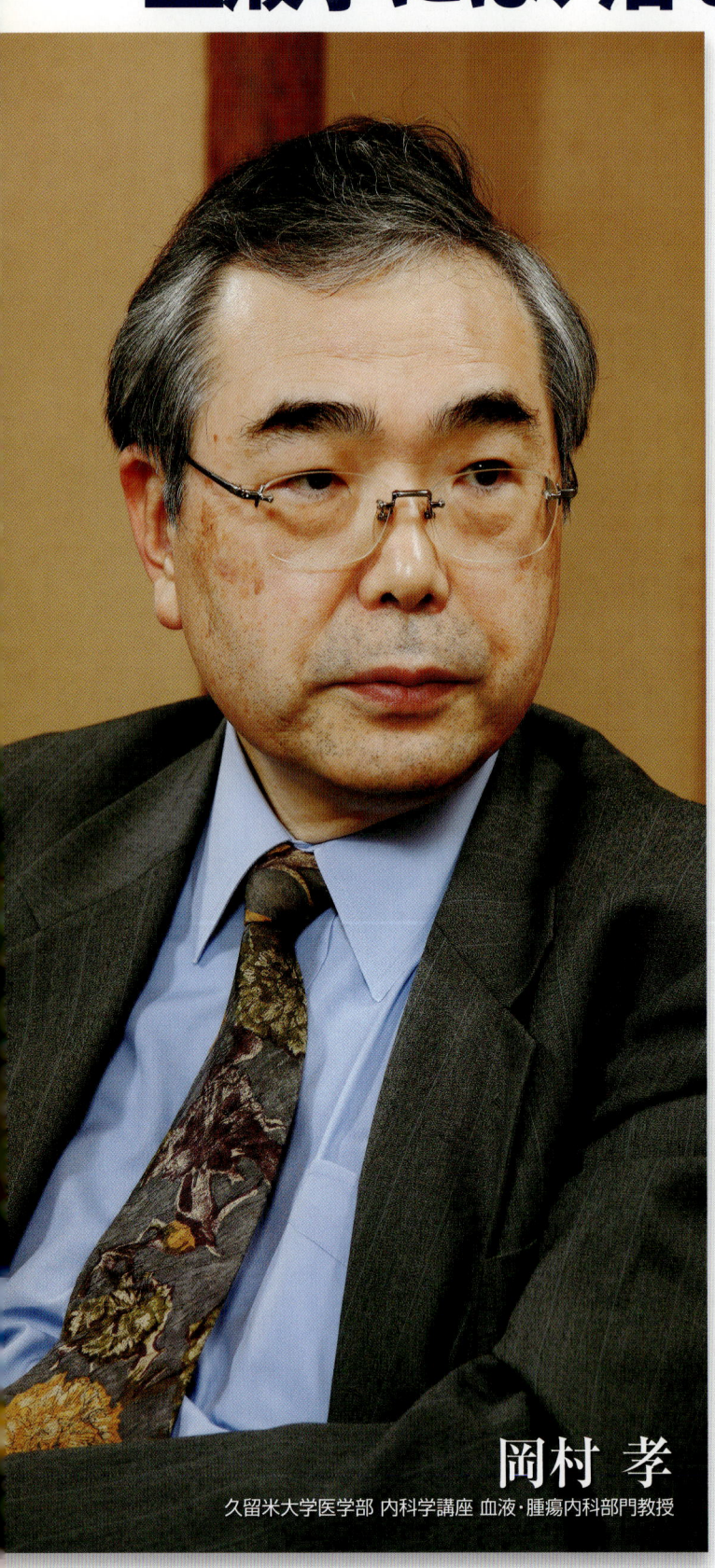

日本内科学会会頭、日本血液学会会長を
歴任された仁保喜之先生。
凝固線溶系のエキスパートである岡村孝先生。
お二人の出会いは九州大学、
1975年にさかのぼる。
後に、教授であった仁保先生から招聘されたことが、
岡村先生が血液学の世界へ
入るきっかけとなった。
時に交わるお二人の軌跡から、
研究の醍醐味が、
臨床の喜びが見えてくる。

岡村 孝
久留米大学医学部 内科学講座 血液・腫瘍内科部門教授

勢い盛んな九大第一病理・田中研究室へ。
動脈壁の線溶系の抑制物質を探せ!

仁保 先生と初めてお会いした頃は、私もだいぶ若かったように記憶しています。

岡村 私は1975年に九州大学医学部を卒業し、第一内科に入局しました。ちょうどその頃、仁保先生がカナダから戻られたのを覚えています。

仁保 私は、1974年にカナダのトロント大学オンタリオ癌研究所での3年の留学を終え、帰国しました。私も、あの頃は、まだまだ若く元気でした。

岡村 私が学生の頃、先生は留学しておられ、先生の講義を受けることができませんでした。当時、血液学は櫃本先生、田北先生、小鶴先生から講義を受けました。

仁保 それは、懐かしい。あの当時は、日本の血液学がまだまだという時代でした。一方、各分野にたいへん勢いがありました。

岡村 まさに血液学の発展がこれからの時代でした。造血幹細胞、造血因子などが急激に解明されてきた頃です。

仁保 先生は大学卒業後、下関で臨床研修をされたのですか。

岡村 そうです。ちょうど私たちが大学を卒業する年から、大学以外の一般病院で研修をするようになりました。下関市立中央病院で1年間、内科研修を受けました。2年目には大学院進学を命じられましたので、臨床の研修は1年しか受けていないのです。

仁保 2年間、臨床研修をしてから大学院に進学した人と、先生のように1年間の研修後、大学院に進学したグループがありました。

先生は、大学院は田中健蔵先生の九大第一病理に行かれたのですね。あの当時、非常に勢い盛んな教室でした。

岡村 そのとおりです。動脈硬化や凝固線溶系の研究が非常に盛んで、毎日夜の10時頃までは帰りたくても帰れない状況でした。

仁保 田中教授自身が、深夜まで研究室におられた頃ではないでしょうか。

岡村 田中先生は医学部長も兼任され、大変お忙しい状況でした。夜9時頃、各研究室に回ってこられ、「早く帰れよ」と言ってくださるのですが、実際に帰れるのは毎日夜12時過ぎでした。病理学会で田中先生の宿題講演が予定されており、その研究をお手伝いしていました。

仁保 その頃は、病理組織学的な研究のほかに、凝固学的な研究にも取り組まれていたのですか。

岡村 田中先生からいただいた研究テーマは、「動脈壁の線溶阻止物質を探せ」というものでした。何か、雲をつかむようなテーマで、最初はどうしたらいいか、皆目わかりませんでした。

ちょうどその当時、自治医大におられた諸井先生と青木先生が線溶阻止因子、α_2-プラスミンインヒビターを血漿中から発見されました。組織中にも、必ず線溶阻止因子があるはずだということになり、それを探すのに丸4年かかりました。結局、これが私の学位論文になりました。

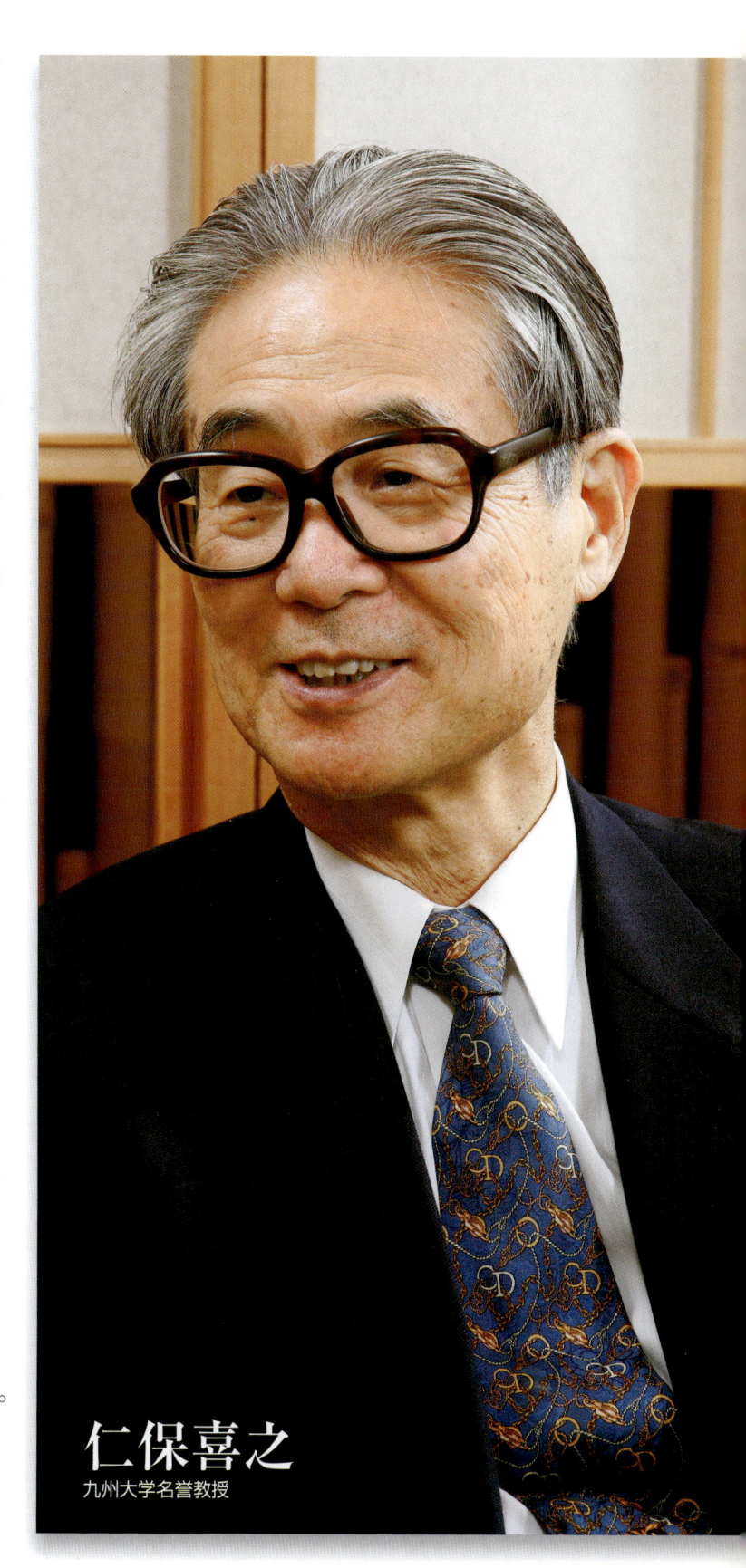

仁保喜之
九州大学名誉教授

血液学を語る

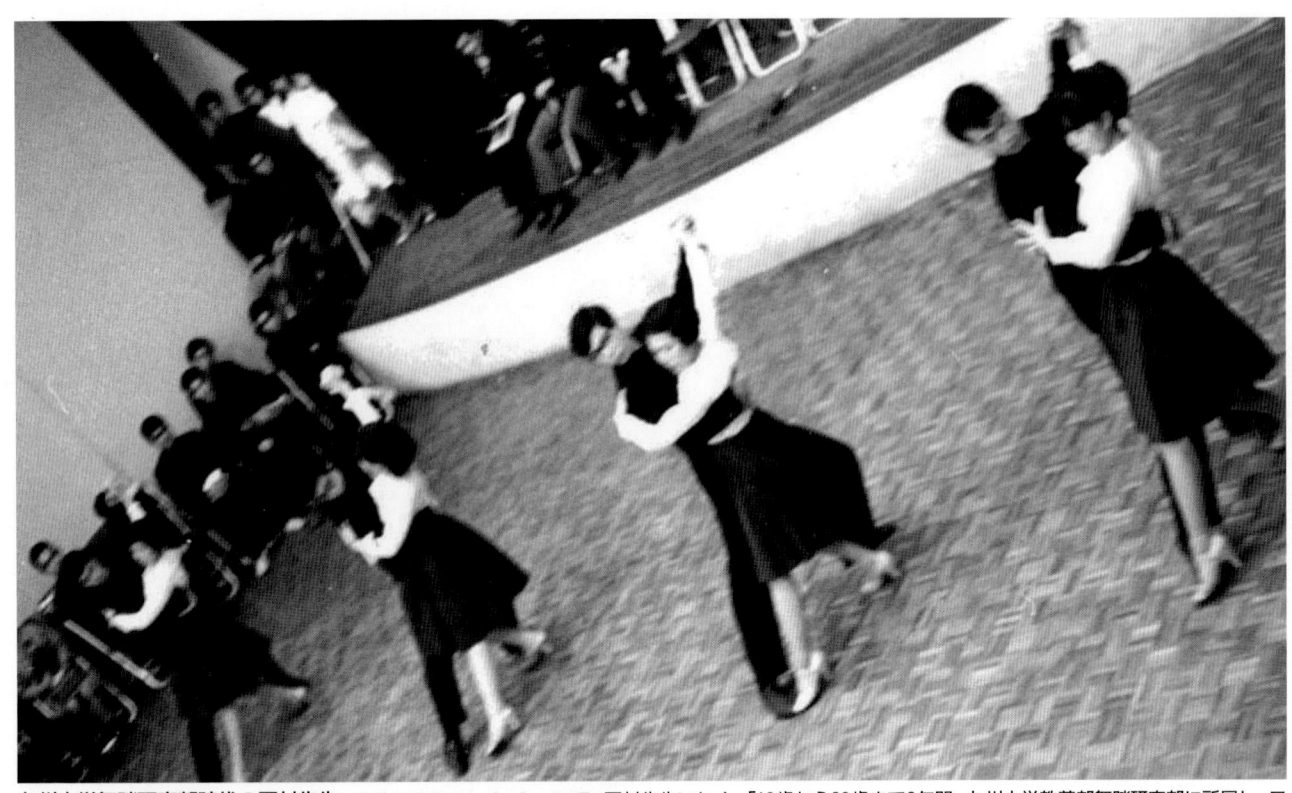

九州大学舞踏研究部時代の岡村先生　ワルツのフォーメーションで。岡村先生いわく、「18歳から20歳まで2年間、九州大学教養部舞踏研究部に所属し、ワルツ、クイック、タンゴ、スローフォックストロット、ルンバなど練習を重ね、九州大会での優勝を目指して、日々練習に明け暮れていた青春時代」。右から2組目が20歳の岡村先生。

大動脈壁から線溶阻害因子を精製。ゼロから始めた研究が、ベルツ賞に輝く

仁保　組織中の線溶阻害因子を4年かけて探され、大変でしたね。

岡村　蛋白化学といいますか、生化学的な手法が必要なのですが、教えてくれる人もいず、1人でやっていました。今から思うと非常に稚拙な技術でした。

仁保　結論から言えば、病理組織学的材料を作り、阻害因子の局在をみる必要がありますね。

岡村　そうです。物質そのものが不明で抗体もありませんので、免疫染色することはできません。生の大動脈の薄切切片の上にウロキナーゼを混ぜたフィブリン膜を載せ、フィブリン溶解が抑制されることにより線溶抑制因子の局在を組織化学的にみました。これからこの因子を取り出すために、組織をすりつぶし、阻害因子を精製することから始めました。

仁保　なるほど。ごく微量ですから、大変ですね。

岡村　当時は、ゲル濾過とか、イオン交換クロマトグラフィーのなどの手法を用いました。現在のような分子生物学的手法を用いれば、格段に速くできたと思うのですが。

　しかし、生化学的な基盤、蛋白濃度測定など、基礎的な研究手法をゼロから始めたことが、今でも役立っています。

仁保　ゼロから始められたのは素晴らしいことです。生化学に分子生物学を応用し始めた時代ですね。病理学的材料は、動物を使われたのですか。

岡村　剖検例のヒト大動脈壁を使わせていただきました。剖検があるたびに剖検室に入り、大動脈を半分もらってきて、凍結しておきます。アセトンで脂肪を除き、そこから蛋白質を抽出します。

仁保　そのような手法の生化学的研究をやっておられる方がいなかったので、先生がゼロから出発されたわけですね。

岡村　ちょうどその頃、九大農学部出身で、蛋白化学のエ

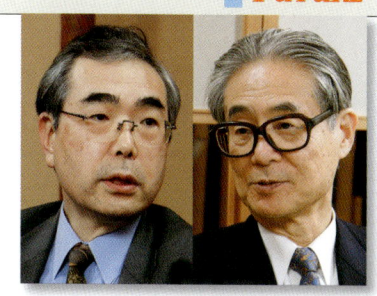

キスパートである南野稠先生が教室に来られ、また先輩の居石克夫先生（九大第一病理名誉教授）も蛋白化学をやっておられ、お二人からずいぶん教えていただき、何とか進めました。

仁保 先生はベルツ賞を授与されていますが、その動脈壁の凝固線溶系の研究で受賞されたのですか。

岡村 当時、田中先生の教室で動脈硬化について研究していた教室の4人共同で15周年記念賞を受賞しました。

動脈硬化の成り立ちに関しては、当時、脂質説と血栓説の2つがありました。田中先生は、どちらかというと血栓説をとっておられました。その後、Joseph GoldsteinとMichael BrownがLDLレセプターを発見し、動脈硬化の原因としてコレステロール代謝の重要性を解明し、後にノーベル賞を受賞しました。

動脈壁の凝固線溶系の研究がベルツ賞を受賞したのは、その当時の血栓説の流れの中でということになります。

仁保 その学位論文は、どこに出されたのですか。

岡村 学位論文は、「ヒト動脈壁のプラスミノゲンアクチベーターインヒビターの分離とその生化学的性状」と題して1981年に「福岡医学雑誌」に出し、その後、英文で「Acta Pathologica Japonica」に2つに分けて発表しました。

仁保 本当に大変な4年間だったということがわかりました。

1年間に23例を病理解剖。
所見会前日は、徹夜での議論が続く

仁保 先生は大学院修了後、そのまま病理学教室で助手をなさいました。病理解剖をされたのですか。

岡村 あと1年間剖検と大学院生の指導を行うことになりました。

各臨床科で死亡例があると、病理に剖検の依頼がきます。今は剖検数が減っていますが、当時はかなりの依頼がありました。現在と違い、画像診断も発達していませんでしたので、"剖検して初めてわかる"といったことも多かったように思います。私自身も病理大学院1年目に23例を剖検しました。

仁保 確かに、剖検数の多い時代でした。当時、東大の沖中内科では剖検を大切にされ、一生懸命、剖検をなさるということを伝え聞いていました。

私自身も、研究生活が終わり病棟に入った年、1年間で7例の死亡を経験し、7例すべてを剖検したことを覚えています。これは、今でも誇りに思っています。現在では、なかなかご家族の理解が得られません。

岡村 そのとおりです。医師側の剖検に対する意欲、ご家族への説得力も弱いのかもしれませんが、現在の剖検は死亡例の1割程度といったところです。

仁保 患者さんが亡くなる前のお世話を一生懸命しておかないと、ご家族に剖検をお願いしにくい雰囲気になります。岡村先生が剖検をなさっていた当時、田中教授の病理学教室は、本当に意気盛んでした。

ところで、血液学とは直接関係ないのですが、病理解剖というのは、具体的にどのようになさるのか、お伺いしたいのですが。病理解剖後、臓器を保存し、それを顕微鏡標本にして観察し、報告書を作り上げる過程は、かなり大変な作業ではないでしょうか。1症例あたり、どのくらいかかるのでしょうか。

岡村 1症例を剖検してから病理所見会を開くまで、1か月ぐらいあります。まず、病理解剖で取り出した臓器を1週間程度、ホルマリン固定し、重要な部分を切り出して小さな切片にします。パラフィン包埋し、顕微鏡で観察できる薄さに切り、HE染色をして顕微鏡標本にします。さらに必要に応じて特殊染色を追加します。

これを診断し、マクロの所見、ミクロの所見を加えて病理診断書を作成します。

仁保 そして、きちんとした書類を整え、臨床科の先生方を呼んで報告する病理所見会を開くわけですね。

岡村 そうです。きちんとした書類を整えたつもりでも、所見会でぼろくそに言われ、また書き直さなければならない場合もあります。そのため、所見会前日は徹夜です。指導の先生と打合せをし、喧々諤々の議論をして朝までかかって診断書をまとめていました。

今から思うと、徹夜をするのも楽しい時代でした。

血液学を語る

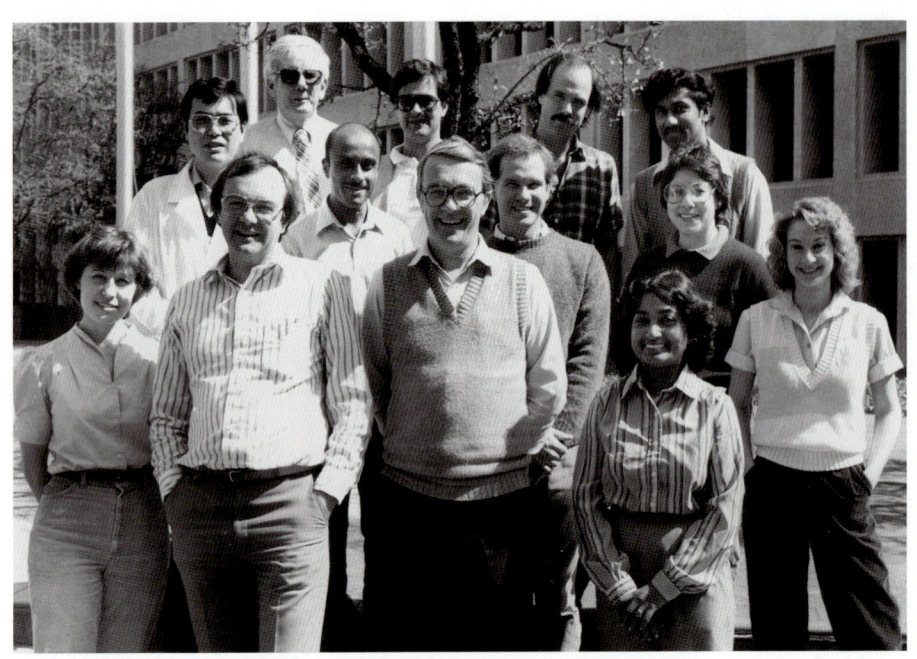

テキサス大学 ダラス校 研究棟前にて（1984年） University of Texas Health Science Center at Dallas, Department of BiochemistryのWaterman研究室の共同研究者、フェロー、大学院生、テクニシャンたちとともに。インド人、メキシコ人、オランダ人など、国籍は多彩であった。下段中央がMichael Waterman教授、その左が婦人科のEvan Simpson教授、後段左が35歳の岡村先生。

テキサス大学の生化学教室に留学。
1年間で「PNAS」、「JBC」に次々発表

仁保 大学院で4年、助手生活1年を病理学教室で過ごされた後、先生はテキサス大学（ダラス校）の生化学教室に留学されました。

岡村 病理学教室を出た後、唐津赤十字病院に赴任しました。1年ぐらいたった時、九大第一内科の柳瀬敏幸教授から「留学せい」と言われました。「どこに行くんですか」とお聞きしたら、先輩の佐々木淳先生（現国際医療福祉大学教授）が留学しているテキサス大学で、佐々木先生の後に人をほしがっているということでした。

研究テーマを聞くと、熱傷をやっているということで、佐々木先生に電話をすると「何をやってもいいよ」と。結局、何をやるのかよくわからずに、Cottam教授の下に留学しました。

Cottam教授は元々、解糖系酵素のピルビン酸キナーゼなどをテーマにしていたのですが、熱傷の研究助成金がと

れ、その研究に携わっていました。そして、私が留学して1年たつと助成金も切れ、日本に帰ることになりました。

同じ頃、隣の研究室のWaterman教授が、日本人をほしがっているという話が持ち上がりました。ところが、私はすっかり帰国するつもりで、すでに荷物を日本に送り返していました。

仁保 それは大変ですね。

岡村 柳瀬教授に電話をして「日本人をほしがっていますが、だれかいませんか」とお聞きしたら、「お前が残れ」と。「私は荷物を全部、日本に送り返しています」と申し上げたら、「何か問題があるか」とのことでした（笑）。

そこで、日本に送った荷物をすべて送り返してもらい、あと

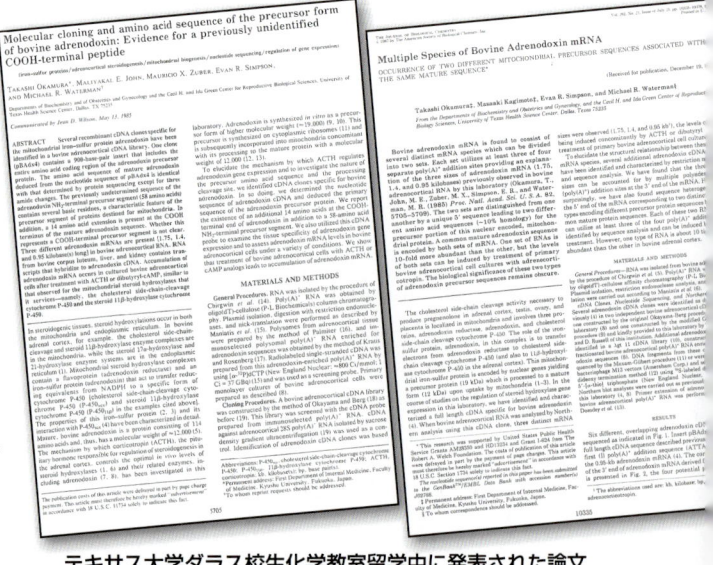

テキサス大学ダラス校生化学教室留学中に発表された論文
左は「PNAS」(1985)で、アメリカで発表した最初の論文。右は「JBC」(1987)で、副腎におけるコレステロールからステロイドホルモン合成に必要なAderenodoxinのcDNA cloningについて発表したもの。

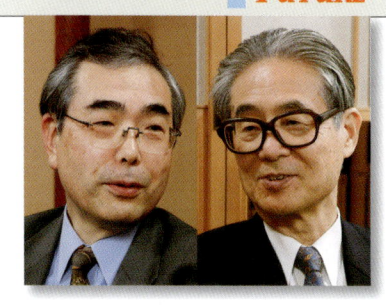

1年間だけ、テキサス大学ダラス校、Waterman教授の生化学教室に残ることになりました。

仁保 そこでは、何を研究されたのですか。

岡村 Waterman教授の研究室では、副腎のコレステロールから副腎皮質ステロイドホルモン合成系の酵素に関する分子生物学的研究を始めたばかりでした。分子生物学レベルでの研究は初めてということで、それをやるようにとのことでした。具体的には、牛副腎皮質細胞内にあるアドレノドキシンのmolecular cloningがテーマでした。

仁保 それはまた、世界的に新しい仕事で、大変でした。

岡村 その研究の競争相手が実は、日本の研究者でした。結局、私たちが先に「PNAS」(Proceedings of the National Academy of Sciences of the United States of America)に発表し、その後、「JBC」(The Journal of Biological Chemistry)にも発表することができました。

仁保 それは、たいしたものです。1年間で結果を出し、2つの雑誌に、よく次々と発表されました。すごいスピード感です。よほど頭が冴えておられたのですね。

岡村 いえ、1年間しかいられないという限定つきでしたから、私も必死になっていました。その研究室に元々の研究基盤があり、準備期間なく研究を立ち上げることができました。また、研究室によい研究仲間がいて、よい結果に恵まれました。

仁保 九大の病理学教室で学んだ生化学的手法は、その時、役に立ちましたか。

岡村 技術的な部分は遺伝子と蛋白質という違いがありましたが、基礎的な生化学の知識・技術はかなり関係があったと思います。

仁保 テキサス大学の研究設備は、いかがでしたか。

岡村 1986年当時のテキサス大学の設備・体制は、今から考えても非常に恵まれたものでした。その頃の日本と比べると格段の差がありました。高価な機器がそろっており、予約さえすれば自由に使うことができました。実験動物を世話するスタッフや培養をしてくれるテクニシャンもおり、研究者にとって非常に研究しやすい環境が整えられていました。

仁保 1年間で「PNAS」と「JBC」に発表するというすごい業績を残された、素晴らしい留学経験でしたね。

九大を経て、久留米大第二内科へ。「筑後地方に血液専門科を立ち上げよ」

岡村 私は、1986年にアメリカから帰国しました。ちょうど、その数年前に、仁保先生が九大第一内科教授に就任しておられました。

仁保 私は血球分化を専門にしており、カナダのオンタリオ癌研究所時代から、比較的日本ではまだ行われていなかったことをやってきました。しかし、凝固線溶系は私の不得意な分野であると同時に、血液学で絶対に必要な部門です。岡村先生は凝固線溶系で立派な仕事をされており、私の血液研究室にぜひ必要な人だと思いました。

それでお声をかけて来ていただくことになり、ありがたく思っています。

岡村 私のほうこそ、先生にお声をかけていただいたおかげで、血液の世界に入ることができました。

仁保 先生は、本当に貴重な存在でした。九大病院全体のベッド数が1300から1400。全国でいちばん大きな大学病

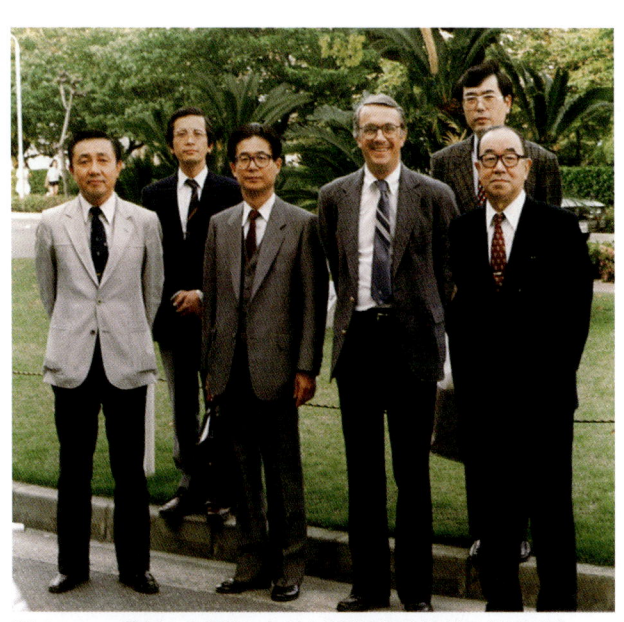

Waterman教授の来福時に九州大学臨床研究棟前で(1987年)
下段右は故柳瀬敏幸 九州大学第一内科名誉教授。下段左から2人目は仁保喜之 九州大学第一内科名誉教授。下段左は山岡宏太郎先生(前唐津赤十字病院院長)、上段左は佐々木淳先生(国際医療福祉大学教授)。

血液学を語る

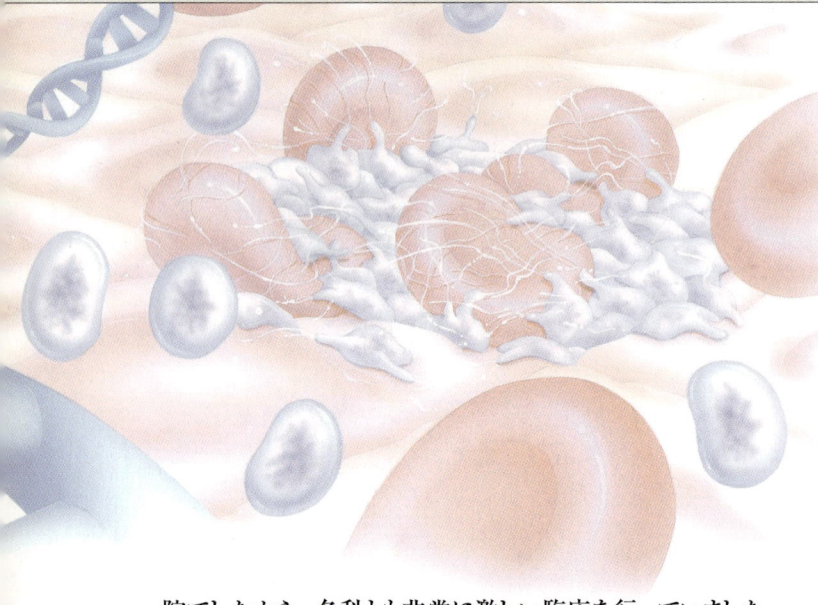

院でしたから、各科とも非常に激しい臨床を行っていました。そのような中で、血液研究室に凝固線溶系の専門家は岡村先生ただ1人。各臨床科からコンサルテーションがあると、答えられる人は岡村先生しかいませんでした。

特に、ある時期、婦人科や外科系にも凝固線溶系の専門家が途絶えた時代がありました。先生が唯一の専門家となり、本当にお忙しく大変だっただろうと思います。

少しずつ、凝固線溶系の研究を深めていかれ、途中から骨髄線維症にも意を注がれましたね。私が、厚労省の研究班で骨髄線維症を担当することになり、先生にお願いした経緯があります。

岡村 始めは何をしていいかわからず、まず全国の病院にアンケート調査を行い、患者数を把握することから始めました。後方視的になりますが、原発性骨髄線維症の実態や予後・予後因子および重症度分類なども明らかとなり、診断ガイドなども作成しました。

仁保 非常にユニークな病気で、症例数は少ないものの、大変大事です。治療法がなく困っていました。先生が始められ、途中から助手の下田和哉先生（現宮崎大学消化器血液内科教授）が加わりました。

岡村 私が九大から久留米大学に異動する際、下田君に引き継いだ形になります。

仁保 先生は久留米大学に行かれて、何年になりますか。

岡村 もう、9年になります。最初は、佐田通夫教授の第二内科に入局する形をとりました。

仁保 久留米大学第二内科は、日本でも有数の肝臓を専門にする大きな教室でしたから、100人以上の医局員がいたのではないでしょうか。

岡村 肝臓と消化管の専門家が百数十人いました。消化管も上部・下部の専門家に分かれ、肝臓も肝炎グループ、肝癌グループ、門脈圧亢進症グループなどに分かれていました。

仁保 佐田教授から、ぜひ岡村先生にとご指名があり、助教授として赴任になられました。久留米市をはじめ、筑後地方には血液の専門家が大変少なく、そこに「血液内科を立ち上げてください」ということでした。

最初は3～4人のスタッフで始められました。専門家が少ない中、貴重な存在として大変でした。今も、お忙しいでしょう。

岡村 高齢の患者さんが多く、医師は少なく、大変です。最初はやはり、肝臓がらみの血液疾患を診ることが多く、「ウィルス性肝炎とリンパ腫」といった研究テーマが多くなりました。

仁保 そして、先生が少しずつ、独自の研究テーマを確立していかれました。臨床が忙しく研究どころではなかったでしょうが、見事に大学の使命を果たしておられます。

その後、われわれの教室出身の大島孝一先生が久留米大学病理学講座の教授になられました。

岡村 大島先生は私より10歳ほど後輩で、私が赴任して2～3年後においでになりました。

仁保 大島先生とは今、共同研究をなさっていますか。

岡村 病理学教室との共同研究で、九州全域の血液専門病院のご協力を得て、diffuse large B cell lymphomaの臨床データを集めました。1057例におよぶ大規模な臨床研究から、Skp2という細胞周期に関与する蛋白発現が悪性リンパ腫の予後をとらえる、重要な予後指標になることがわかってきました。

Skp2は、細胞周期を抑制するp27のユビキチン化酵素であり、p27のプロテアゾーム分解を促進します。つまりSkp2が高いとp27が分解され、細胞周期が速くなりリンパ腫細胞が悪化することが明らかになりました。

仁保 それは、いい論文になりますね。臨床家としても、病理学者としても大変面白い研究です。

先生はそのほか、金地泰典先生とともに、巨核球とG-CSFに関する非常にいい研究をしておられます。

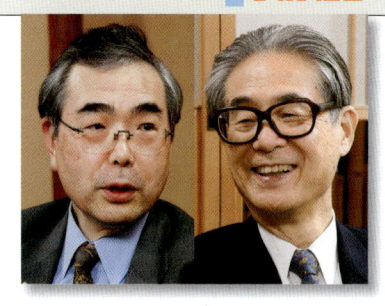

岡村 巨核球にG-CSFレセプターがあること、血小板もG-CSFにより活性化されるため、G-CSF投与に伴う血栓症の誘因になるのではないかという研究です。九大時代に金地先生がやってくれました。

仁保 あれはロンドンの国際血液学会だったでしょうか。下田和哉先生が「血小板にG-CSFレセプターがある」と発表した時、Metcalf教授が「I'm astonished!」と大声で叫ばれました。「そんなことあるものか!」という意味ですね。例えば、白血球と血小板をうまく分離できずに起きたアーチファクトではないかというような発言でした。

しかし、その後、血小板、巨核球にG-CSFレセプターが発現することは、金地先生がコロニー形成法も応用した、きちんとした研究論文にまとめ、「Blood」に掲載されました。

岡村 金地先生は、凝固因子の遺伝子解析、血小板の機能解析などを行い、今はアメリカでさらに研究を続けています。

凝固XIII因子欠損症の遺伝子解析──世界で初めて、欠損を読み取った瞬間

仁保 岡村先生がこれまで血液学に携わってこられた中で、最も印象に残っておられる研究、あるいは臨床をご紹介いただけますか。

岡村 私がいちばん感動したのは、唐津赤十字病院時代に出会った血液凝固のXIII因子欠損症の家系が、XIII因子Aサブユニット欠損症の遺伝子解析を行った世界第1例目になったことです。この症例は、脳出血などの出血傾向を有し、定期的に補充療法をされていた患者でした。

テキサス大学から仁保先生の九大第一内科に戻った時、留学時代に学んだ分子生物学の手法を使えば、XIII因子欠損症の遺伝子異常を明らかにできると思いました。それで、嘉村巧先生とともに家系をたどって採血させていただき、白血球からRNAおよびDNAを分離し、XIII因子遺伝子を解析しました。それまでの基礎的研究の知識と技術が、実際の臨床症例の病態解析と初めて結びついた時、私としては非常に感銘を受けました。

嘉村先生とともにDNAの欠損を読み取った時の、あの感動は今でも忘れられません。

仁保 それは世界的な大事業です。XIII因子欠損症の遺伝子までも極めた解析を、世界で初めて行ったのは見事です。

岡村 家系を見ると、常染色体劣性遺伝です。両親はいとこ婚であり、母親がヘテロで、父親は死亡していて検索できませんでしたが、その両方から受け継いでホモ接合体になると欠損症が発現することを証明できました。この論文は、1992年「JCI」(The Journal of Clinical Investigation)に掲載されました。

仁保 嘉村先生は、その後、どうされていますか。

岡村 現在は、名古屋大学理学部の教授として、細胞周期に関する研究をしています。

仁保 医学部から理学部に行くというのは、大変な決意です。名古屋大学の理学部は世界有数ですね。

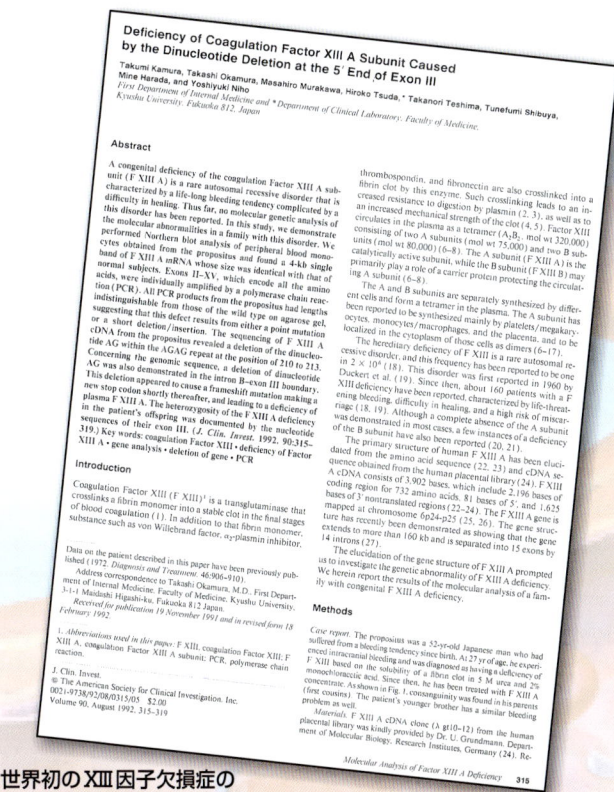

世界初のXIII因子欠損症の遺伝子解析を報告した論文
凝固XIII因子Aサブユニット欠損症を臨床の場で診断し、その1家系の遺伝子解析を行い、1992年に「JCI」に掲載された。残念ながら、この患者は論文発表の1年後に脳出血で他界された。

血液学を語る

岡村 嘉村先生が留学する前に言っていたのは、「Science」「Nature」といった一流雑誌に書ける仕事ができたら、臨床をやめて基礎研究者として進みたいということです。実際に、留学中の仕事が「Science」に掲載され、希望通り嘉村先生は基礎研究者の道を歩まれることになりました。

仁保 唐津赤十字病院のような地方の病院に行った時の経験が、そういう成果に結びついたのですね。

岡村 本当にそのとおりです。地方にはさまざまな病気があり、見逃されたままになっています。血族結婚も多く、狭い社会で稀な遺伝性疾患が生まれるという側面があります。

唐津赤十字病院でのXIII因子欠損症の患者さんとの出会いは、私にとって素晴らしい経験となりました。

血液学には、悪性腫瘍を治せる喜びが。やりがいを求める若い医師に期待する

仁保 先生は今、久留米市、八女市、筑後市、柳川市、大牟田市といった広い筑後地域の患者さんたちを世話しておられますが、大変でしょう。

岡村 筑後地区には、血液専門医がいる病院が、久留米大学を含め3つしかありません。人口100万人の福岡県南部医療圏でありながら血液専門医が少なく、後方支援的な病院が少ないため、若い人から高齢者まで、発病から最期まですべてを診ることが多くなります。

仁保 筑後地区の血液疾患の患者さんは、ほとんどが久留米大学に集中するという状況ですね。

岡村 介護的な医療から終末期医療まで、すべてを大学病院で行うことが多いです。

今、最大の課題は、若い医師が血液内科に入ってくれないことです。学生や研修医の時代には興味があると言ってくれるのですが、一生の仕事にするとなると躊躇させるものがあるのでしょうか。

仁保 開業医を目指す方が多いのでしょうか。

岡村 血液疾患は全身を診ることになりますから、開業をするにしても役立つ学問であるのは確かなのですが。

久留米大学に血液内科を立ち上げて4年が過ぎ、5年目を迎えています。大学内でも血液内科に対する認知度が増していますので、多くの若い医師に入局してほしいと思っています。

仁保 これから血液学を目指す若い方々に向け、期待することは何でしょうか。

岡村 今、医療でいちばんの問題は、クリニカルパスなどの流れの中で、1つ1つの症例、一人ひとりの患者さんを深く診る臨床的な視点が欠けていることではないかと思います。ともすると、"流す医療"になってしまうのではないでしょうか。臨床の場で事務処理も増え、浅い医療に流れてしまう傾向を危惧しています。

やはり医師は1例1例をしっかり診て、その疾患の特色をつかみ、疾患の全体像を把握していくことが必要です。1例1例から出発し、個々の大学や病院だけでなく、地域や日本全体で症例をまとめていくことはできないものでしょうか。

1例1例の症例から疾患を深く診る、それを積み上げ、地域全体、日本全体の数多くの症例から疾患の全体像をつかんでいくような臨床研究の姿勢を身につけてほしいと思っています。

仁保 血液学は、臨床的には大変エネルギーのいる分野です。白血病や悪性リンパ腫などの悪性疾患には、さまざまな重い合併症を伴い、非常に厳しい臨床が展開します。

しかし、化学療法の効果によりスーッと症状がとれた時の喜びというのは、血液専門医でしか味わえない醍醐味です。肺癌や肝臓癌など固形癌は、薬や注射で簡単には消失しません。血液腫瘍はほかの分野の悪性腫瘍より、がん化学療法感受性が高いことが多く、全治することもまれではありません。全治しないまでも、寛解というほとんど症状がとれた状態に導入することができます。

悲惨な状態で入院された患者さんが、よくなって退院されるあの喜びは、ほかの分野ではなかなか味わえないのではないでしょうか。

骨髄移植は現在、制度的にも発達し、治療法として成熟してきています。白血病が不治の病であった時代から、骨

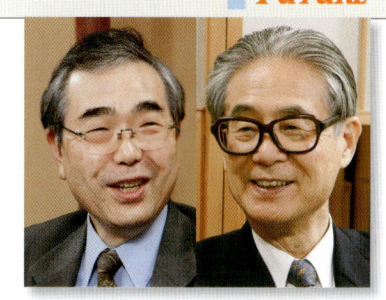

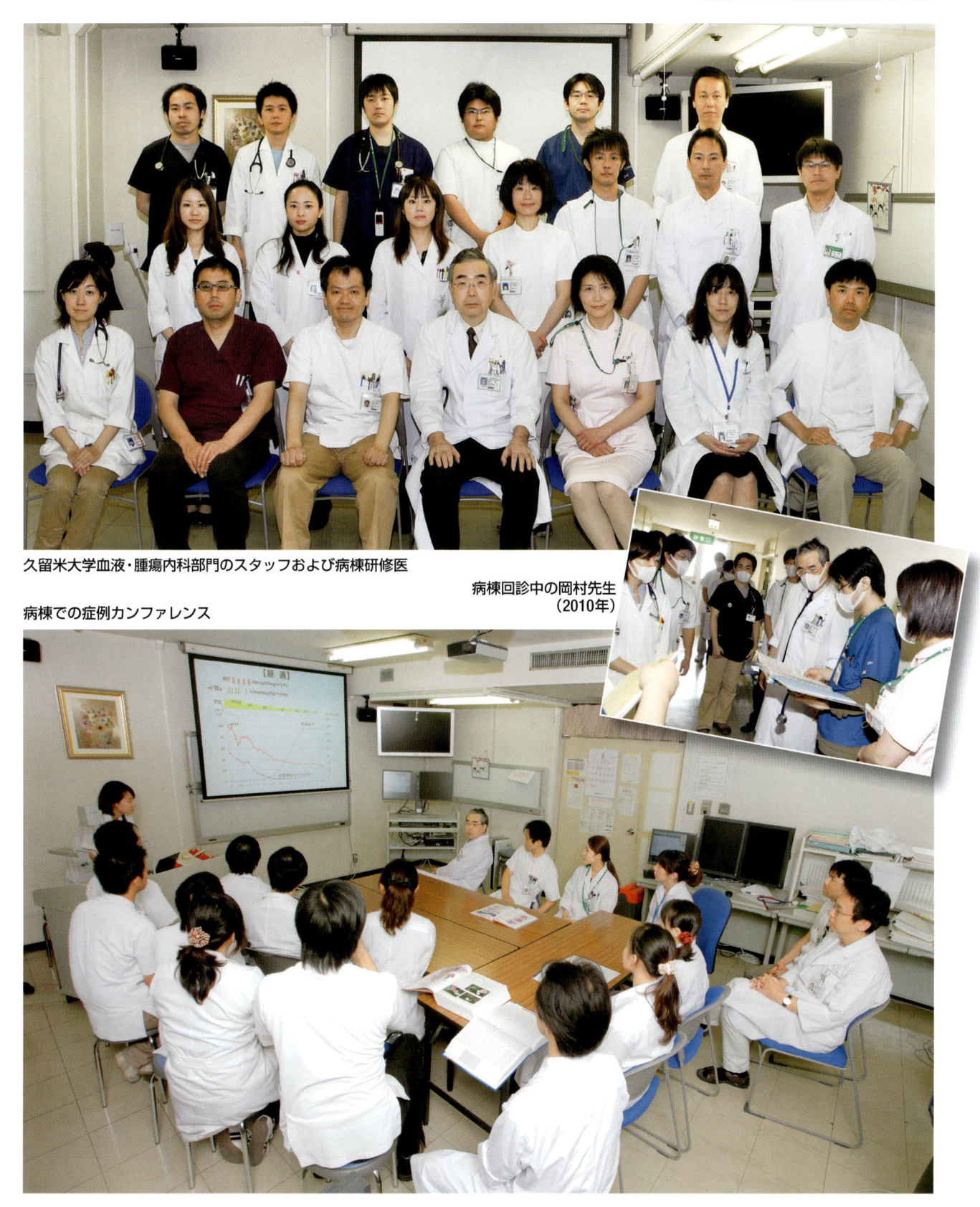

最新・血液内科シリーズ **FUTURE**

久留米大学血液・腫瘍内科部門のスタッフおよび病棟研修医

病棟回診中の岡村先生
（2010年）

病棟での症例カンファレンス

PAGE 105

血液学を語る

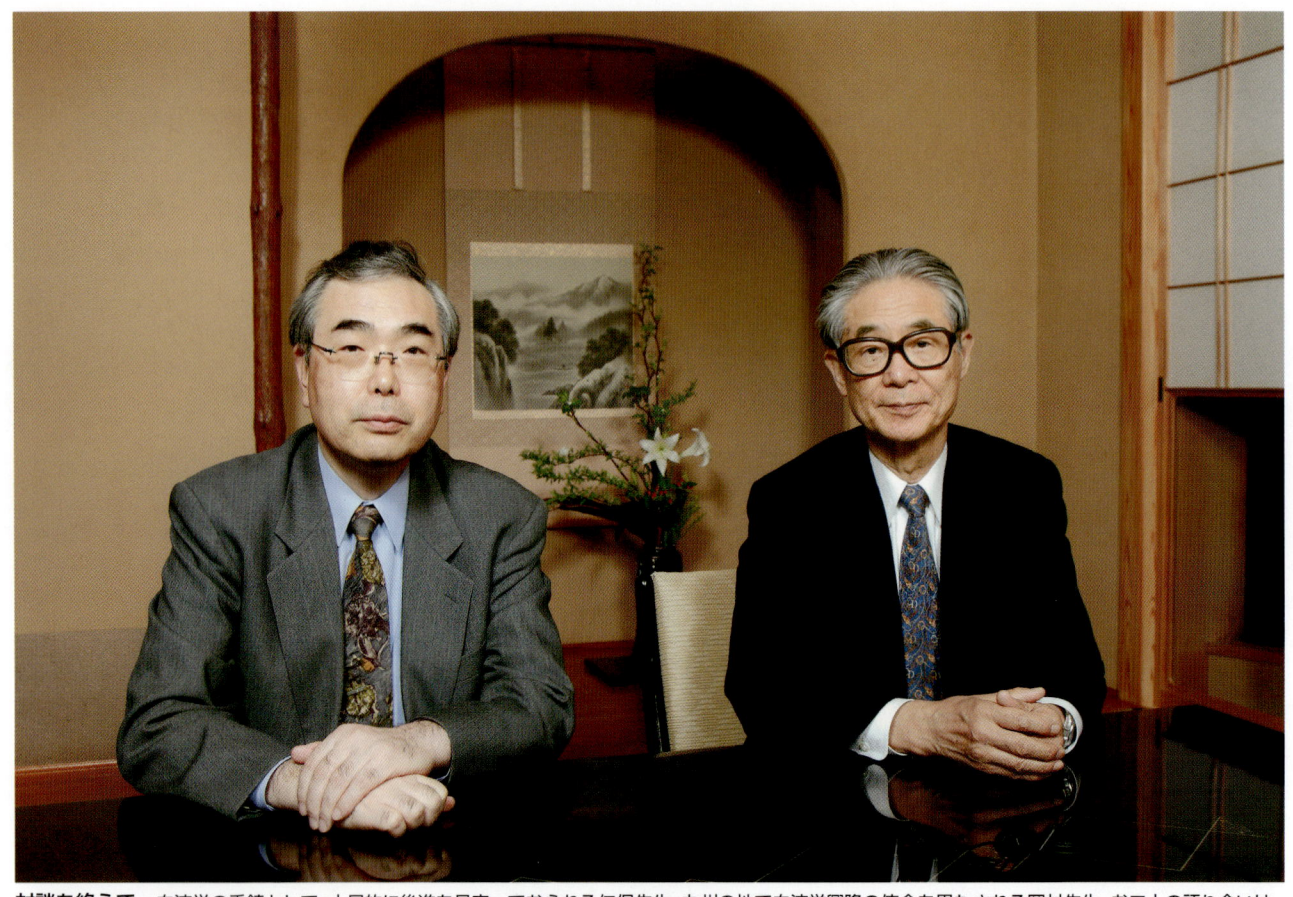

対談を終えて 血液学の重鎮として、大局的に後進を見守っておられる仁保先生。九州の地で血液学興隆の使命を果たされる岡村先生。お二人の語り合いは、血液学の世界を真っ直ぐに歩まれる、人として、医師としての真摯な姿勢にあふれていた。

髄移植を治療法として確立してきた過程は、血液分野の人たちにとって大きな喜びでした。
　岡村先生の専門分野である止血異常症、そのほかの分野においても、遺伝子レベルで原因を追究し治療法を確立していくことができるのは、血液学における最大の喜びであると思います。

岡村 先生がおっしゃるように、血液学は一見きつい分野のように感じられるかもしれませんが、悪性腫瘍の患者さんを治せる喜びがあります。最近、がん治療において、分子標的治療薬がいくつか登場していますが、そのトップランナーの役割を果たしているのが血液学です。
　血液分野では、悪性腫瘍が治せる病気になりつつあります。その分、医療を提供する側には大きな負担と責任がかかりますが、やりがいがあります。やりがいを求める若い医師たちに、ぜひ血液学を継承し、発展させていただきたいと思います。

仁保 今日は長時間にわたり、ありがとうございました。

仁保喜之(にほ)	
1936年	(昭和11年)、福岡県に生まれる。本籍 三重県
1961年	九州大学医学部卒業
1961年	米空軍ジョンソン病院にてインターン
1962年	九州大学医学部第一内科(山岡内科)入局
1969年	九州大学医学部附属病院中央検査部助手
1971年	カナダ、トロント大学オンタリオ癌研究所上級研究員
1974年	九州大学医学部第一内科助手(柳瀬敏幸教授)
1975年	九州大学医学部第一内科講師
1984年	九州大学医学部第一内科教授
1997年	九州大学医学部附属病院院長
1998年	日本内科学会会頭
2000年	日本血液学会会長
	国家公務員共済組合連合会 千早病院院長
2008年	特定医療法人 原土井病院顧問
2009年	共済医学会会長

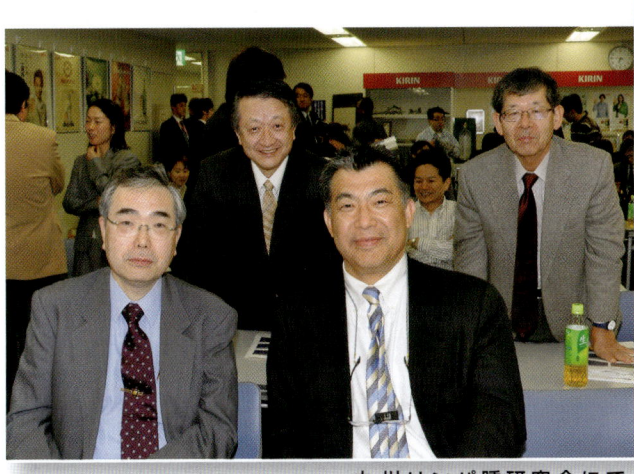

最新・血液内科シリーズ *FUTURE*

九州リンパ腫研究会にて（2010年） 写真左は、河野文夫 熊本医療センター副院長、原田実根 国立病院機構大牟田病院院長（九州大学第一内科名誉教授）、鵜池直邦 九州がんセンター血液内科部長。写真右上は、宇都宮與 今村病院分院院長、塚崎邦弘 長崎大学准教授、鈴宮淳司 島根大学教授。写真右下は、大島孝一 久留米大学教授。

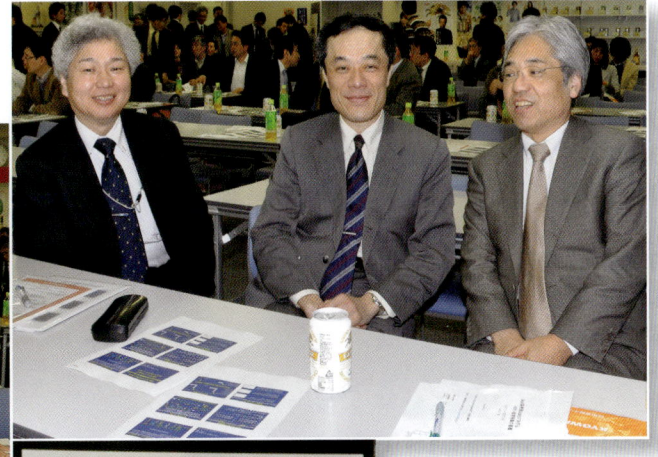

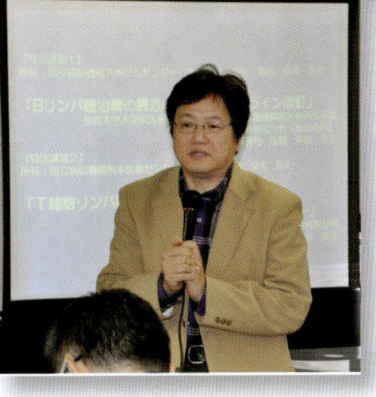

（2010年12月20日刊行）

谷本 光音
Mitsune Tanimoto

研究・教育に新たな風を

Profile

1951（昭和26）年、愛知県に生まれる
1977年 3月　名古屋大学医学部卒業
1981年 3月　名古屋大学大学院満了
1981年10月　米国ニューヨーク スローン・ケタリング癌研究所留学
1985年11月　名古屋大学第一内科／医員
1986年10月　名古屋大学第一内科／研究生
1991年11月　名古屋大学第一内科／助手
1998年 6月　名古屋大学医学部附属病院／講師（第一内科）
2001年 4月　岡山大学大学院医歯学総合研究科／教授（第二内科）
2004年 4月　岡山大学大学院医歯薬学総合研究科／教授（第二内科）
2006年 6月　同医学部・歯学部附属病院副院長
2007年 4月　岡山大学病院副院長

【所属学会】
日本内科学会（理事・評議員）
日本癌治療学会（理事）
日本臨床腫瘍学会（理事）
日本造血細胞移植学会（理事・平成16年度総会長）
日本リンパ網内系学会（理事・評議員）
日本血液学会（評議員）
日本癌学会（評議員）

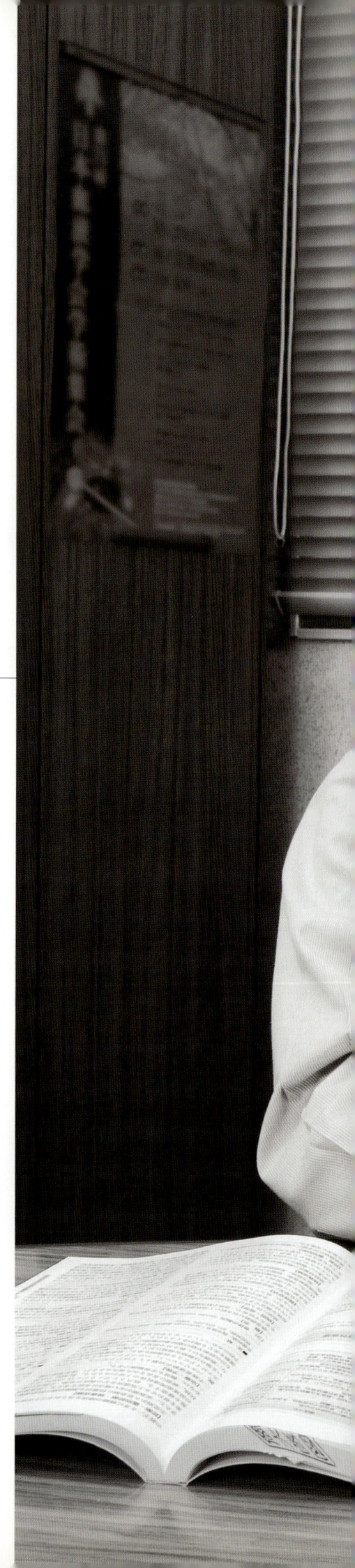

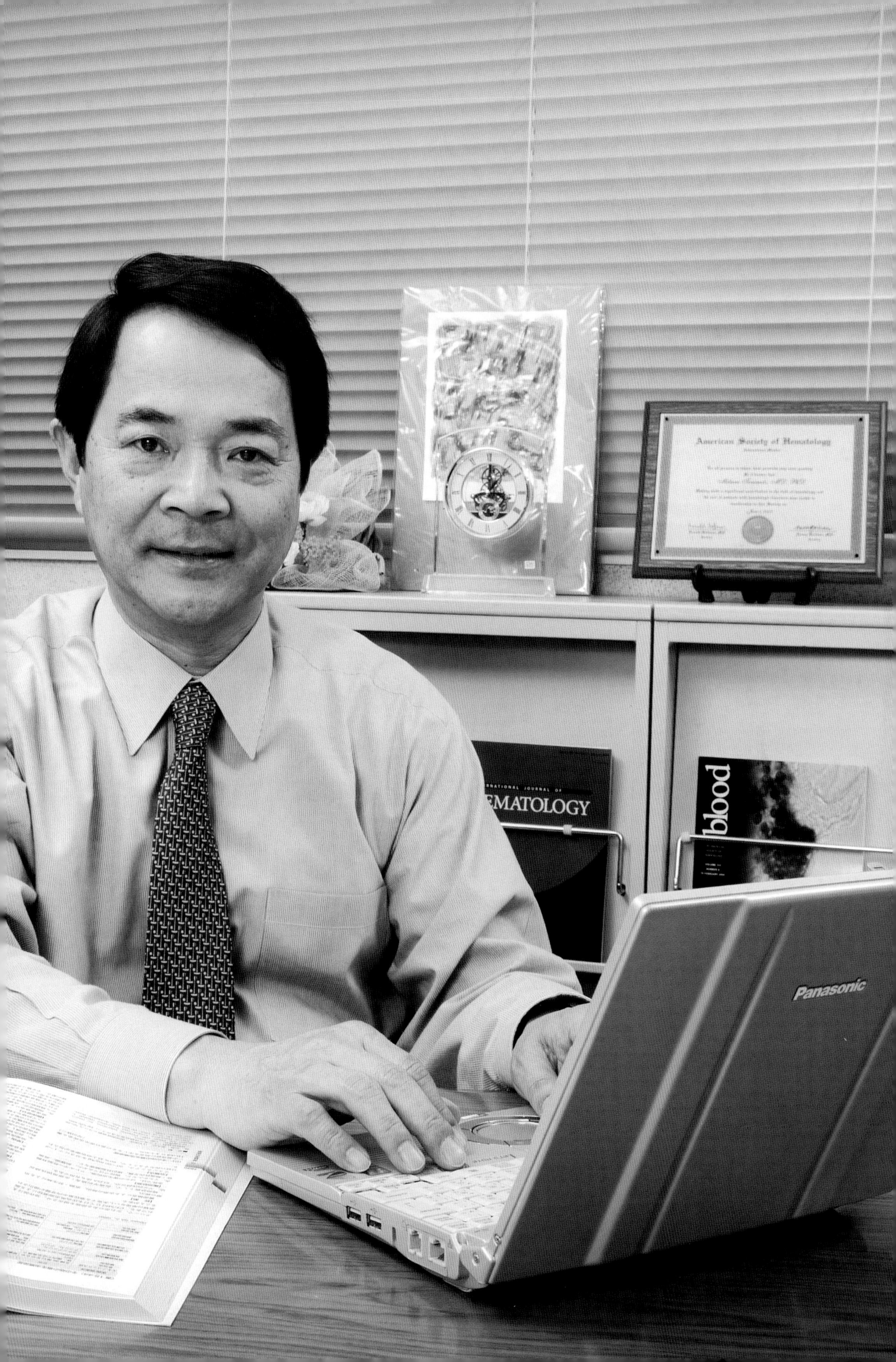
American Society of Hematology
EMATOLOGY
blood
Panasonic

血液学を語る

価値観の共有をパワーに、研究に、教育にチャレンジした日々

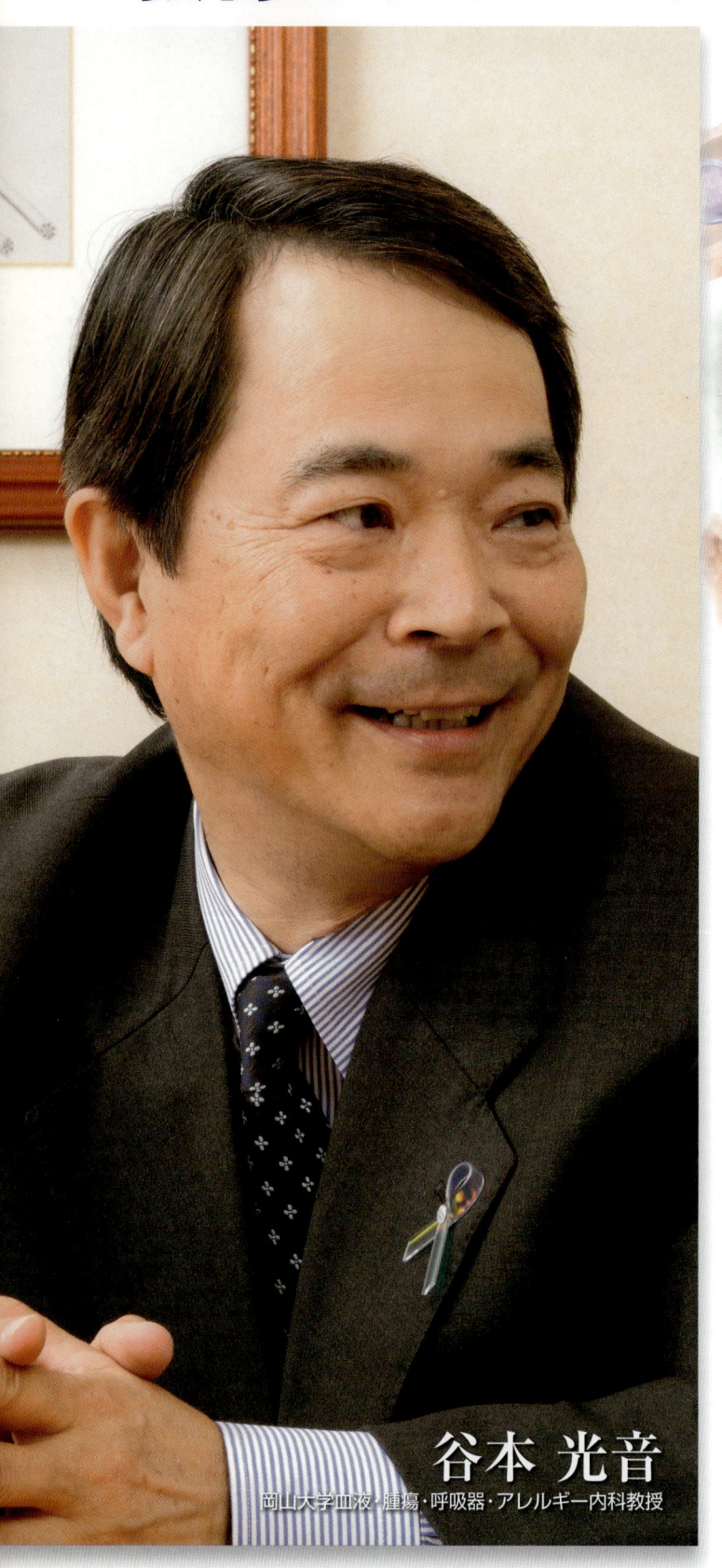

谷本光音先生と松尾清一先生の出会いは、
名古屋大学大学院時代。
以来、米国留学、日本医学会総会幹事、
卒後臨床研修センターの立ち上げと、
お二人は多くの活動を共にしてきた。
価値観を共有し、
チャレンジ精神で歩んだ日々を
伸びやかに語り合う。

谷本 光音
岡山大学血液・腫瘍・呼吸器・アレルギー内科教授

名古屋大学大学院で同級生。深夜のアイソトープセンターで交流

松尾 出会いはいつだったか、学生の時だったでしょうか。

谷本 1973年頃からですから、お互いに名古屋大学の学生の時ですね。

松尾 学生時代は学年が1つ違いましたから、あまり濃厚な付き合いはなくて、よく会うようになったのは大学院へ入ってからでした。

谷本 そうです。大学院では同級生でした。当時は研修医をやりながら大学院へ入学しました。

松尾 研修制度は今とは違い、必修ではありませんでしたね。谷本先生は第一内科、私は第三内科でしたが、夜中のアイソトープセンターでよく出会いました(笑)。

当時の大学院生は、昼は診療をやり、夜は研究をしていました。夕方から研究を始め、深夜にアイソトープセンターに行くと、谷本先生とよく一緒になりました。

谷本 週に3回くらい会いましたね。

松尾 夜中の2時くらいになると疲れてきて、「飲みに行くか」ということになり、飲み終わるともう夜明け。それでも若かったので、翌日はきちんと8時半から仕事をしていましたね。

谷本 当時、私は二足の草鞋を履いていて、昼間は愛知

県がんセンター研究所の研修生。夜は名古屋大学の大学院生でした。当時はそういう選択も全く自由でした。
　昼間は血清学的な腫瘍抗原の解析をやり、夜は細胞免疫学的なヒト白血病細胞の抗原性解析にかかわり、免疫学を深く勉強できるいい機会になりました。

松尾　私は専門が腎臓内科なので、当時は、細胞性免疫と腎炎との関係を研究していました。

谷本　同じ細胞性免疫を研究していたため、同じ測定機械の取り合いでしたね。予約を見ると、必ずと言っていいほど松尾先生の名前がありました。

松尾　そうですね。空いている時間に予約を入れると、いつも夜中になってしまいました。

名古屋大学は当時、先駆的に
ローテーション研修を実施

谷本　名古屋大学は、当時としては先駆的に、ローテーション研修を行っていました。大学ではほとんど研修せず、学生が自主的に研修委員会を作り、自分たちで研修病院を探しました。希望する病院で1～2年の研修を受けるシステムでした。
　私は当時、研修先の取りまとめをする研修委員長を務めていましたので、皆の行き先を見届ける必要もあり、卒業後は大学に残りました。行きたい病院は希望者が多く、委員長なので自分から研修を降りたという事情もありました。

松尾　当時、そのような研修を行っていたのは、名古屋大学と東北大学くらいでしょう。私も、実は研修委員長を務めていました。現在の研修制度のマッチングと同じように、人気のある研修病院には希望者がたくさんいます。その際は、学生同士のくじ引きで決めていました。いわば、学生による自主規制ですね。

谷本　私は委員長という立場上、関連病院に研修に出るわけにいかなかったので、大学院に行ったという面もあります。その代わり、卒後1～2年からアイソトープセンターで自由に実験をするという、今では考えられないようなことができました。反面、患者さんのベッドサイドから離れている時間が

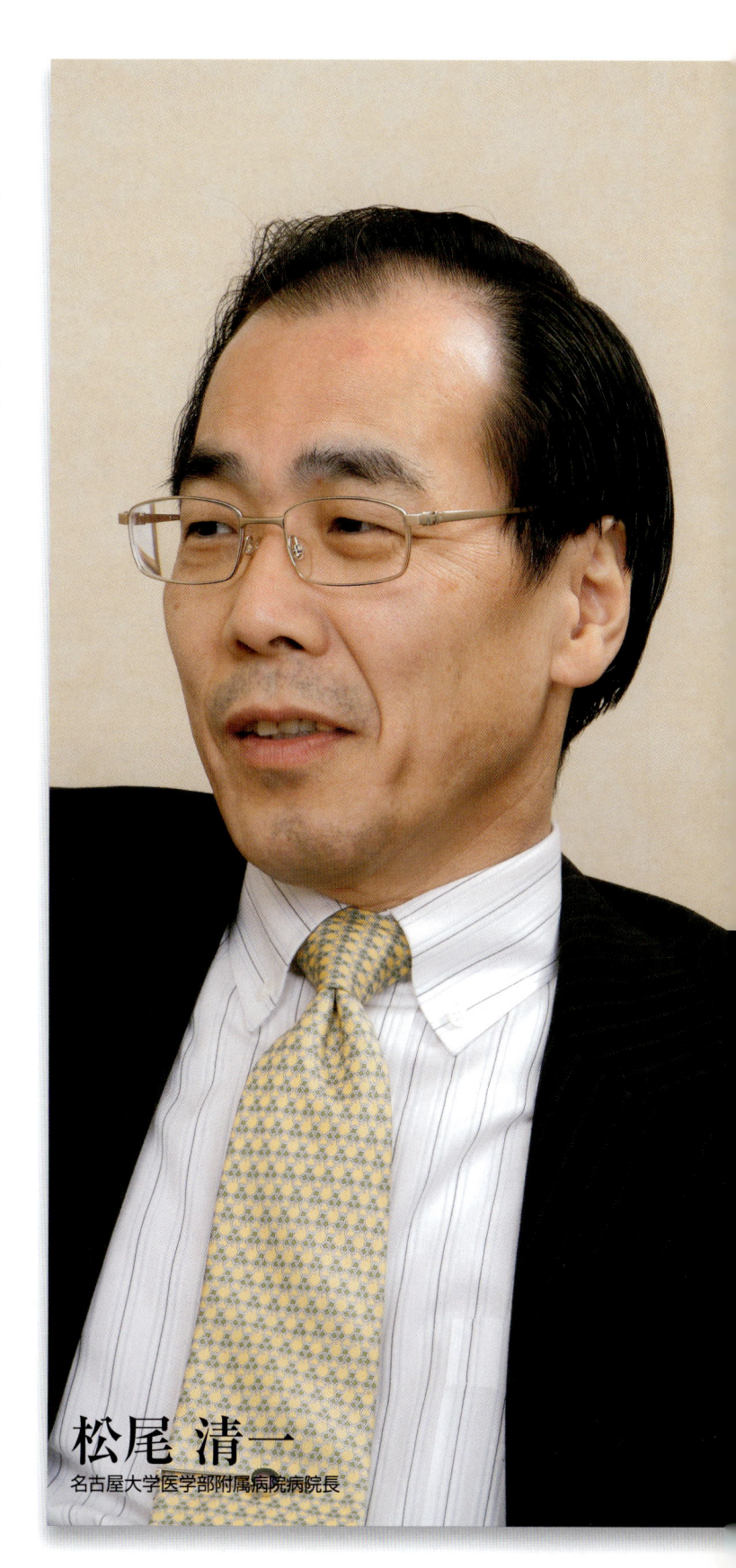

松尾 清一
名古屋大学医学部附属病院病院長

血液学を語る

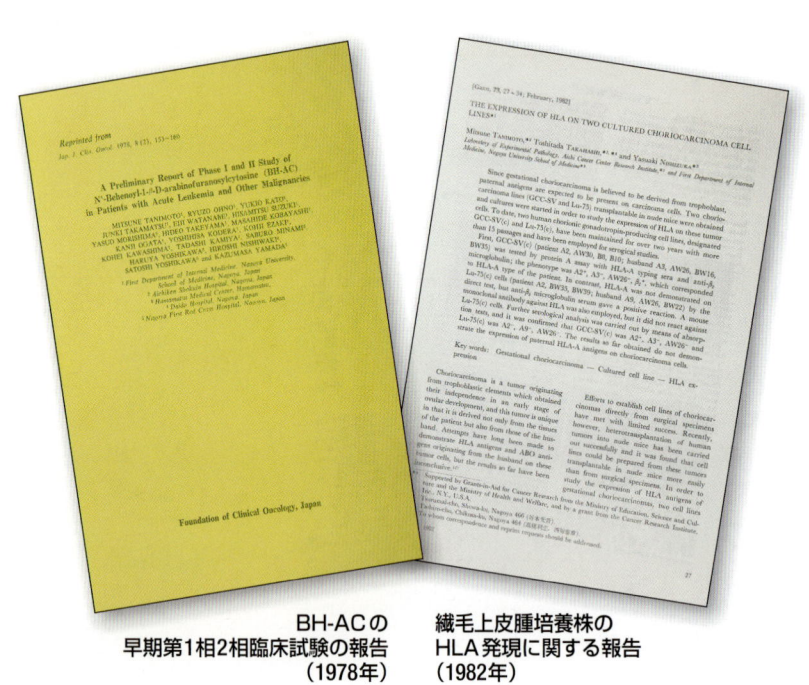

BH-ACの
早期第1相2相臨床試験の報告
（1978年）

繊毛上皮腫培養株の
HLA発現に関する報告
（1982年）

長く、不安もありました。

松尾 関連病院できちんとローテーション研修を受けて数年すると、かなり臨床的な実力がついて帰ってきます。一方、大学院は研究が仕事という面がありますから、若い頃は、ものすごい差がついたように見えたものです。

当時、大学の腎臓内科には患者が少なかったため、「自分は将来、臨床医になれるのだろうか」と不安に思いながら、毎夜、酒を飲んでいました（笑）。

血液内科は逆に、大学にいたほうが多くの症例を診られましたね。

谷本 確かにそうです。しかし、実際には、私はある市民病院に週3回行き、救急の当直をやっていました。お産を診たり、麻酔をかけたり、小児科から耳鼻科、眼科の救急まで対応しました。自分で研修メニューを組み立てて専門医に教えてもらい、自主研修をしたような状況でした。

半年ぐらいかけて、それぞれの専門医にトレーニングを受け、その後は独り立ちです。その病院でたった1人の当直医ですから、食道異物も取れば眼内異物も取り除きます。

常勤の先生を呼ばずに、朝まできちんと診て翌朝申し送りをします。

松尾 私も初期研修医の頃には、現在の常識では1年目の研修医単独では行うべきでないような処置も経験しました。

非入局ローテート方式という大まかなシステムは共通でしたが、詳細なカリキュラムはない時代でした。そういう経験もあって、後に谷本先生と一緒になって名大の卒後臨床研修システムを立ち上げるきっかけとなっていきました。

名大病院・関連病院
卒後臨床研修ネットワークの立ち上げ

谷本 私が名大第一内科の医局長になった1995年当時、大学にはほとんど研修医がいない状態でした。1人、2人の面倒を見ていたのですが、その後、大学でも研修システムを作ろうという話になり、第三内科の講師をしておられた松尾先生に声をかけました。

2人が中心になって学生に働きかけ、ムーブメントを起こしたかったのです。

松尾 そうでしたね。文科省と厚労省の歩調がそろい、急遽、卒後臨床研修必修化の話が出てきました。当時、大学内で研修を行っていなかったのは名古屋大学と東北大学だけで、卒後教育を放棄していると言われました。

谷本 当時、私たちは「プライマリ研修は、絶対に普通の病院でやったほうがいい」というコンセプトを持っていました。実際、当時の名古屋大学、東北大学の研修システムが、現行の初期臨床研修制度のモデルになっています。

松尾 そのとおりです。とはいえ、大学でも研修システムを作らないといけないということになり、大島伸一先生（現国立長寿医療センター総長）に研修委員長をお願いしました。大島先生は当時、赴任しておられた中京病院から、泌尿器科教授・副病院長として名大病院に戻ってこられたばかりでした。「実務は全部、我々2人でやりますから」とお願いして、毎週朝7時に集まっていたのを覚えています。

谷本 3か月くらい会議をしてから卒後臨床研修センターを立ち上げました。学生にアンケートをとったら「救急をやりたい」とのことで、急遽、救急の研修も始めました。大学病院全体がそういう方向で動くことを約束してくれたのでできたのです。

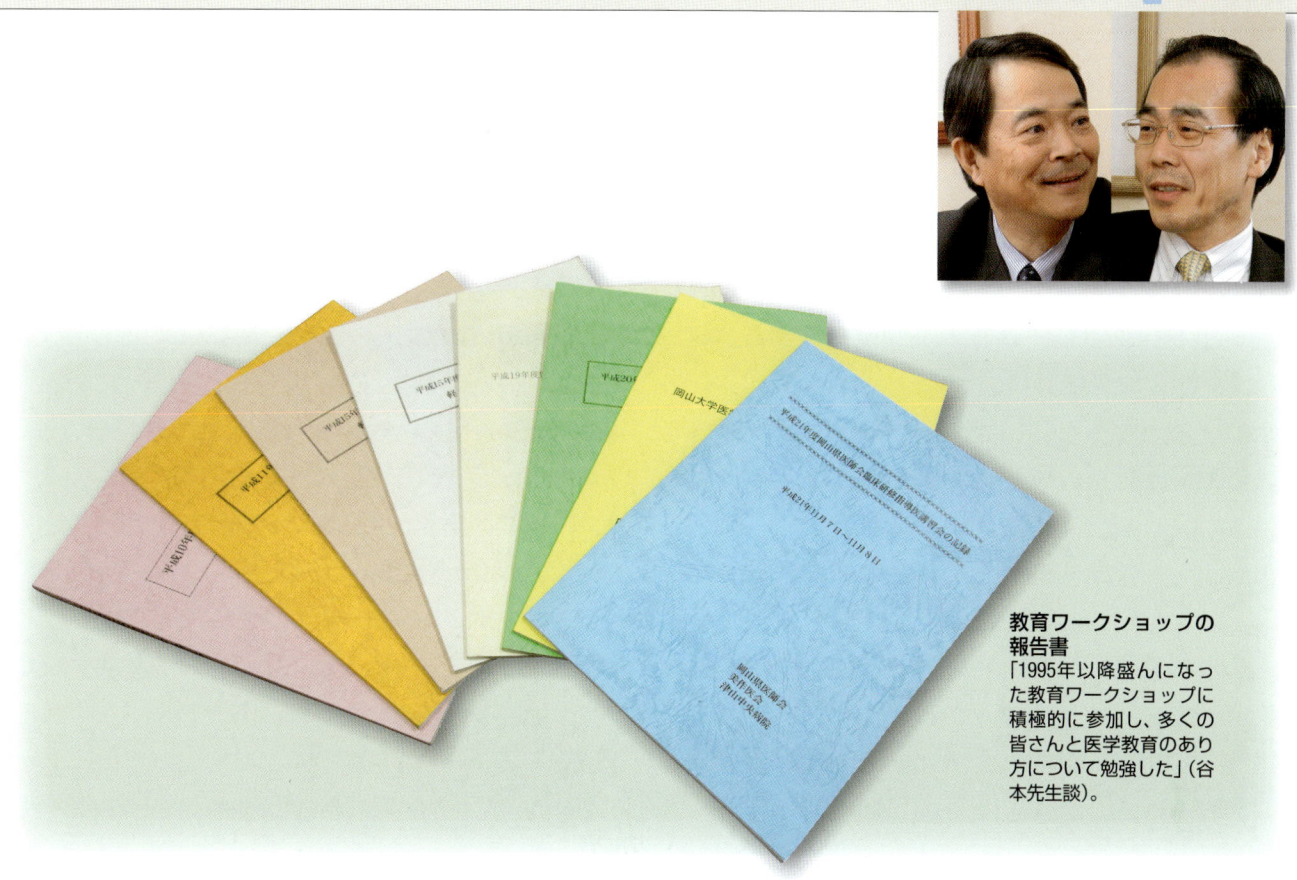

教育ワークショップの報告書
「1995年以降盛んになった教育ワークショップに積極的に参加し、多くの皆さんと医学教育のあり方について勉強した」(谷本先生談)。

当時は、私たち2人とも内科の助手から講師になった頃で、研究も診療も忙しく、それに教育が加わり、周囲からは"貧乏くじを引いた"と言われていました(笑)。

松尾 本当に、お互いにいい経験になりましたね。

名古屋大学の場合、関連病院がたくさんあって、300床以上の病院だけ数えても70くらいある。そこへ皆が飛び散って、研修していました。ほかの大学の学生も交え、くじ引きで研修先を決めていたため、病院側に選択権がないという問題がありました。

谷本 6年生には国家試験の準備があり、病院を調べる時間もなかったため、だんだん10くらいの病院に希望先が収束していきましたね。そのため、研修医がまったく来ない病院も出てきて、非常にバランスが悪くなってしまいました。

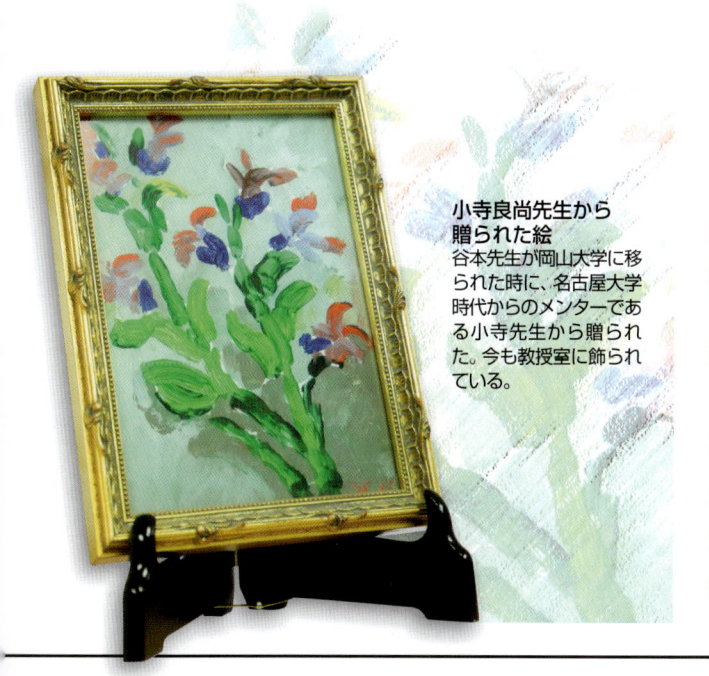

松尾 元々、研修内容をよくするために研修センターを立ち上げたはずが、研修病院への学生の振り分けが仕事になっていました。

谷本 就職活動に変わってしまったのですね。

松尾 それではいけない。関連病院全体で卒後研修の質を高めて活動するためには、学生自身の選択だけでは難しいということで、「名大病院・関連病院卒後臨床研修ネットワーク」を立ち上げました。

そこで作ったのが、"名大版マッチングシステム"です。現行制度のお手本にもなり、厚労省などからも随分見学にみえました。

教授会、関連病院の先生を巻き込み、教育ワークショップを実施

谷本 臨床の教授を全国から集めて、泊り込みの教育ワークショップをやりましたね。その後、関連病院の先生方も巻き込み、2泊3日の教育ワークショップを年に何回も行いました。週末になると、ほとんどワークショップに行っているといった年もありました。

松尾 さすがに、教授研修の時は、私たち2人は陰に隠れ、

小寺良尚先生から贈られた絵
谷本先生が岡山大学に移られた時に、名古屋大学時代からのメンターである小寺先生から贈られた。今も教授室に飾られている。

血液学を語る

進行役に徹していました。当時は、面白かったですね。新しいことをやるのは大好きです。

谷本 当時1995年頃から、大学病院が教育に重点を置かなければいけないということが言われ始めました。診療スタッフもきちんとした教育技法を身につける必要がある。それまでは大学という教育現場にいながら、医師は教育論や教育技法を学習したことがなかったのです。

昔からの講義スタイルが、そのまま継承されている教室も多い頃でした。やはり、講義や実習は楽しくなければいけない、教える側も楽しくなければいけないという、非常に素朴な疑問から出発し、松尾先生と一緒に随分努力しました。

同時期に、ニューヨークでの留学生活。"持つべきものは友達"

谷本 松尾先生とは本当にご縁が深く、ニューヨークへの留学も同時期でした。松尾先生が1981年7月に、私が同じ年の9月に出発しました。先生がニューヨークのJFK空港に迎えに来てくれました。

松尾 確か、1回目は空振りで、2回迎えに行ったのを覚えています。

谷本 すみません（笑）。ちょうどその時に結婚して、ハワイからサンフランシスコ、シアトルを経てから、ニューヨークに入りました。という訳で、9月に日本を飛び立ってから2週間かかって、10月にニューヨークに着いたのです。

私の留学先はSloan-Kettering Cancer Centerでした。

松尾 私は、Mount Sinai Medical Centerに留学しましたが、谷本先生が到着された時、もうラボを替わろうと探していました。次に移りたいと考えていたラボでは、モノクローナル抗体を使って、腎炎の特異抗原を探していました。「こういう技術（モノクローナル抗体作成技術）が、できるか」と聞かれ、私は思わず「できる」と答えましたが、実はやったことがありませんでした。谷本先生に頼み込み、Sloan-Kettering Cancer Centerでモノクローナル抗体の技術を見せてもらいました。

結局、新しいラボに移ってから、先方の都合でモノクローナル抗体はやらなかったのですが、頼る人がいないニューヨークで、"持つべきものは友人"だと、つくづく思いました。

谷本 何の研究をやっているのか、知らずに留学してしまったのですね。

松尾 本当に無謀でした。留学する時は、よく調べて行くものです。アメリカ腎臓学会で昼間、有名ドクターの顔と名前を覚え、夕方のポスターセッションで直接、売り込みました。ラボの同僚に、「ドクター・マツオ、学会というのは勉強するところではない。自分を売り込むところだ」とアドバイスされていました。

なかなか見つからずに1年近くかかり、やっとバッファローに移りました。その後は順調で、論文も随分出すことができました。

谷本 私の場合は、モノクローナル抗体を作るのは日本でかなりマスターしていたため、抗原をコードしている遺伝子を解析したいと思っていました。留学して1年ぐらいで白血病に対する抗体ができたため、留学後半は分子生物学を勉強して遺伝子のクローニングを行いました。

免疫学では業績が出ましたが、残念ながら遺伝子のクローニングはうまくいきませんでした。マウスのプローブを使ってヒトの遺伝子を釣ろうというプロジェクトだったのですが、その遺伝子だけはマウスとヒトでアミノ酸相同性がほとんどなかったのです。

私が留学を終える年にイギリスのDr. Milsteinがクローニングに成功し、ボスからは「この結果なら、あなたの研究結果がネガティブで当たり前だね」と言われました。1年半やった仕事がこの一言で終わりました。

ただ、当時は分子生物学的な手技を持つ人がほとんどいなかったため、名古屋大学に帰ってからは、齋藤英彦教授の研究テーマだった血液凝固学の遺伝子異常などに応用できました。草分け的な仕事ができ、そういう意味では非常にラッキーでした。

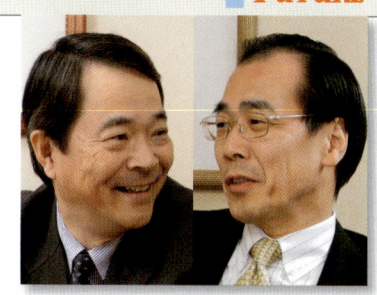

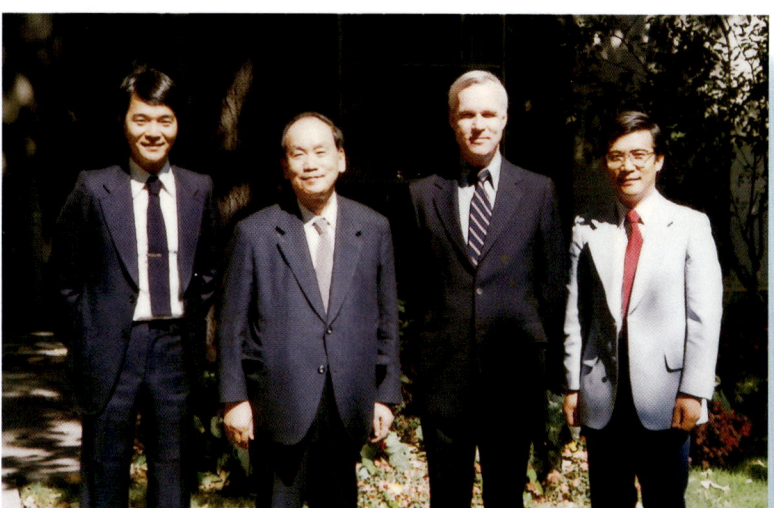

最新・血液内科シリーズ **FUTURE**

留学中にロックフェラー大学構内にて（1982年）
右から、珠玖洋先生（三重大学）、ボスのLloyd. J. Old博士、
故高橋信次先生（愛知県がんセンター総長）、
谷本先生。

ナイアガラ・カナダ滝の見える
公園にて（1982年夏）
共に過ごした留学時代、谷本先生ご夫妻、
松尾先生ご夫妻のバーベキューパーティー。

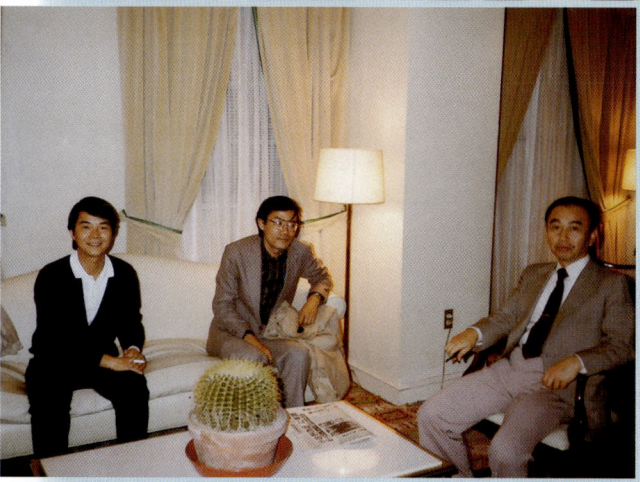

ニューヨークのアパートメントにて（1981年）
右から、故橋本嘉幸先生（東北大学）、森島泰雄先生（愛知県がんセンター）、
谷本先生。

ニューヨーク留学中の
パーティー風景
右から、Albert Deleo博士、Lloyd. J. Old博士、谷本先生。

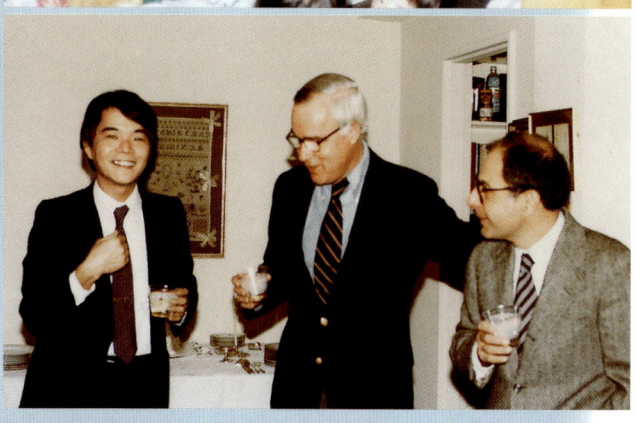

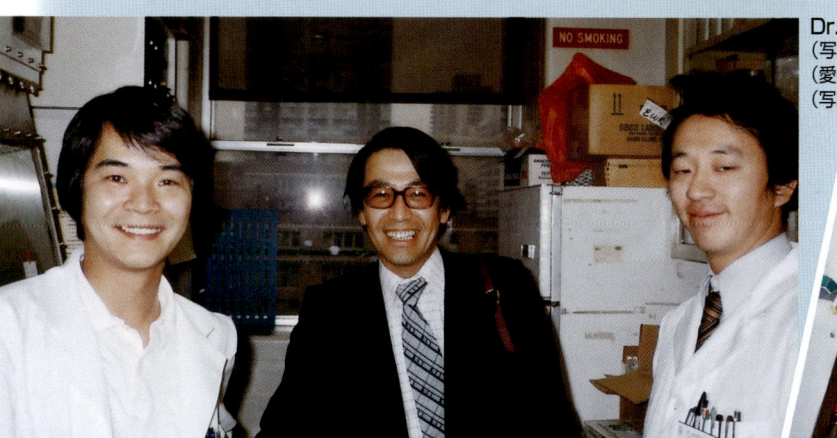

Dr. Oldのラボにて
（写真左）右から坂本純一先生（名古屋大学）、高本滋先生
（愛知医科大学）、谷本先生。
（写真下）大きな初期のウォークマンに注目。

PAGE 115

血液学を語る

"for the public"を共有する2人。
医療人として、大学人として共に歩む

松尾 先生とは、卒後臨床研修センターを立ち上げる前に、一緒に日本医学会総会をやったでしょう。1991年に「お前たち、幹事をやれ」とおおせつかって。

谷本 1995年の第24回日本医学会総会ですね。一緒に幹事として事務局の仕事をしました。先生とは大学院時代、留学時代、医学会総会、卒後臨床研修センターの立ち上げと、大学人としての歩みの中で、何もかも重なり合いました。いつも、いちばん身近に先生がいたし、先生の生き方が非常に参考になりました。ある意味で私にとってマーカーのような存在でしょうか。

松尾 先生にあって私にないもの、私にあって先生にないものが、うまく噛み合っているとつくづく思います。マッチングしていますね（笑）。

違うタイプの2人ですが、"飲んで騒ぐのが大好き"というところは一致していました。

谷本 "ノミニケーション"ですね（笑）。結局、人と人とが出会う最初のきっかけは、コミュニケーションができるかどうかだと思うのです。硬い雰囲気で知り合っても、付き合いが続く人はほとんどいません。打ち解けて話すことで、「この人には、こんな面があったのか」と発見できる。それが、人との出会いの素晴らしさだと思っています。

松尾 私と谷本先生は、性格は違いますが、格好よく言えば"for the public"という意識が一致していました。私利私欲ではなく、いろいろなことをよくしようと思う。そういう部分で基本的に一致していたので、長いこと一緒にやれたのだと思います。

谷本 医療人として、大学人としての生き方を先生と共有できたことが、私の中に財産として残っています。

世界に飛翔する気概を持ってほしい。
プロモートすることが、私たちの責任

松尾 私たちも若い時は自分の研究、中堅では組織改革の下支えをやり、年をとってきたこれからは、自分たちが中心になって物事を変えていかなければならないと思っています。

谷本 そのとおりです。私は、若い人をプロモートしていきたいと思っています。才能ある若い人たちを大学に集め、必要な環境を提供し、自由に交流してもらう。その中から、新しいものが生まれてくると期待しています。

同時に、大学と大学のコラボレーションも大切です。例えば、私が今いる岡山大学と、先生の名古屋大学の間で、大学院生を1年ずつ交換するというのはどうでしょうか。大学院生にとっては、環境が変わることがよい刺激になり、若い時期から同じ志を持つもの同士が、広く交流することがとても大事だと思います。

松尾 本当に大事ですね。

谷本 今、日本は縦構造であった従来の講座制から、横に連携する方向に変わりつつあります。ぜひとも、そういう方向で、交換大学院生のようなことを盛んにやりたいと思っています。

松尾 最近、私が気になるのは、医師不足による地域医療の崩壊、医療費の抑制など、暗い話題が多いことです。打開策がないまま、日本の医療機関や大学はかなり内向きになっているのではないでしょうか。若い人が冒険をしない、リスクを避ける傾向があるように感じます。

韓国、台湾、香港、シンガポールなど、東アジアの医療機関に行くと、皆、すごくポジティブです。世界に打って出ようとする活気があります。このままでは、世界はおろかアジアでも、日本がリーダーシップをとることは難しいのではないでしょうか。

谷本 中国などは人口が多いため、同じ疾患でも、日本の10倍、100倍もの患者さんが集まります。一方、日本で臨床試験をやろうとすると、参加してくださる患者さんを集めるのに苦労します。これからは日本がリードして、アジアの人たちと共同歩調をとり、研究を推し進めていくような枠組み作りが必要です。

松尾 若い人たちには、世界に飛翔するような気概を持ってもらいたいですね。そのような環境作りをしていくことが、私たちの責任ではないでしょうか。

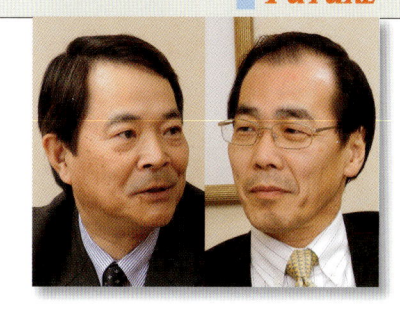

キーワードは"地域ネットワーク"。若い人たちの交流が活性化

谷本 私は岡山大学に来てから、「地域ネットワーク」がキーワードになると考えています。診療も、研究も地域と一緒になって取り組んでいく。例えば、血液学会に中国・四国地方会があるのですが、私が岡山に移った当初は、非常に地盤沈下していました。この会に様々な新しい企画を加えたことで若い人が集まり、研修医が積極的に発表し、参加人数が5倍ほどに増えました。地域の血液学会が活性化した成功

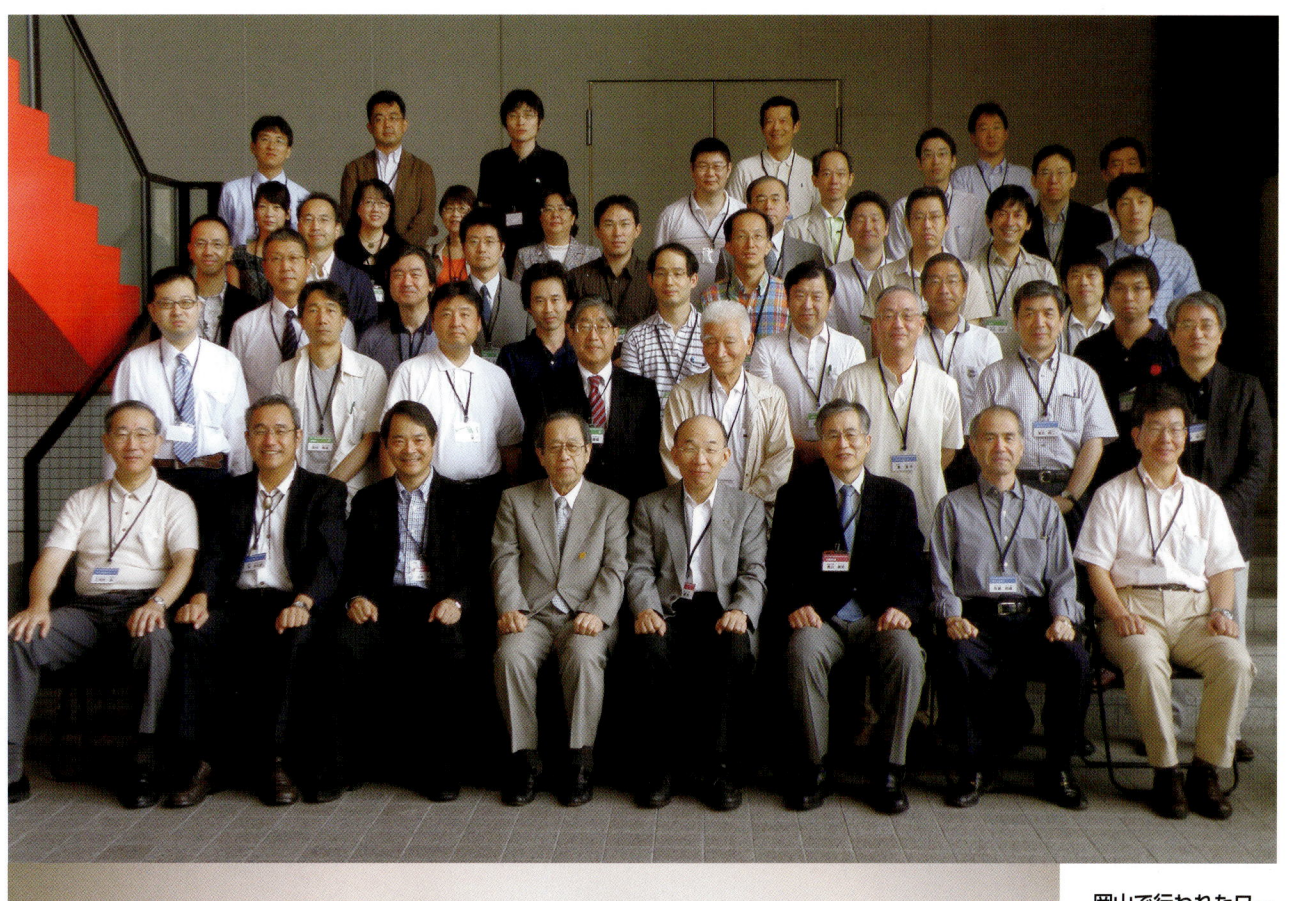

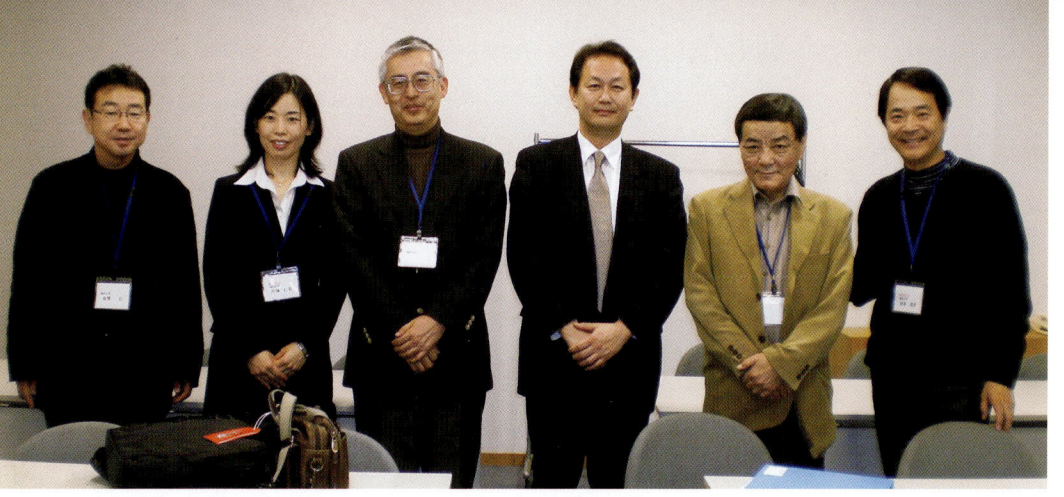

岡山で行われたワークショップにて
岡山大学に移られてからも、医師会や大学の先生方と教育ワークショップを行われた。いずれも会場でのスナップ。

PAGE 117

血液学を語る

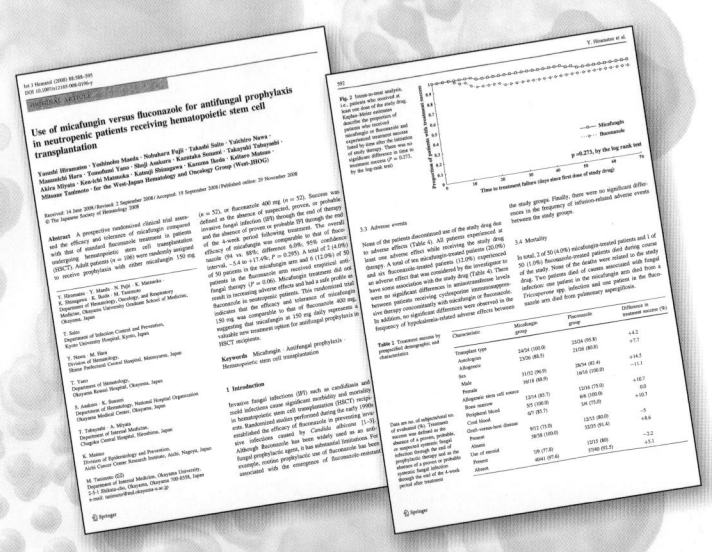

抗菌剤予防投与のグループ研究
岡山大学で行った前方向臨床試験で、結果は「IJH」誌に掲載された。

例だと思います。

松尾 素晴らしいですね。

谷本 もう1つ紹介したいのは、今、研究の主体を担っている若いリーダーたちが自由に交流できる場ができたことです。インターネットを使った治療研究のネットワークです。私が作ったというより、教室の人たちから自然発生的に生まれていきました。あっという間に、中国地方はおろか、九州から関東まで広がり、非常にいいプロトコールができました。前向き方向のプロトコールスタディも開始しています。

さらに追い討ちをかけるように、大学院生たちからも自然にレジデント・カンファレンスをやりたいとの声があがりました。卒後5～10年ぐらいの先生たちが、自主的に運営しています。一応は学会形式をとり、座長を作って講演会を行います。岡山を中心に様々な地域から参加者があり、若い先生同士の交流を図っています。

このように活動のプロモート、今をリードする臨床研究の場、学び始めた者同士の交流といった3つが自然発生的に生まれ、やはり「地域ネットワーク」が鍵になると改めて感じています。

松尾 今、血液内科は地域的なばらつきが大きいのではないでしょうか。専門医の多い地域、非常に少ない地域がありますが、どのように対応されていますか。

谷本 患者さんの相談については、もちろん大学でも対応し、各地域の専門医に紹介もしています。ただ、非常に専門医の少ない地域は確かに存在します。それは、その地域の大学病院に血液内科がないことが大きな原因です。

松尾 あまり診療科を細分することは問題ですが、ある広がりの地域に、専門科を配置することが必要ですね。

価値観の共有がパワーを生み出す。「滅私」の心情で取り組みたい

谷本 私が、地域ネットワーク作りを始めたのは、臨床研究をきちんと整理しようと思ったのがきっかけです。プロトコールを作って他人に頼むだけでは、うまくいきません。新しいものが生まれるためには、グループスタディへの参加者が意見を表明する場が必要です。それも、若い人が自由に発言できる仕組みが大切だと思います。

岡山大学血液・腫瘍・呼吸器・アレルギー内科の同門会では、毎年、卒業年ごとにテーブルを作ります。そうすると、同年代の価値観を共有する者同士が場を囲み、大変に議論が盛んになります。年齢的な差が大きいと遠慮があり、こうはいきません。「あ、これはいいな」と思い、同じことを学問でやったらどうかと思いつきました。

先ほども、お話ししたように、今そのような場を作り、2～3年活動しています。やっと1つ研究成果が出て、英文誌に発表することができました。

やはり、価値観を共にする人が一緒に活動すると大きなパワーになります。先生とは、今では違う大学で活動していますが、少し話せば、非常にわかりあえますね。この経験も生きています。

松尾 お互いに、じっとしていませんね（笑）。谷本先生が、相変わらずチャレンジ精神を失わずにやっていることがわかり、非常に頼もしい限りです。

谷本 ありがとうございます。やはり、私が岡山大学に行ったことで、何かを付加できたらと考えています。

松尾 私は、自分が卒業した大学にいますので、ある意味、一人ひとりの考え方もほぼわかってしまいます。やりやすい面と、やりにくい面がありますね。先生は新天地で活動され、抵抗もあるだろうと思うのですが。

谷本 私は、思ったことはすぐに相手に伝え、相手からも伝

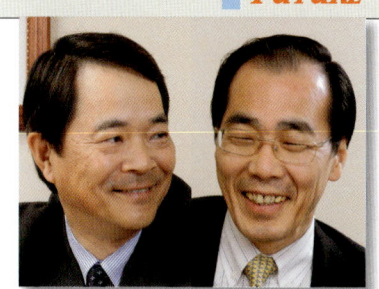

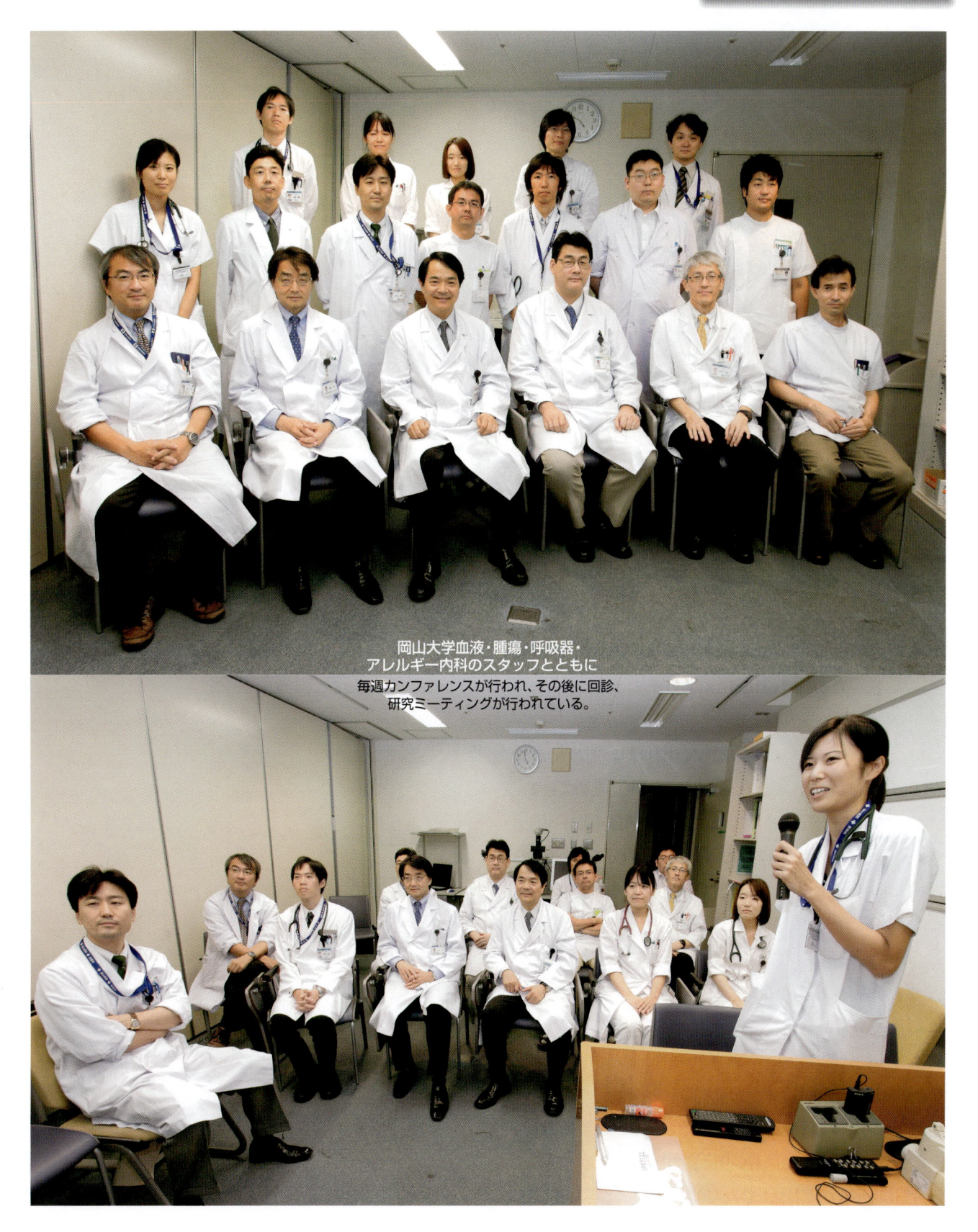

最新・血液内科シリーズ *FUTURE*

岡山大学血液・腫瘍・呼吸器・
アレルギー内科のスタッフとともに
毎週カンファレンスが行われ、その後に回診、
研究ミーティングが行われている。

PAGE 119

血液学を語る

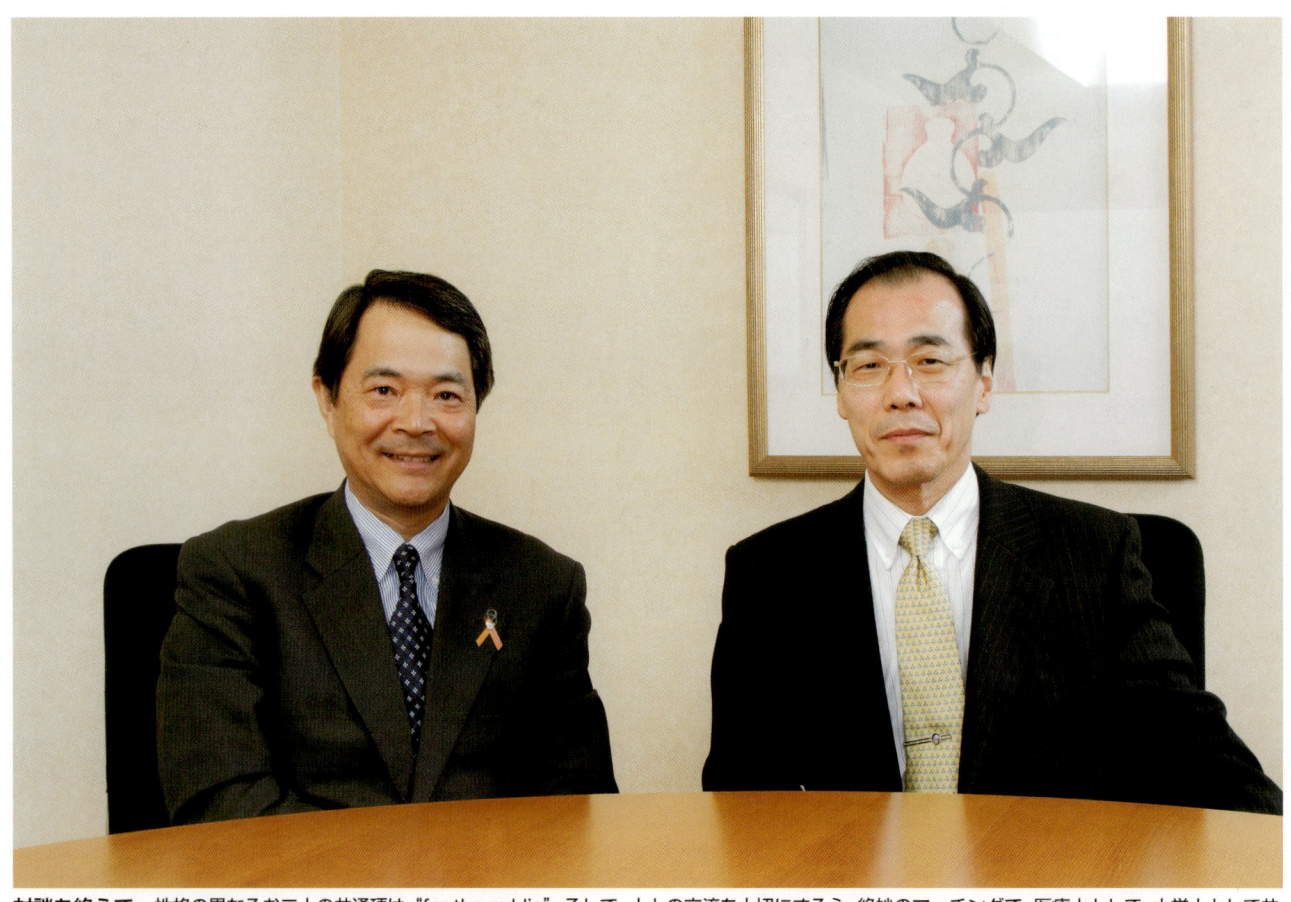

対談を終えて 性格の異なるお二人の共通項は、"for the public"。そして、人との交流を大切にする心。絶妙のマッチングで、医療人として、大学人として共に歩んでこられたお二人の語り合いは、未来へと飛翔するパワーとチャレンジ精神にあふれていた。

えてもらうようにしています。「黙って座ればピタリと当たる」わけではないと。いろいろな意見をもらいながら、進めています。

地域ネットワークという面では、岡山大学は中国・四国という広範な地域が対象になります。当然、自分のことだけを言ってはいられません。それでは、他人も耳を傾けてくれません。「滅私」の心情でやっています。学会の活性化などは、そこが重要ではないでしょうか。

松尾 誰のため、何のためにやっているのかということですね。先生を見ていると"for the public"なのがよくわかります。

谷本 一緒に飲んだり、コミュニケーションしたりするのが楽しいからという理由もきっとありますね(笑)。

松尾 そうですね(笑)。今はそれぞれ違う大学で活動していますが、本当に先生は若い頃と変わりませんね。

今日はいろいろとお話しいただき、ありがとうございました。

松尾 清一	
1950年(昭和25年)	12月20日、兵庫県に生まれる
1976年	名古屋大学医学部卒業
1981年	名古屋大学医学部大学院医学研究科修了
1981年	米国マウントサイナイメディカルセンター客員研究員
1982年	米国ニューヨーク州立大学バッファロー校客員研究員
1984年	労働福祉事業団中部労災病院内科医長
1985年	労働福祉事業団中部労災病院内科副部長、人工腎室長
1986年	名古屋大学医学部助手(内科学第三)
1997年	名古屋大学医学部講師(内科学第三)
2002年	名古屋大学大学院病態内科学講座(免疫応答内科)教授
2002年	名古屋大学医学部附属病院腎臓内科長(併任)
2002年	名古屋大学医学部附属病院 病院長補佐(併任)
2004年	名古屋大学医学部附属病院副病院長(併任)
2004年	名古屋大学大学院病態内科学講座(腎臓内科学)教授
2007年	名古屋大学医学部附属病院病院長
2009年	名古屋大学副総長

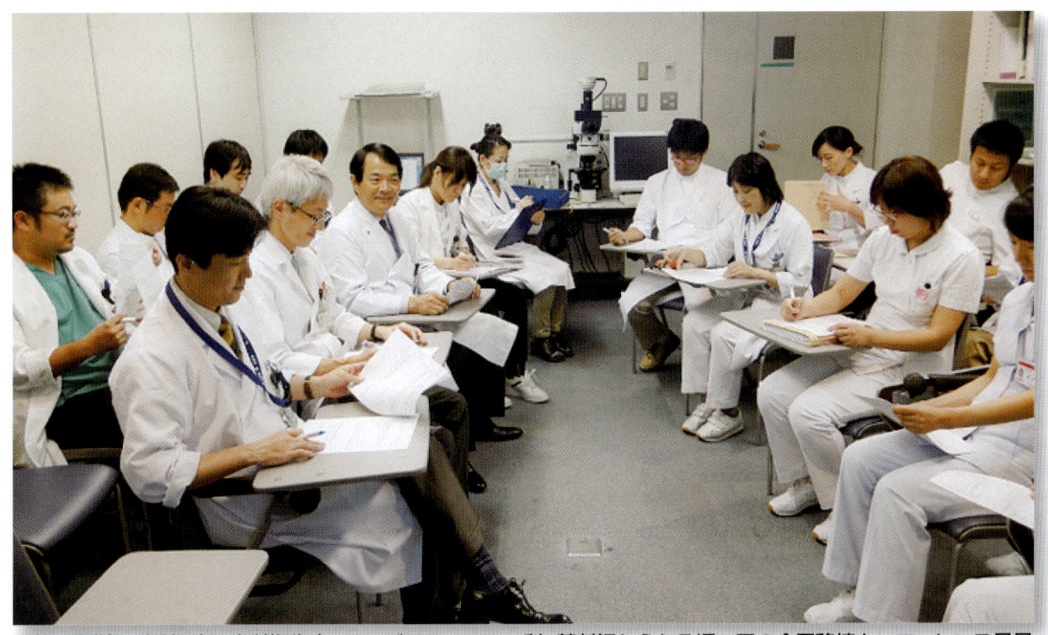

最新・血液内科シリーズ **FUTURE**

医師、看護師、歯科医師、歯科衛生士、リハビリテーション科、薬剤師からなる週一回の合同移植カンファレンス風景

（2011年3月20日刊行）

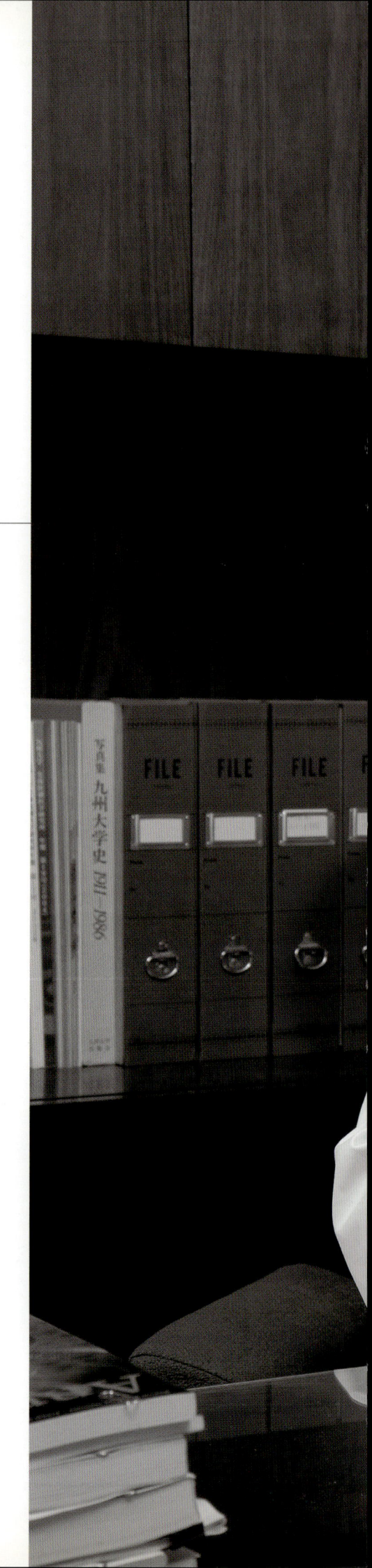

谷 憲三朗
Kenzaburo Tani

基礎と臨床の架け橋に

Profile

1955（昭和30）年、熊本県に生まれる
1979年 3月　山口大学医学部医学科卒業
1979年 4月　アメリカ海軍横須賀病院インターン
1980年 4月　東京大学大学院第3種博士課程入学
1982年12月～1984年11月
　　　　　　シティオブホープ医学研究所（アメリカ合衆国）
　　　　　　リサーチフェロー
1986年 3月　東京大学大学院第3種博士課程修了（医学博士）
1986年 4月　日本学術振興会特別研究員
1988年 1月　東京大学医科学研究所病態薬理学研究部助手
1990年10月　東京大学医科学研究所附属病院内科講師（病棟医長併任）
1993年 4月　京都大学ウイルス研究所非常勤講師併任
1995年 2月　東京大学医科学研究所病態薬理学研究部ならびに
　　　　　　附属病院内科助教授
2000年 4月　改組により東京大学医科学研究所分子療法研究分野、
　　　　　　東京大学医科学研究所附属病院内科助教授
2002年 2月　九州大学生体防御医学研究所・ゲノム病態学分野
　　　　　　同附属病院体質代謝内科（別府地区）教授
2003年10月　九州大学生体防御医学研究所・ゲノム病態学分野
　　　　　　九州大学病院先端分子・細胞治療科（博多地区）教授
2010年 4月～2012年3月
　　　　　　九州大学生体防御医学研究所所長併任

【賞】
1988年　霜仁会学術振興賞本賞受賞
1993年　日本血液学会奨励賞
2009年　九州大学表彰（研究・産学官連携活動活性化貢献）
2010年　九州大学表彰

【現所属学会】
日本内科学会（認定医）　日本血液学会（評議員、認定医、指導医）
日本癌学会（評議員）　日本遺伝子治療学会（評議員、理事（副理事長））
American Society of Hematology
American Society of Gene and Cell Therapy

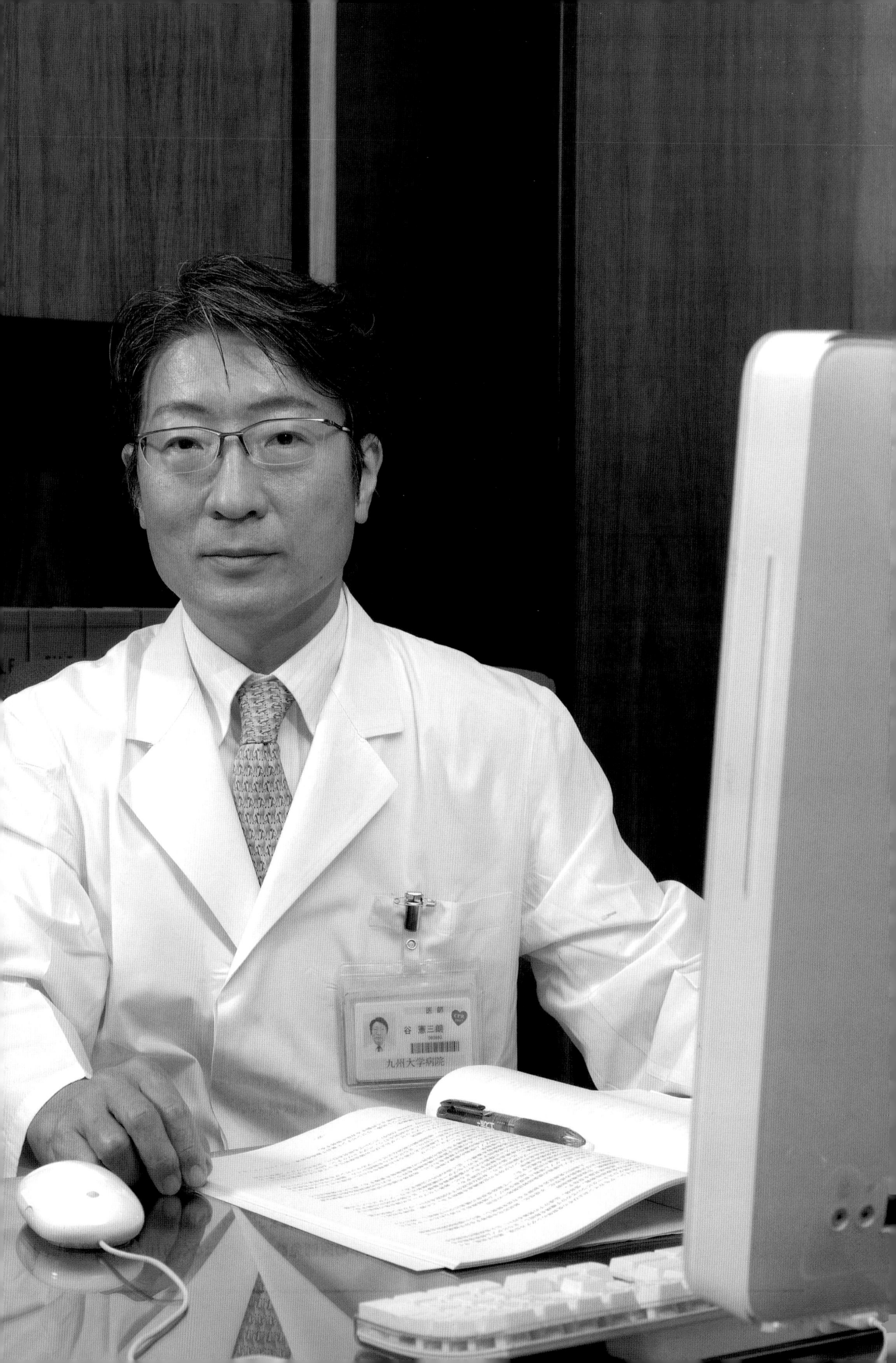

― 血液学を語る ―

原点は横須賀・米海軍病院。
基礎と臨床の架け橋を目指して

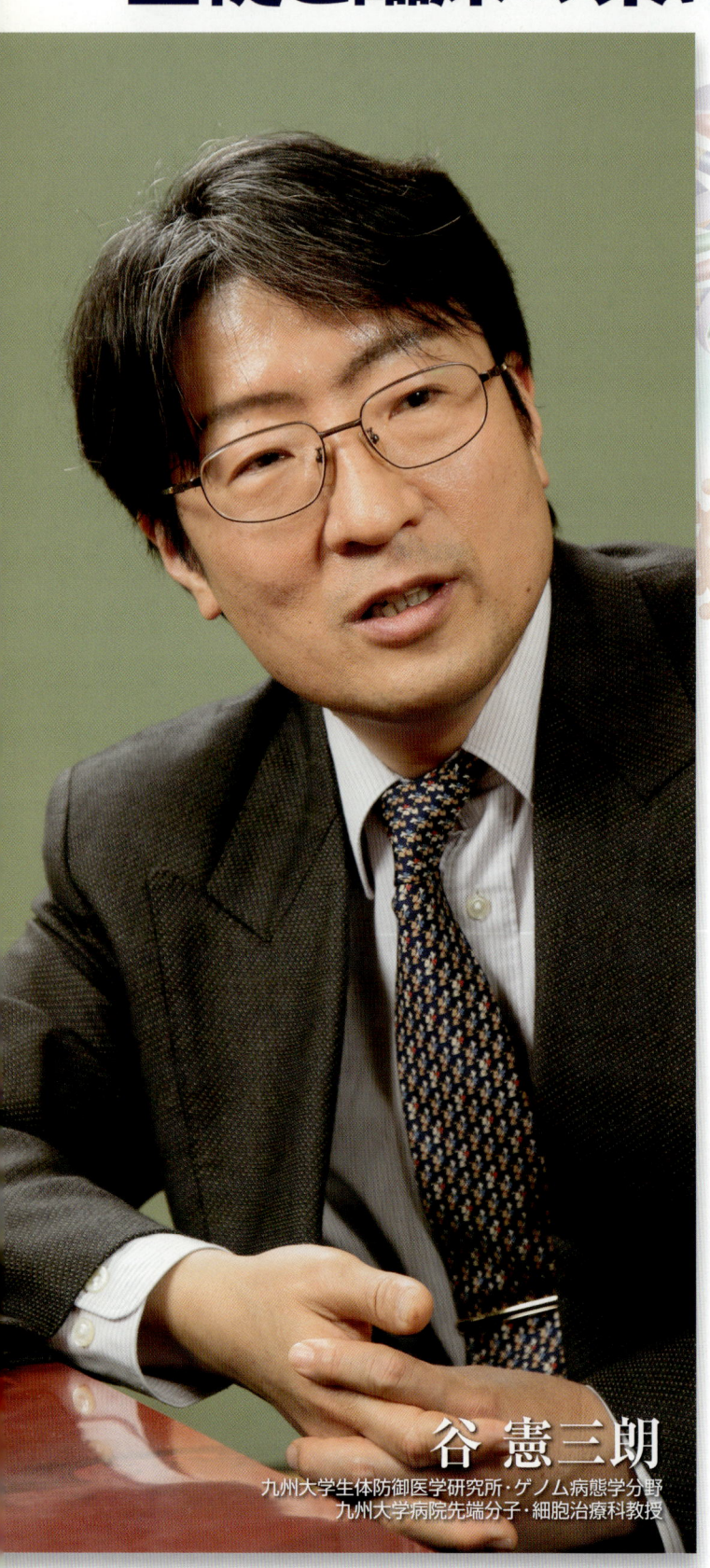

谷憲三朗先生と福原俊一先生の出会いは、
横須賀の米国海軍病院でのインターン時代。
現在は、ゲノム研究、臨床研究と、
各々のフィールドで最先端を突き進む。
お二人が「原点」と語る海軍病院での青春時代から、
トランスレーショナルリサーチの今後の展望まで、
医師として、研究者として、
和やかに、そして真摯に語り合う。

谷 憲三朗
九州大学生体防御医学研究所・ゲノム病態学分野
九州大学病院先端分子・細胞治療科教授

インターンとして、横須賀の米海軍病院へ。"すべてが英語"の世界で奮闘

福原 谷先生と初めて出会ったのは昭和54年（1979年）、横須賀の米国海軍病院（以下、米海軍病院と略）でした。私は北海道大学を卒業し、谷先生は山口大学を卒業されて共にインターンとして、海軍病院で同じ釜の飯を食った仲間です。まさにあの頃は青春時代、楽しかったですね。

谷 そうですね。医師国家試験が終わって、すぐに親友に手伝ってもらい、下宿の荷物をまとめて横須賀に行きました。海軍病院の敷地に入っていくと、バラックの宿舎「インターン・クオーター」がありました。病院に入ると日本らしさを演出しているのでしょうか、赤い鳥居が正面玄関にあったのを覚えています。

福原 全国から医学部卒業生が集まっていました。我々の1つ上の78年クラスには、吉池高志先生（順天堂大学医学部附属静岡病院皮膚科教授）、我々79年クラスでは、荻野隆光先生（川崎医科大学准教授）、西平順先生（北海道情報大学教授）、山田順子先生（慈恵医科大学准教授）、須田祐司先生（仙台オープン病院副部長）などが思い出されます。

谷 海軍病院はまさに治外法権。日本の中のアメリカでした。日本の医師免許も必要ではなく、3月に大学を卒業し、4

月には仕事を始めていました。

福原 そうでしたね。ところで、谷先生はなぜ、米国海軍病院を研修先に選ばれたのですか。

谷 横須賀の海軍病院を経て、アメリカで臨床医になりたいという夢があったのです。大学時代に当時の留学試験ECFMGをクリアしたのですが、その後VQE（Visa Qualifying Examination）という上のレベルの試験ができました。アメリカの医学を学ぶと同時に、ヒアリング能力を高めたいというのが動機でした。

海軍病院は、患者や同僚、看護師と話すのもすべて英語、オーダーを書くのもすべて英語。救急室はまさにTVドラマの「ER」の世界で、アメリカで臨床医になるための予備校といってもいい所でした。

福原 そうでしたね。私にとっては小児科、産婦人科、外科、内科と各科をローテートできるのも魅力でした。

海軍病院は、空母ミッドウェイが入港して10か月後にベビーブームがやってくるのですが、ちょうど私が産婦人科に配属されたのがその時期でした。最初の当直日に3つの帝王切開にあたり3児の新生児を取り上げ、最終的には60児の分娩を取り上げました。いろいろな科を回ることができ、本当に楽しかったです。

谷 4日に1回は当直があり、私も産婦人科で、ベビーブームは過ぎていましたが、20児は取り上げています。婦人科の内診、小児科での新生児の割礼手術、消化器疾患、急性心筋梗塞など幅広く診させてもらいました。全身疾患を診るうえで、非常に貴重な経験ができました。

福原 谷先生はERで一生懸命、赤ちゃんの耳掃除をしておられましたね。

谷 そのとおりです（笑）。発熱をした子供が来たら必ず耳を診るのですが、耳が汚れていたら、耳掃除をします。すると子供が必ず、泣くのです。日本人が子供を泣かせているといって、アメリカ人のお母さんから随分、抗議を受けました。

福原 海軍病院のアメリカ人看護師やERのcorpsman（衛生兵）には、本当に泣かされました。私たちはアメリカの医師免許もなく、海軍の職位もなく、無冠の立場。看護師

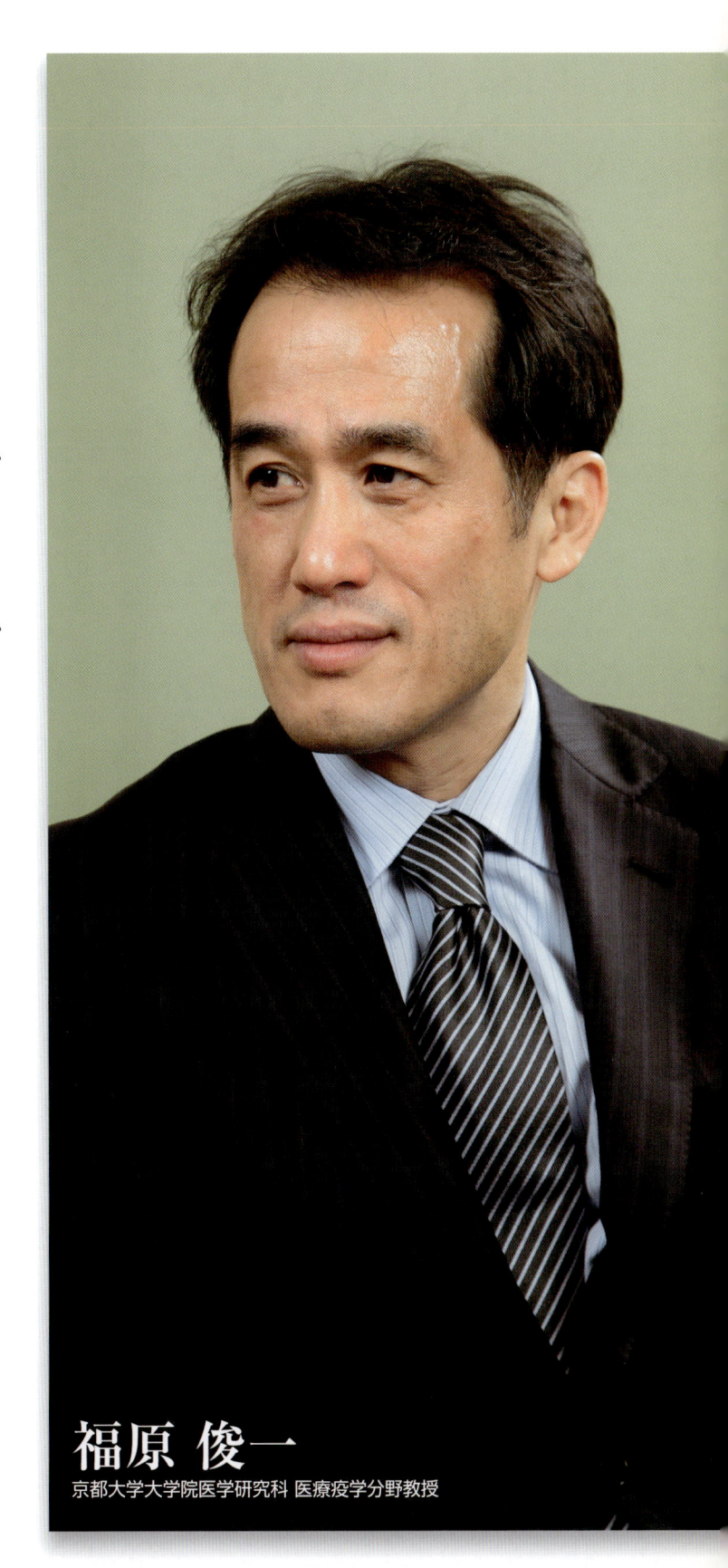

福原 俊一
京都大学大学院医学研究科 医療疫学分野教授

血液学を語る

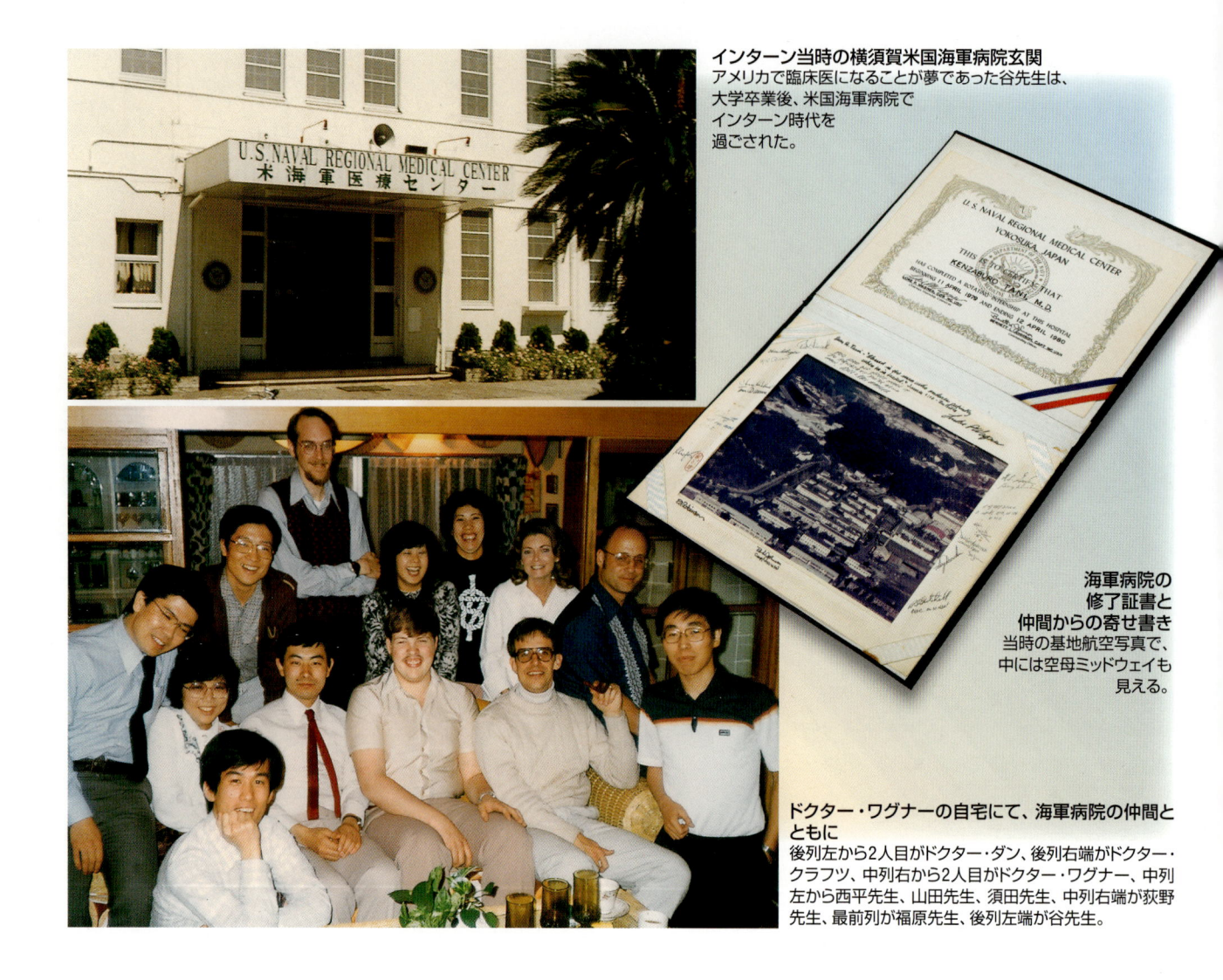

インターン当時の横須賀米国海軍病院玄関
アメリカで臨床医になることが夢であった谷先生は、大学卒業後、米国海軍病院でインターン時代を過ごされた。

海軍病院の修了証書と仲間からの寄せ書き
当時の基地航空写真で、中には空母ミッドウェイも見える。

ドクター・ワグナーの自宅にて、海軍病院の仲間とともに
後列左から2人目がドクター・ダン、後列右端がドクター・クラフツ、中列右から2人目がドクター・ワグナー、中列左から西平先生、山田先生、須田先生、中列右端が荻野先生、最前列が福原先生、後列左端が谷先生。

はアメリカ海軍の将校という位置づけです。看護師の下にcorpsmanがいて、その下に日本人インターンがいます。一人前に扱ってくれない場合もありました。

谷 英語で自己主張ができるようになり、同時に診療に自信がつくまでは大変でした。

日本の医学部を卒業しただけでは、どんな薬を処方していいかもわかりません。夜のERでcorpsmanが「早くしろ」と内心イライラしているのがわかります。医療の実際を、最初はcorpsmanに聞き、看護師から聞いて、最終的に医師から聞いて確認をとるという情報の流れを作るまでが大変でした。半年もすると慣れて、自分で容易にできるようになりましたが・・・。

Dr.Taniの涙と青い空。
臨床を愛する心優しきドクターたち

福原 海軍病院時代で印象に残っているのは、"谷先生の涙"です。あの出来事をもう一度、話していただきたいのですが。

谷 ある日、ERに黒人の女の子がやってきました。開口一番、「生理痛だから、薬をくれ」というのです。私が全身状態を頭部から診察しようとすると、「そんな必要はない！」と拒絶します。「日本人のインターンなんかに、診察ができるものか」と言わんばかりです。私は「なぜ、こんな目に遭わなければならないのか」とフラストレーションをためてしまいました。

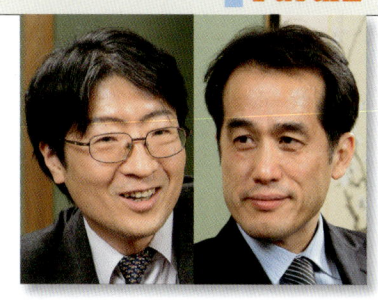

ERでの出来事はすべて医師に報告することになっており、私は当時の指導医のドクター・ダンに患者情報のプレゼンテーションを始めました。ドクター・ダンは内科医で、背の高い知的な紳士です。哲学者のような風貌を持っておられました。

海軍病院に行って3〜4か月が過ぎたころでした。やっと英語での診察もスムーズにできるようになったところに、差別的なニュアンスで診察を拒否されたことが悔しくて、プレゼンテーションしながら涙が出てきてしまったのです。

ドクター・ダンは私を病院の外へ連れ出しました。横須賀港を眺めながら、彼は静かに話し始めました。
"Dr.Tani, look at the sky. It's beautiful."
ドクター・ダンに「Taniは、本当は何になりたかったのか」と聞かれ、「僕は絵描きになりたかった。でも今は、医者になってよかったと思っています」と答えました。ドクター・ダンは「絵描きになったら、もっといい世界があったかもしれないよ」と言ってくれました。

福原 何度伺っても、素敵なお話です(笑)。

海軍病院の内科にはドクター・ダンのほか医長のドクター・クラフツ、ドクター・ワグナーがおられました。外科のドクター・シュナイダーも印象に残っています。

谷 私は海軍病院に行く時、将来は小児科か内科をやりたいと思っていたのですが、ドクター・シュナイダーの外科手術を見て、「外科もすばらしいな」と思いました。まるで解剖アトラス講義を見聞きしているような、ストラテジーに則った手術を行うのです。見ていて非常に興味深く、手術は素晴らしいと思いました。

もちろん外科でも、内科でも、診断学がしっかりしていればストラテジーを立てて攻めることができる。どちらも非常に魅力的で、インターン修了時まで迷っていました。

福原 インターンを指導してくれるドクターは、若い先生が多かったですね。卒後3〜4年目でレジデントを終えたばかりなのに、そのレベルの高さに大変驚きました。経験、判断力を有し、ひとりで患者の診断や治療までもこなしてしまう。

また、アメリカのドクターは教えることに非常に熱心で、喜んでやっておられました。

谷 その通りです。前の晩のERでの症例をランチタイム前にプレゼンテーションする決まりになっていました。その際、指導の先生方は、前日の指導医の症例であるにもかかわらず、必ず各症例についてサマライズし、メディカルにアセスメントして、鑑別診断をすらすらと述べ、見事なショートレクチャーをしてくれました。

教え方も実践的で、非常に巧みだったと思います。当時、日本の先生方の中には、研修医に喜んで教えてくださる方は、あまり多くなかったと思います。

福原 アメリカのドクターは臨床が好きで、臨床で診た患者さんについてディスカッションするのを楽しんでおられました。

医学生の頃、質問をすると、日本の先生方からは「そんなことも知らないのか、自分で勉強しろ」と怒られました。臨床よりも研究に重きを置かれる先生が多かったように思います。

基礎が臨床に生かされる世界。東大医科研での白血病研究へ

福原 米国海軍病院でのインターンを修了し、谷先生は「僕は東大に行く」と、非常に鮮やかな決断をされて、東京

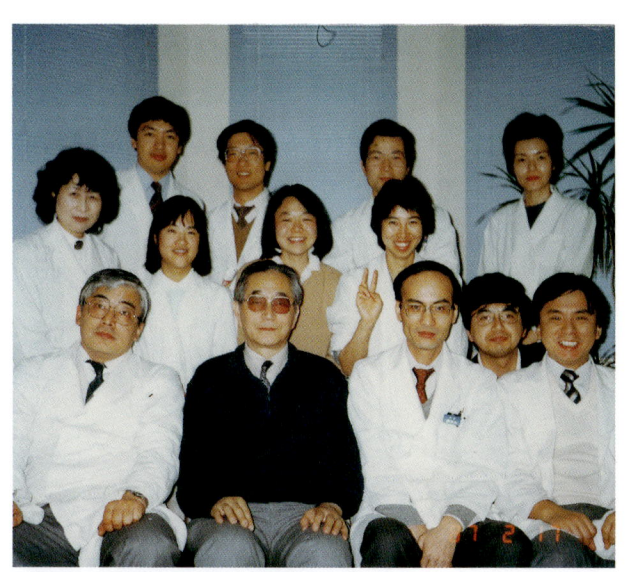

三輪史朗先生を囲んで(1987年)
東大医科研病態薬理学研究部・三輪史朗教授の御誕生日に、浅野茂隆先生(東京大学名誉教授)、藤井寿一先生(東京女子医科大学教授)、幸道秀樹先生(財団法人献血供給事業団臍帯血事業部長)、家城隆司先生(都立墨東病院部長)、菅野仁先生(東京女子医科大学准教授)および当時の教室員の方々とともに。後列左から2人目が谷先生。

血液学を語る

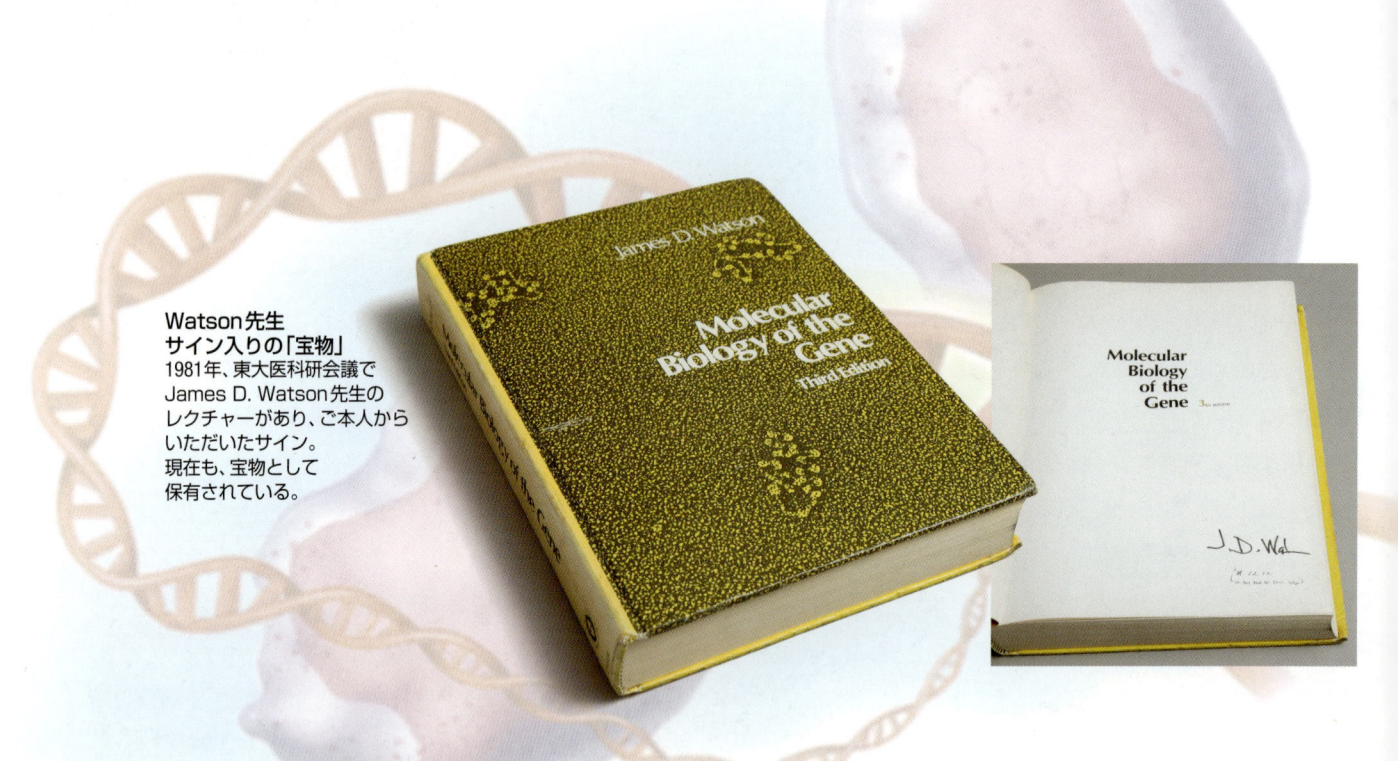

Watson先生サイン入りの「宝物」
1981年、東大医科研会議でJames D. Watson先生のレクチャーがあり、ご本人からいただいたサイン。現在も、宝物として保有されている。

大学医科学研究所（東大医科研）に入られました。

谷 山口大学の内科教授をしておられた三輪史朗先生が、当時、東大医科研に異動されていました。山口大学時代から先生を尊敬していたことから、三輪先生の大学院生になることを決めました。もっとも、志望理由の1つには、アメリカ留学ができるかもしれないという思いもありました。

三輪先生の下で基礎研究をしながら臨床もできる。白血病の患者さんを診療しながら、研究もできると考えたのです。

当時、VQEの試験問題に分子生物学が多く出題されていました。私は学生時代にテニスに明け暮れ、あまり基礎医学は勉強していなかったので、学問の変わりように驚きました。そこで、臨床医学の観点からの生化学や分子生物学を三輪先生の下で勉強したいという思いもあったのです。

実際に東大医科研に行ってからは、研究しながらVQEの問題を解いていると、上の先生から「おまえ、やる気あるのか」と怒られたこともありました（笑）。実は、私が研究をしようと考えた最初のきっかけは、アメリカに行きたいという不純な動機だったのです（笑）。

福原 東大に行かれてから、海軍病院での経験は役に立ちましたか。

谷 大変役に立ちました。私は大学院には入りましたが、基礎研究に専念する気はありませんでした。横須賀の海軍病院での経験から、臨床医学の深さに魅了されていましたから、臨床をベースにした研究がしたかったのです。血液学はまさにその対象として理想的な世界で、基礎研究が非常に臨床に生かされることに魅力を感じていました。

数十年経った今でも、変わらず基礎研究を臨床に生かすということが、私の医師としての基本スタンスになっていると思います。

福原 それを伺って、とても嬉しく思います。今、基礎研究の最先端をいく谷先生が、臨床的視点を非常に重要なものとしてとらえておられることが嬉しいのです。私も、臨床研究の領域におりますが、臨床を片時も忘れたことはありません。

谷 東大医科研病院時代の内外病院での当直の際、海軍病院で身につけた外科の縫合術、気管挿管などは大変役に立ちました。また婦人科から消化器・循環器と全身を勉強させていただきましたので、「ここまでは自分でできる。ここから先はできない」という判断がつきました。まさに、海軍病院で経験した"Know your own limitation"という考え方が生かされました。

血液疾患の患者さんにはさまざまな合併症が起こり、まさに全身疾患です。そういう患者さんを診るうえで、海軍病院での経験は非常に生きています。

福原 たった1年間の米国海軍病院での経験でしたが、私たち2人の原点になっていますね。

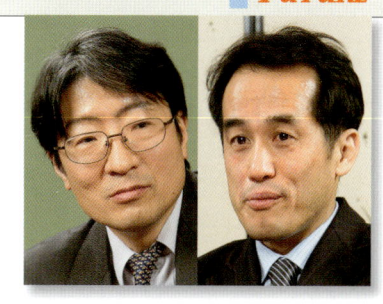

遺伝子治療の実現に向けて始動。
東大で奇しくも再会

福原 東大医科研の大学院に入られて、研究の方向性はどのように定まっていったのですか。

谷 三輪先生の研究テーマが、先天性のピルビン酸キナーゼ異常症を含む赤血球酵素異常症についての研究でした。その中でいくつかの研究テーマを与えられました。ただ、先天性疾患というのは、当時の治療技術では、ほとんどと言っていいほど治らないのです。病因を科学的に解析しても、いつも学会で言われるのは「治療法はどうするのですか」ということ。こう言われるのが、いちばんつらいことでした。

「治療できない疾患を解析してその先はどうなるのだろう」と、臨床医として素朴な疑問を感じていました。

その当時、これらの遺伝性疾患に対する治療法としては、遺伝子治療の可能性が言われ始めました。当時、医科研におられた浅野茂隆先生（後に東京大学医科学研究所教授、同先端医療研究センター長および附属病院長、現早稲田大学理工学術院特任教授）も、盛んに白血病の骨髄移植や遺伝子治療を臨床のテーマとして掲げておられました。

1982年から2年間、アメリカのCity of Hope, An NCI-designated Comprehensive Cancer Centerの吉田昭先生の研究室に留学したのですが、そこで遺伝子研究を勉強しました。

福原 実際には、どのような研究をなさったのですか。

谷 まず、アルコール代謝に重要なアルデヒド脱水素酵素cDNAやホスホグリセリン酸キナーゼ（PGK）遺伝子およびプロモーター部分のクローニングを世界に先駆けて行

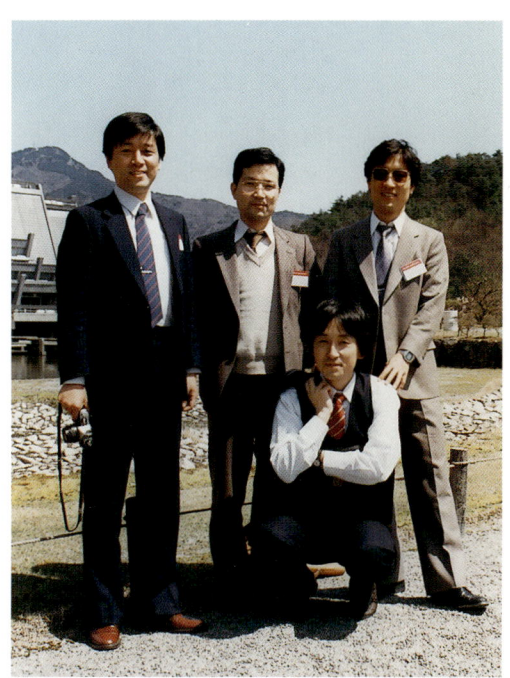

第53回日本血液学会総会、京都国際会議場内にて（1991年）
家城隆次先生、渡潔先生らとともに。

右上　東大医科研時代の懇親風景（1998年6月）
浅野茂隆先生、小澤敬也先生（自治医科大学教授）らとともに。

右下　髙久史麿先生、エクアドル大使 マルセロアビラ氏との会食風景（1989年4月）
髙久先生が東大医科研教授を併任されていた頃。当時のエクアドル大使を交えた、医科研テニス仲間の会食会にて。

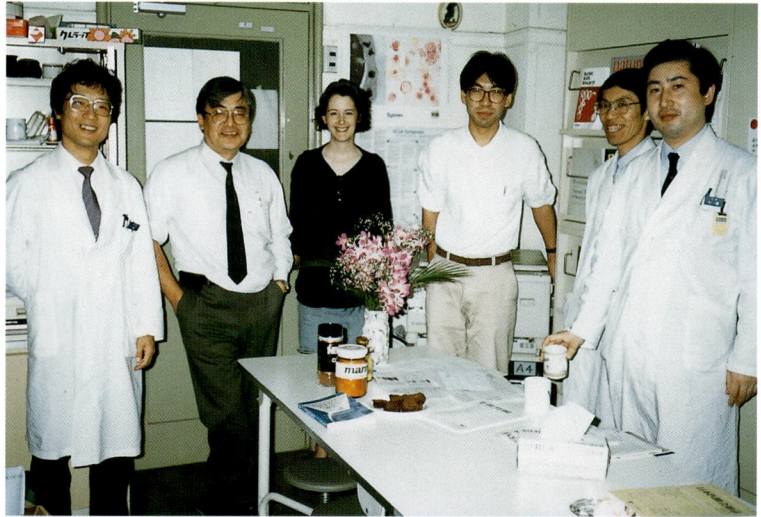

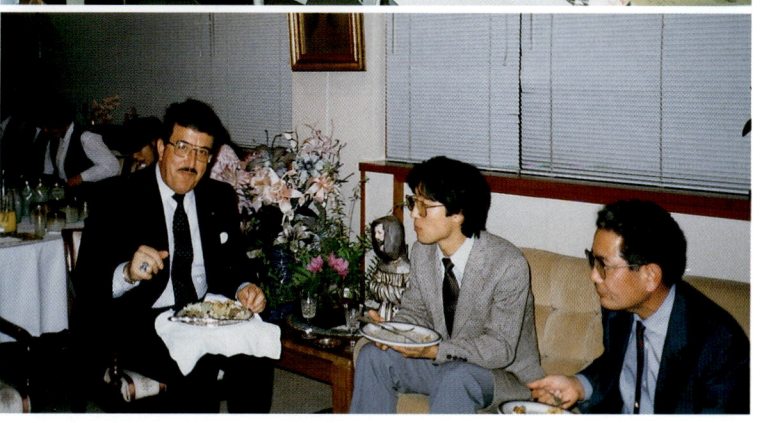

血液学を語る

うことができました。その頃、アメリカで「レトロウイルスベクター」が開発され、「これはすごい」と思いました。これを使って、骨髄細胞に遺伝子を導入できるのです。

　帰国してから私自身、ヒトのピルビン酸キナーゼのcDNAをクローン化した後、その遺伝子をマウス骨髄細胞中に導入し、発現させることに成功し、日本血液学会奨励賞をいただきました。ただ、当時の日本では、先天性疾患に対する遺伝子治療、しかも小児患者への治療は多くの倫理的問題をはらみ、導入が難しいと考えられていました。

　そこで、浅野先生に相談し、がんの遺伝子治療に的を絞りました。三輪教授が御退任後、髙久史麿先生が東京大学医学部教授とともに一時期、東大医科研教授を併任されました。髙久教授からも遺伝子治療に対する多くのご支援をいただき、浅野先生を中心に「ぜひ、遺伝子治療を推し進めていこう」ということになりました。

福原　私は1980年から1983年まで内科の臨床研修のためにアメリカのUCSFに渡り、内科専門医を取得しました。帰国後は、国立病院東京医療センター循環器科に所属していました。その頃、学位のない私を先輩が心配して「内分泌の研究をやれ」と言われました。1週間に1回、ネズミの頭に針を刺しに通いました。ただ、基礎研究と臨床とは随分、心理的に乖離があり、どうしても親和性が感じられませんでした。

　疑問を感じているうちに、現在やっている"臨床研究"というテーマに出会いました。気の短い私は、「これだ!」と思い、周囲が止めるのも聞かずに、もう1度、アメリカに留学してしまいました。1990年のことです。

　ハーバード大学で臨床疫学を学び、メイヨー・クリニックにポジションが決まり、もう日本に帰るのはやめようと思っていました。縁あって黒川清先生(現政策研究大学院大学教授、元内閣特別顧問)にお声をかけていただき、帰国して東大講師に赴任しました。ちょうどその頃、谷先生が東大医科研の助教授をされていて、遺伝子治療の研究を開始されたことを聞きました。

谷　あの時は驚きました。アメリカにいるとばかり思っていた福原先生と、東大で再会したのですから(笑)。

白血病患者のQOLと医師・患者関係：信じられる対象としての医師

福原　私はアメリカでQuality of Lifeの研究もしてきていましたから、当時、白血病の患者さんのQOLについて谷先生とよく話し合いました。

谷　私も遺伝子治療をしながら、もちろん病棟で白血病の患者さんをずっと診ていました。昔は、白血病は不治の病であり、「治れば文句言うな」という時代で、患者さんの生活の質が省みられることはほとんどありませんでした。

　1980年当時までは「白血病には、寛解という言葉はある

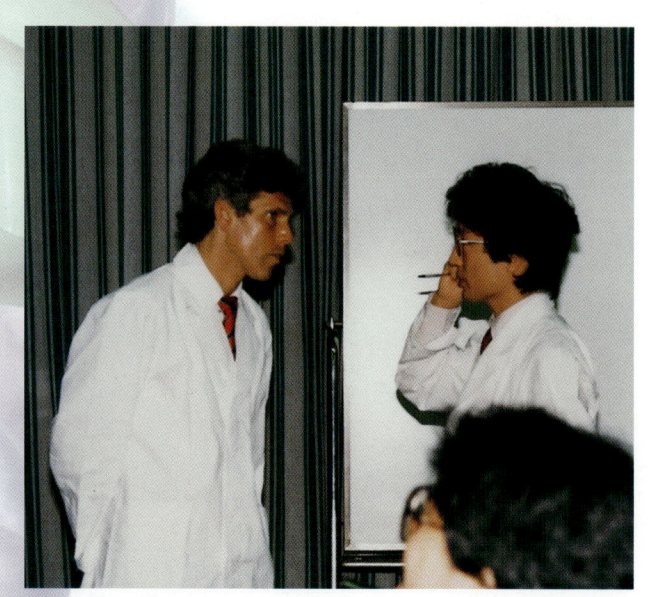

Peter Gale博士とともに
「Gale博士には、幾度も東大医科研病院でセミナーをしていただき、多くの勉強をさせていただいた」(谷先生談)。

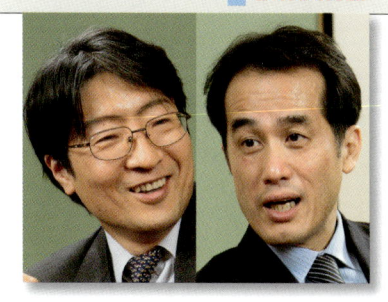

最新・血液内科シリーズ *FUTURE*

が治癒という言葉はない」時代が続き、白血病が再発した時の主治医はうなだれるしかありませんでした。

そして、骨髄移植が診療の世界に登場しました。骨髄移植によって治癒が可能になりましたが、同時にGVHD（移植片対宿主病）の問題が出てきました。移植片がレシピエントの体を攻撃し、皮膚に多方面からの美容上の問題が出たり、若い女性の場合不妊の問題も出てきて、QOLの維持は非常に大切だと思いました。

また、骨髄移植は大変つらい治療ですから、患者さんと医師の関係が非常に重要です。医師・患者関係、患者さんのフォローアップなどについてQOLの共同研究をやろうと福原先生と話し合いました。

福原 後日談になりますが、東大麻酔科の先生方と骨髄移植後のドナーのQOLを測定する研究をしました。「BLOOD」に掲載されたのですが、移植後のQOLの低下が遷延しているドナーが少なくないという意外な結果でした。

骨髄採取に伴う肉体的・精神的苦痛が意外に大きく、医療者によるケアもレシピエントに偏りがちで、ドナーにはあまり注意が向かないという状況が推測されました。

谷 確かにドナーさんは、骨髄採取という非生理的な処置を受けるわけですから当然起こりうることかもしれません。そういう意味では、今、行われている臍帯血バンクは、ドナーさんへの負担がない非常に優れた方法だと思います。

福原 医師・患者関係については、当時、大木桃代先生（現文教大学大学院人間科学研究科教授）と私とで、谷先生グループのご協力を得て、患者の自律性嗜好度を測定する尺度を作り、その研究で本明賞をいただきました。

そこで、非常に興味深い結果が出ました。患者さんは自分の病気に関する医学的情報は知りたいが、意思決定はしたくないのです。アメリカでも、日本でも、患者さん自身による意思決定の重要性が強調されますが、実は患者さんの多くは医師に決めてもらいたがっています。

もし、私が患者でも、絶対に信頼できる医師に決めてもらいたいです（笑）。

ただ、病理的にも悪性度の低い微少前立腺癌であるとか、乳癌の初期のように複数の治療法選択肢の優劣のエビデンスが確定していない、あるいはアウトカムのどれを重視するかによって選択が異なる病気では、患者さんが意思決定に参加したほうがよいケースが出てきているのも事実です。

谷 私は、遺伝子治療を行った進行がん患者さんを8年

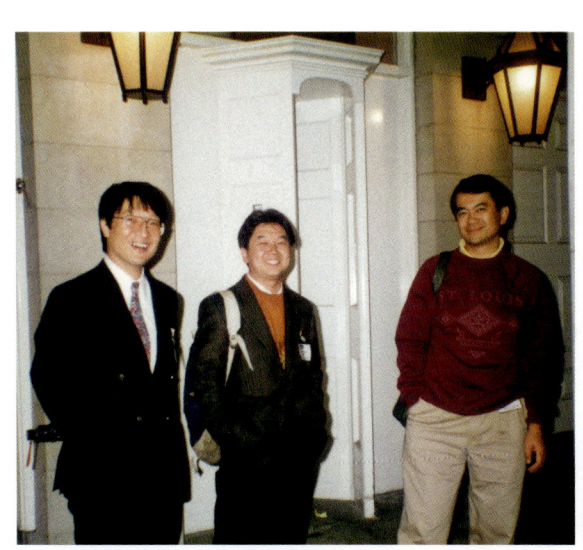

アイルランド・ダブリンでのIACRLRD (International Association for comparative research in leukemia and related diseases) "Gene Therapy：New Frontiers" シンポジウムにて（1994年9月）
平井久丸先生（東京大学教授）、垣塚彰先生（京都大学教授）とともに。

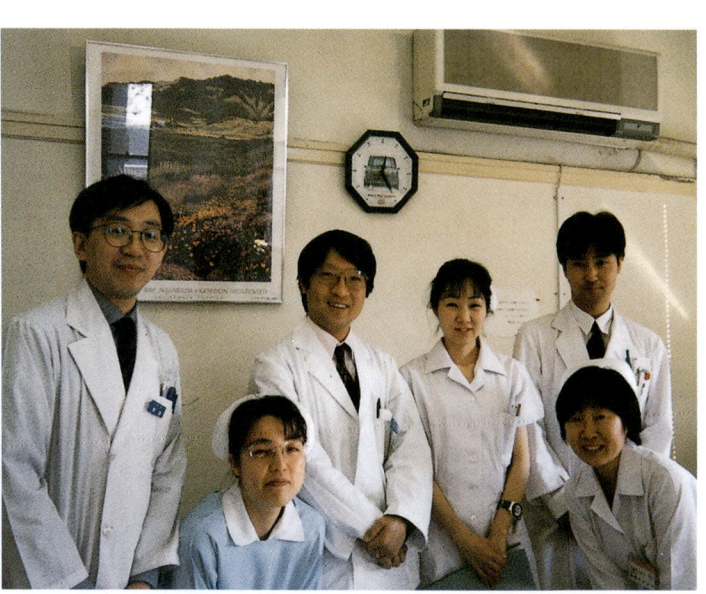

東大医科研病院での診療時に病棟スタッフとともに　東條有伸先生（東大医科研教授）をはじめ、当時の病棟スタッフとのスナップ写真。「当時のスタッフの強力な支援の下、日本で最初に「がんに対する遺伝子治療」が実施された」（谷先生談）。

血液学を語る

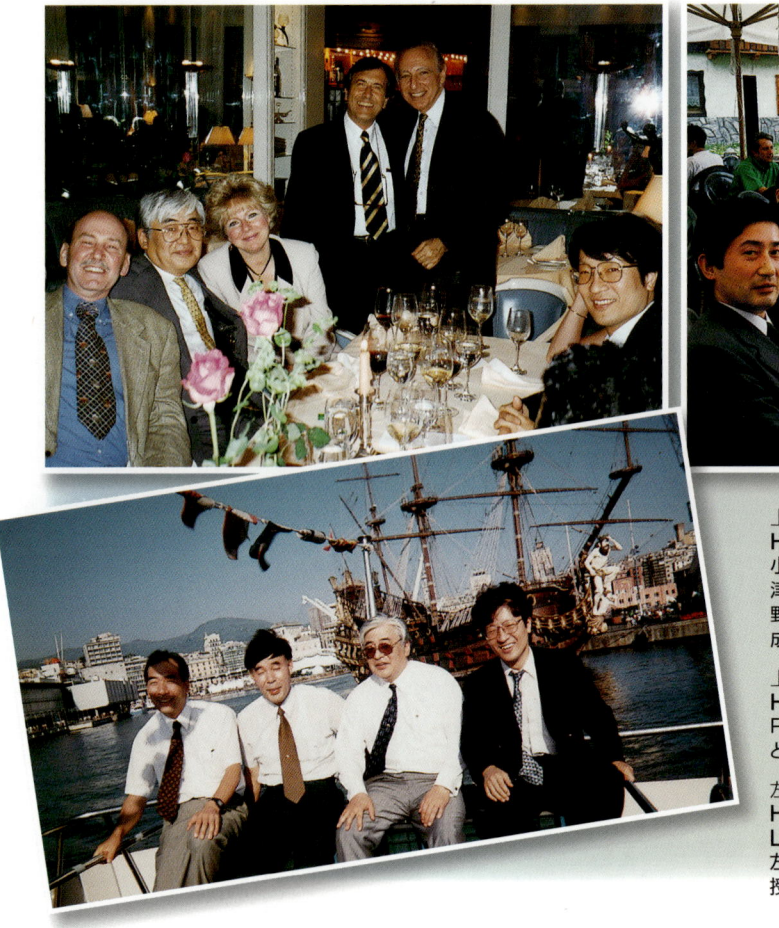

上右　イタリア・ボルミオでの"Molecular Biology of Hematopoiesis"第11回シンポジウムにて（1998年6月）
小澤敬也先生（自治医科大学教授）、山本雅先生（東京大学教授）、高津聖志先生（東京大学名誉教授）、北村俊雄先生（東京大学教授）、大野典也先生（東京慈恵会医科大学名誉教授）、小野寺雅史先生（国立成育医療センター部長）とともに。

上左　ドイツ・ハンブルグでの"Molecular Biology of Hematopoiesis"第10回シンポジウムにて（1997年7月）
Prof. Robert C.Gallo、Prof. A. Donfrancesco、浅野茂隆先生らとともに。

左　イタリア・ジェノアでの"Molecular Biology of Hematopoiesis & Treatment of Leukemia and Lymphomas"第9回シンポジウムにて（1995年6月）
左から中内啓光先生（東京大学教授）、中畑龍俊先生（京都大学教授）、浅野茂隆先生、谷先生。

半の間、外来で担当した経験があります。やはり、医師と患者さんが共に闘っていく関係が重要ではないでしょうか。

現在も進行がんの患者さんを診させていただいていますが、白血病の患者さんのみならず、進行がんの患者さんでも、合併症で亡くなる率を最小限にすることができれば、QOLを保ちながらの延命が比較的長期に得られるものと実感しています。外来においても、ちょっとした症状の変化を早期に発見していくことが大切だと考えています。

医師は、ある意味では"ピエロ"になってもいいのではないでしょうか。患者さんが信じられる存在、すがることができる存在を演じるピエロです。

患者さんは、医師をある面では"神"のように信じるかもしれません。しかし、自分が神のような完全な中身でないことは、医師自身がいちばんよくわかっています。患者さんにとっての神的対象を時に演じるピエロ。それが、患者さんが期待している医師像の一面ではないかと、強く感じる場合もあります。

もっとも、演じきるためには強いフィロソフィーと森光子さん並みの不断の努力が必要だと思いますが（笑）。

基礎研究の成果を一刻も早く臨床へ。遺伝子導入と造血幹細胞分化法

福原　東大で再会した当時、谷先生は毎日、午前3時ごろまで東大医科研で仕事をされていました。朝から夜中まで東大医科研におられる中、夕方には抜け出してきて、私と一緒によくご飯を食べました。谷先生は、食べながら寝ていましたが（笑）。夕食を済ますと、谷先生はまた医科研に戻って夜中まで仕事をされる。大変な生活をされていました。

谷　当時は、浅野茂隆教授が、真夜中に回診してこられました。ミッドナイト研究室回診です（笑）。

福原　谷先生は、東大医科研で生涯の恩師となられた浅

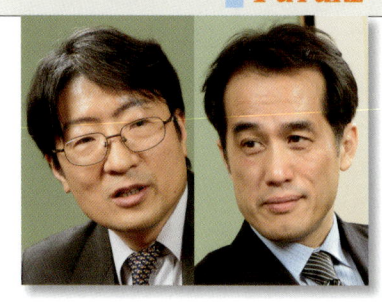

最新・血液内科シリーズ ― **FUTURE**

野茂隆先生に出会い、研究に没頭されました。2002年に九州大学生体防御医学研究所に異動され、今や、ゲノム医療研究の最先端を突き進んでおられる。これからの研究の展望をぜひ、お伺いしたいのですが。

谷 福原先生はEBM研究における日本の第一人者ですが、私たちの遺伝子治療はいまだEBM以前といいますか、基礎研究をいかに臨床医学に展開するかというトランスレーショナルリサーチの段階です。やはり、基礎と臨床の架け橋となることが、私の医師としての生涯一貫したテーマです。

福原 それは、米国海軍病院で共にインターン時代を過ごした私たちの共通のテーマですね。

谷 その通りです。繰り返しになりますが、東大医科研に入ったとき、私は本当の意味での基礎研究者にはなれないと思いました。一方、最前線の臨床家でもないかもしれませんが、このような立場から研究上の成果を一刻も早く患者さんに還元するシステムを何とか構築したいと思っています。患者さんに「こういう方法もあるし、こういう方法もあります」と提示し、患者さんと共に治療法を構築していければ最高だと考えています。

それがトランスレーショナルリサーチの真髄であり、臨床家の研究はそこに大きな意味と真価があると思います。横須賀の海軍病院で、目からうろこが落ちるような臨床医学を勉強させてもらった意味を十分生かすことができるのではと思います。

現在の教室のテーマの1つとして、ヒトiPS細胞やES細

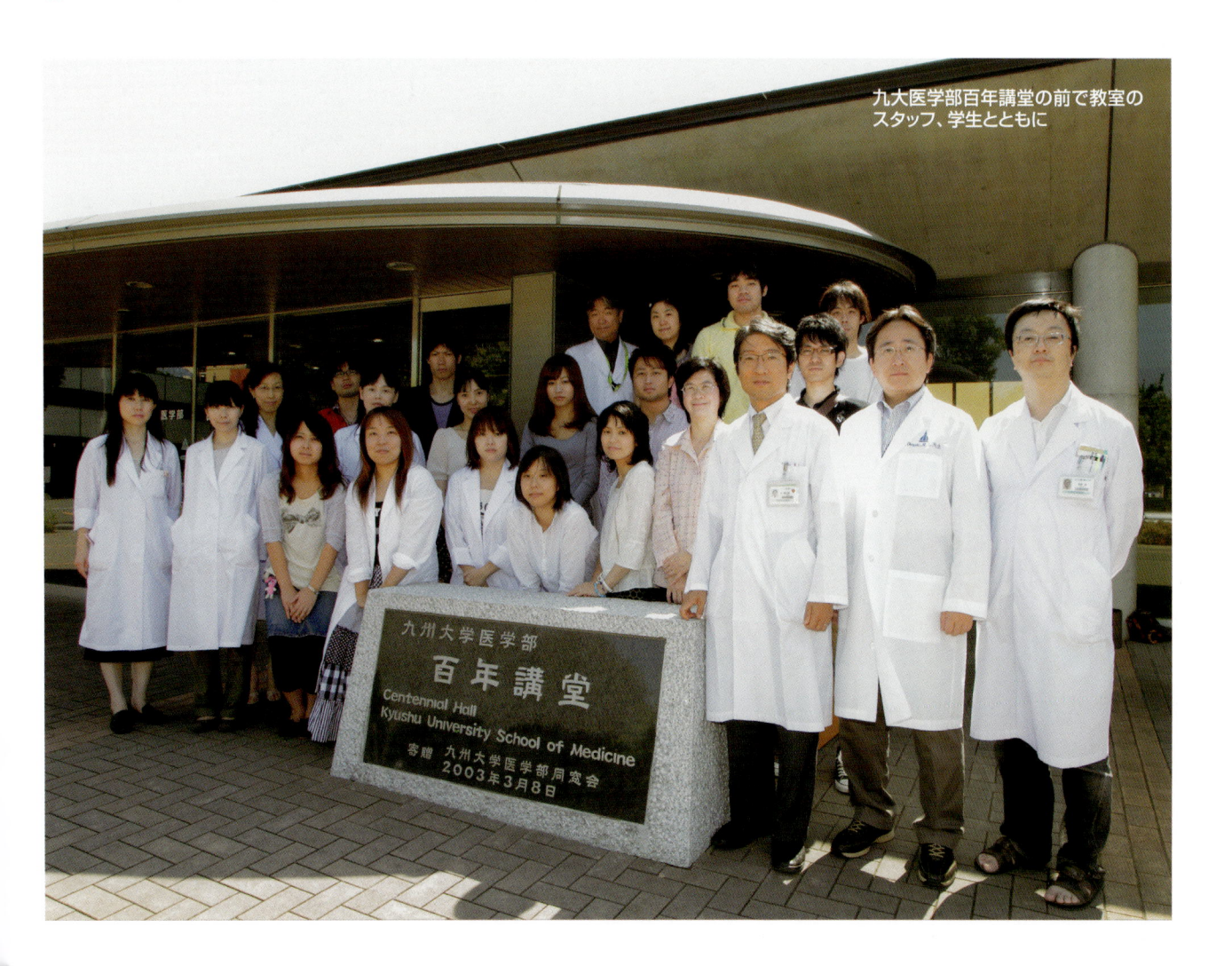

九大医学部百年講堂の前で教室のスタッフ、学生とともに

血液学を語る

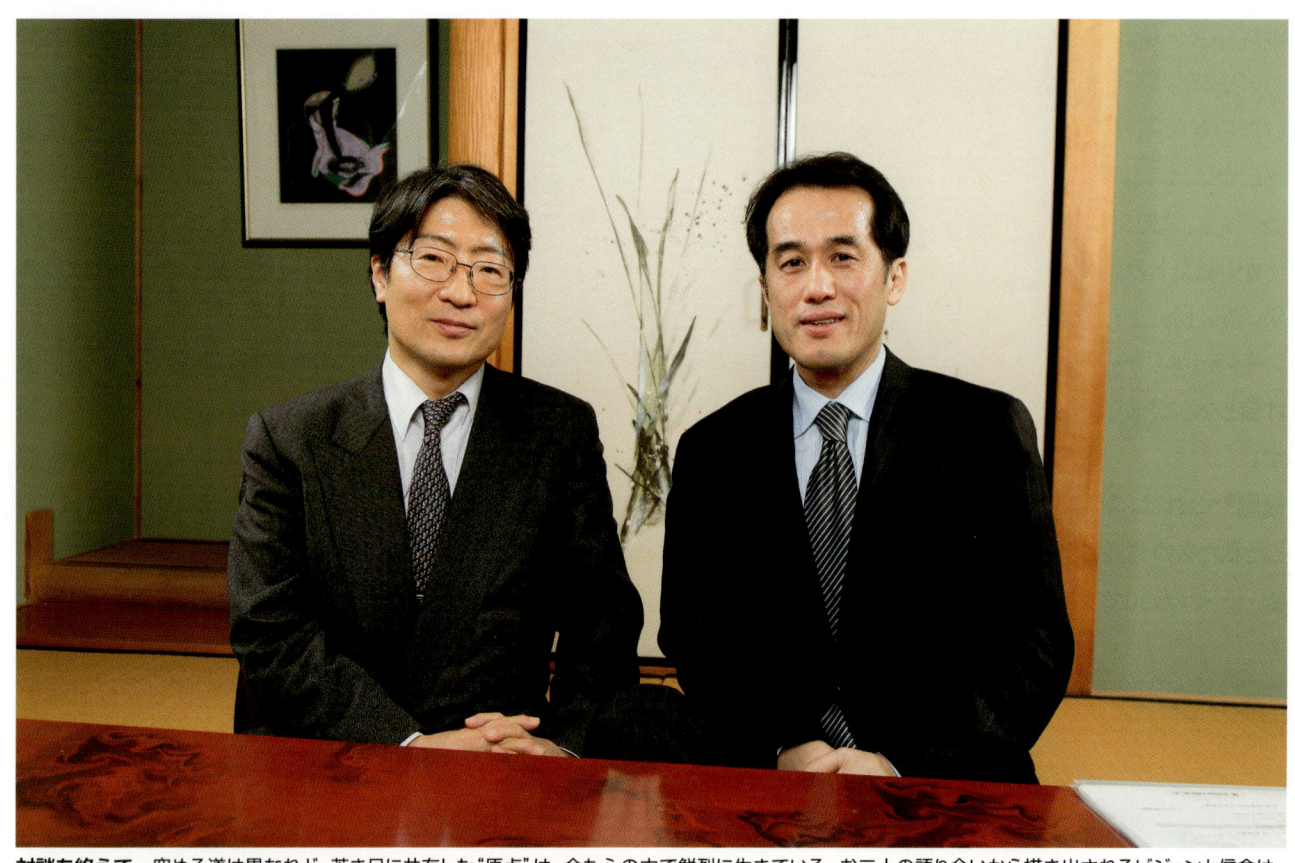

対談を終えて　究める道は異なれど、若き日に共有した"原点"は、今も心の中で鮮烈に生きている。お二人の語り合いから描き出されるビジョンと信念は、明日の臨床医学の発展に向け、高らかに響きあっていた。

胞を用いた、安全で効率的な造血幹細胞分化法の開発を目指しています。ヒトiPS細胞の開発により、自己の細胞を用いた再生医療の実現が現実的になってきました。しかし、治療用に分化した細胞を大量かつ安全に得る技術はまだ確立されていません。

そこで、安全性の高い遺伝子導入法を用いることによって、より安全で簡便な造血幹細胞移植療法や輸血療法の開発が可能になるものと期待しています。

福原先生も今、同じように日本の新しい医療の展開を目指して、エビデンスを患者の手元に橋渡しする第二のトランスレーショナルリサーチ（T2）に取り組まれており、私としては非常に心強い思いです。

福原先生はインターン時代からいつも変わらず、私にとって素晴らしい親友であり、新しい視点を与えてくださる貴重なお手本です。

福原　今日は谷先生と共に、素晴らしいひとときを過ごすことができました。お互いに米海軍病院でのインターン時代の体験が、今も心の中に生きていることを実感しました。それを原点として、谷先生が今後の研究を展望されていることがわかり、とても嬉しく思います。どうも、ありがとうございました。

福原俊一

1954年	（昭和29年）、北海道に生まれる
1979年	北海道大学医学部医学科卒業
1979年	横須賀米海軍病院にてインターン
1980年	カリフォルニア大学サンフランシスコ校医学部内科レジデント
1983年	国立病院東京医療センター内科、循環器科
1990年	ハーバード大学医学部臨床疫学部門及び医療政策部門 客員研究員
1991年	東京大学医学部講師
1992年	ハーバード大学大学院 MSc
2000年	京都大学大学院医学研究科 医療疫学分野教授 東京大学教授併任（2002年3月まで）
2012年	福島県立医科大学 副学長（兼任）

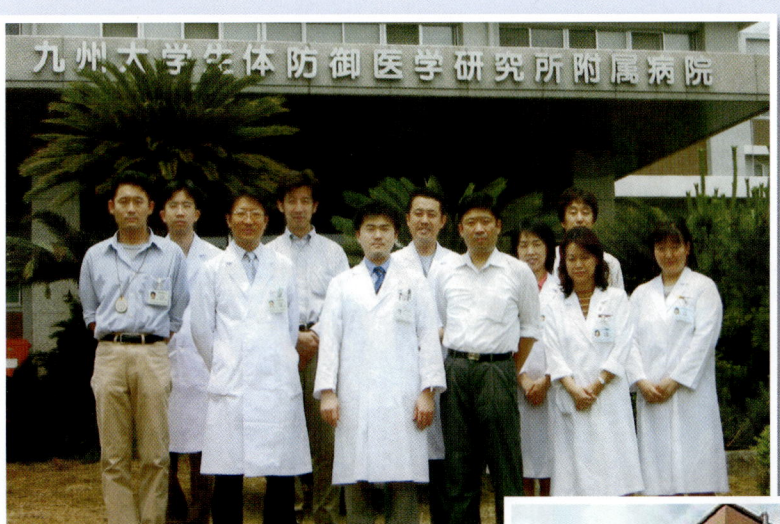

**別府市の附属病院前で当時の
スタッフとともに**
病院は、別府湾を一望できる広大な緑地の中に
設置されており、
「患者さんに優しい医療」をモットーに現在も
「がんと慢性疾患」を対象とした医療を
活発に展開している。

九州大学生体防御医学研究所本館外観
生体防御医学研究所は、別府に九州帝大温泉病研究所とし
て80年前に開設され、1982年から現在の名称になり、福岡
市東区馬出キャンパス内において生命科学研究の拠点の1
つとして活動している。2010年より文部科学省科学技術・学
術審議会学術分科会研究環境基盤部会から全国共同利用・
共同研究拠点の1つに認定され、「多階層生体防御システム
研究拠点」として活動中である。

（2011年6月20日刊行）

片山 直之
Naoyuki Katayama

造血幹細胞の生理学的研究

Profile

1954（昭和29）年、三重県に生まれる
1980年 3月　三重大学医学部卒業
1980年 4月　三重大学大学院医学研究科博士課程入学
1981年 7月　済生会松阪総合病院内科医員
1984年 3月　三重大学大学院医学研究科博士課程卒業
1984年 4月　三重大学医学部附属病院第二内科医員
1986年 7月　三重大学医学部附属病院第二内科助手
1987年 7月　三重大学医学部内科学第二講座助手
1990年 7月　アメリカ合衆国サウスカロライナ医科大学血液学教室に留学
1993年 1月　三重大学医学部内科学第二講座助手　復職
1995年 4月　三重大学医学部附属病院第二内科病棟医長
1997年 4月　三重大学医学部附属病院第二内科医局長
2000年 4月　三重大学医学部附属病院第二内科講師
2004年 2月　三重大学医学部附属病院血液内科講師
2006年 8月　三重大学大学院医学系研究科病態制御医学講座
　　　　　　造血病態内科学分野教授
2009年 7月　三重大学大学院医学系研究科病態制御医学講座
　　　　　　血液・腫瘍内科学分野教授
2011年 4月　三重大学大学院医学系研究科副研究科長

【所属学会】
日本内科学会（認定内科医・指導医・評議員）
日本血液学会（専門医・指導医・代議員）
日本臨床腫瘍学会（暫定指導医）
日本輸血・細胞治療学会
日本造血細胞移植学会
American Society of Hematology

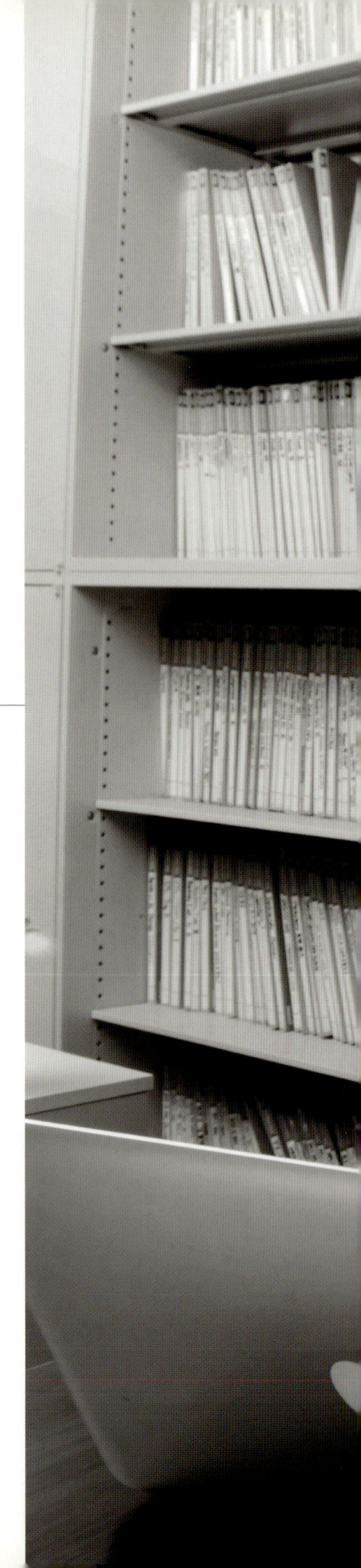

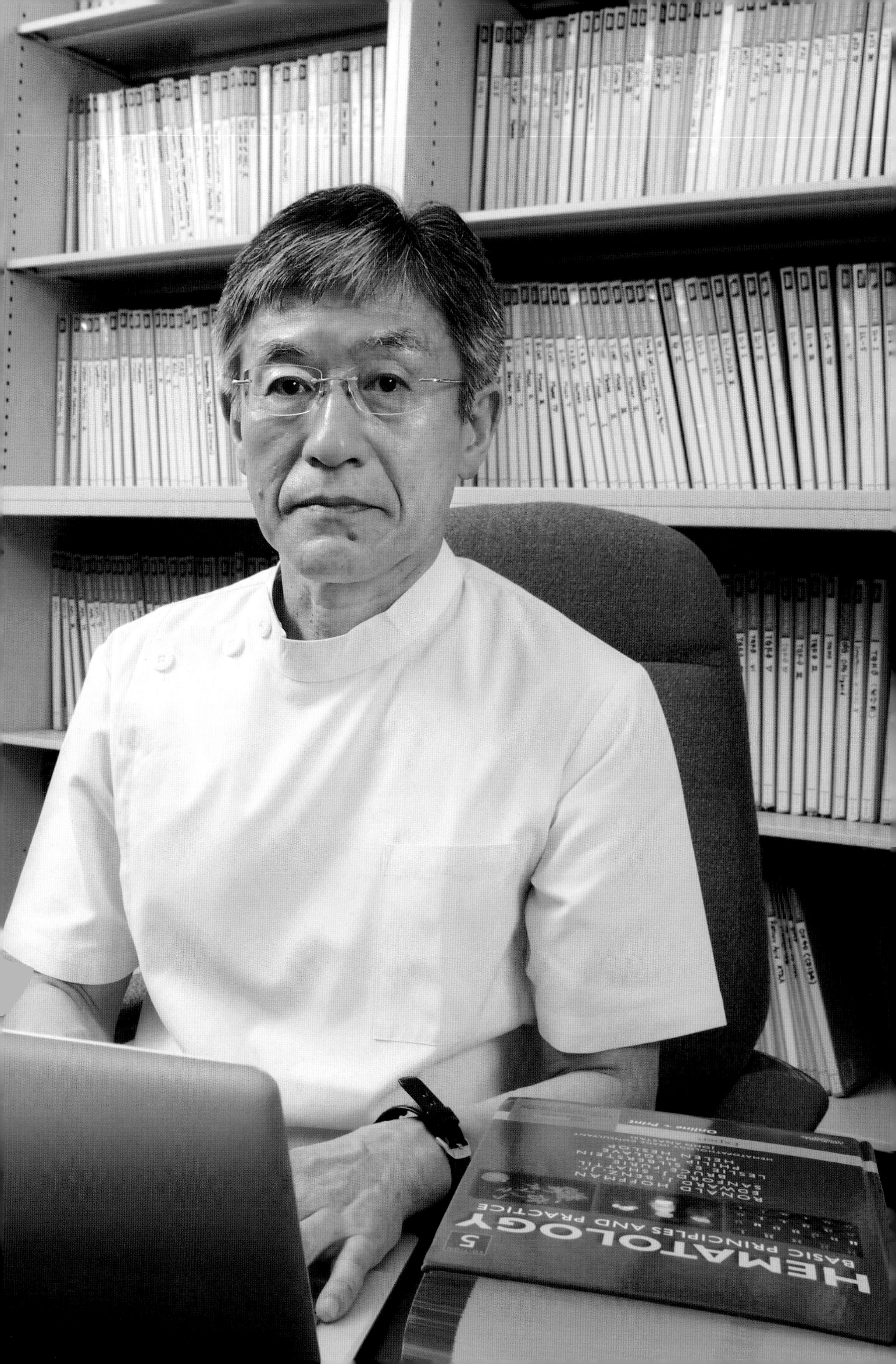
HEMATOLOGY
BASIC PRINCIPLES AND PRACTICE

血液学を語る

"書いて知る"喜びとともに、血液細胞の研究を進めたい

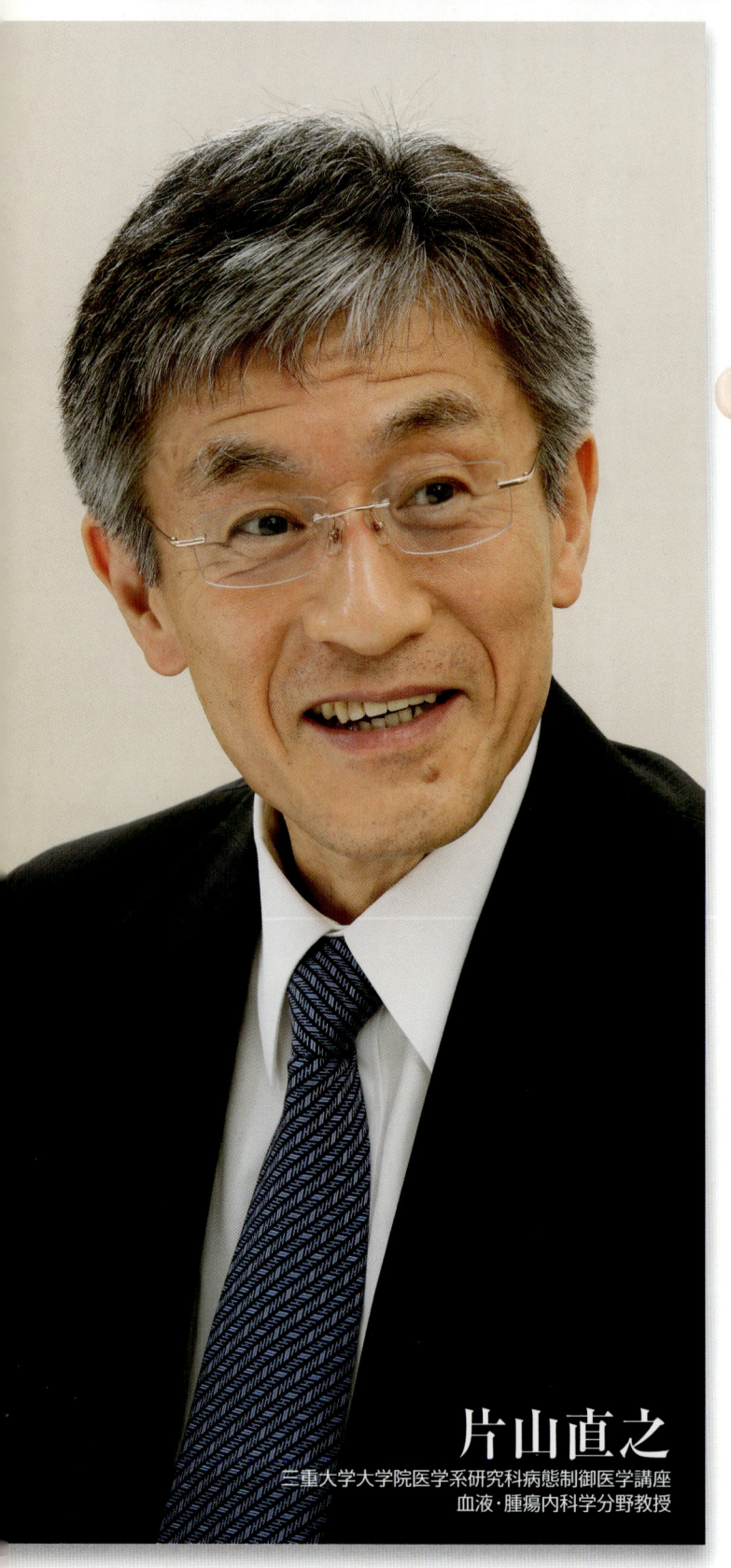

片山直之先生が、
三重大学での骨髄移植第1例目に
取り組む、ちょうどその頃、
アメリカのNIHから西川政勝先生が帰国された。
この巡り合いが大きな刺激となり、
世界レベルの論文が生み出されていく。
自由で、そして厳しい第二内科の先輩・後輩として、
研究を、医局を、そして人生を語り合う。

自由な雰囲気にひかれ、第二内科へ。"厳しい環境が、人を育てる"

西川 片山先生は1980年に三重大学医学部を卒業されました。卒業後、三重大学第二内科に入局されたのは、どうしてですか。

片山 私は、第二内科の自由な雰囲気と、さらに第二内科が専攻する血液学にひかれて入局しました。当時から、内科主導の医療ができるという意味で、血液学は特異な領域でした。

西川 そうですね。血液学は自由にサンプルが採れることから、学問的に非常に発達していました。

片山 そのとおりです。サンプルが採りやすいこともあり、内科の中では突出して研究がしやすかったのは血液学の領域でした。
　私が、西川先生に初めてお目にかかったのは、津市内の病院で当直をしていた時のことでした。西川先生もアルバイトで、同じ病院に来ていらっしゃいました。

西川 そうでしたね。

片山 西川先生は、ずっと病院の図書室にこもられ、英文雑誌を全部チェックされていました。いい表現があるとコピーして、ノートに貼っておられました。これほど勉強される先輩がいるのだと、非常に感銘を受けたのを覚えています。

片山直之
三重大学大学院医学系研究科病態制御医学講座
血液・腫瘍内科学分野教授

西川 それは少し、大げさですけれど。津市内のその病院の図書室は、日本語から英語まで、内科系の学術雑誌がそろっており、当時の病院の図書室としては非常に充実していました。

当時の三重大学第二内科には上位下達の少ない、自由な雰囲気があったと思います。先生は入局されて、いかがでしたか。

片山 入局から1年間は、和を尊ぶ自由な雰囲気で、それに満足していましたが、少しマンネリ化し始めていました。ちょうど入局から1年して、京都大学から白川茂先生が教授として赴任されました。自由な雰囲気は相変わらず保たれていましたが、白川先生はいい意味で、厳しい先生でした。

西川 白川先生には、お互いによく叱られました。

片山 よく叱られました。思ったことを単刀直入に言われ、それが的を射ていました。当時はそう思えなかったのですが、今振り返ってみると、ああいう厳しさというのは非常に大切だと思います。「厳しい環境が人を育てる」というのは、本当ですね。

西川 白川先生は論文を書く人を高く評価され、論文を書かない人には厳しく、論文至上主義のところがありました。

片山 そうですね。きちんと論文を書く人は評価され、書かない人は評価されない。そういう意味では公平といいますか、世渡り上手な人がよい評価を得るような雰囲気は、第二内科にはいっさいありませんでした。

西川 白川先生の時代に、三重大学第二内科の学術面でのレベルが上がったのは確かな事実です。

研修2年目は、"野戦病院"。
大学院では、"木箱のクリーンベンチ"

西川 先生は、研修はどこでされたのでしょうか。

片山 2年目の研修は、済生会松阪総合病院の内科で行いました。まるで野戦病院のようなところで、赴任した翌日から、重症の患者さんを何人も担当しました。いきなり3日間、泊り込みです。

夜の仮眠はICUで、患者さんの隣の空きベッドです。ほ

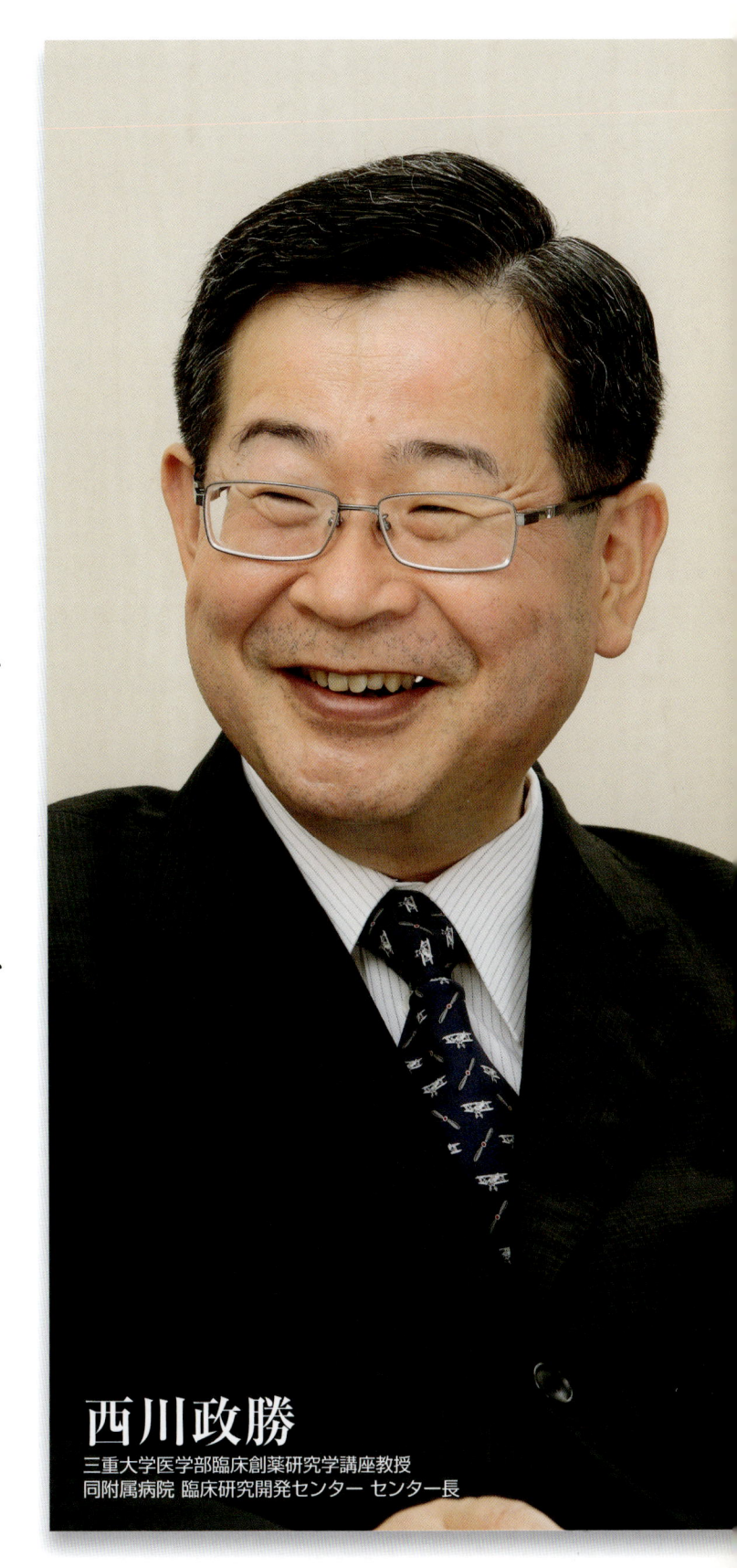

西川政勝
三重大学医学部臨床創薬研究学講座教授
同附属病院 臨床研究開発センター センター長

血液学を語る

かに寝るところがないのです。

西川 それは、厳しいですね。

片山 ただ、厳しい中にもいいところもありました。3日間の泊まり込みの朝、ICUのベッドで目覚めると、看護主任が朝食のパンと牛乳、着替えまで差し入れてくれました。

西川 優しい看護師さんでしたね。

片山 先輩が受け持っている重症の患者さんも診ていました。正月に呼び出され、技師さんと一緒に病理解剖を行ったこともありました。松阪といえばお肉のおいしい土地柄ですが、先輩からときどきお肉をご馳走してもらいました。

厳しく、そして恵まれた環境の中で、他の人や社会に貢献する大切さを、体験を通して学ばせていただきました。

西川 先生と私が大学病院で再会するのは、そのもう少し先になりますが、当時から、先生は臨床も率先してされる面がありました。

片山 確かに、人の分までやってしまうところがありました。

西川 そういう姿勢が大事です。後ろに引っ込んでいたら何もできません。先生の長所のひとつですね。

ところで、先生の大学院時代の研究テーマは、どのようなものでしたか。

片山 現在、教室の関連病院の副院長をされておられる南信行先生からお誘いを受け、造血幹細胞の研究をすることになりました。造血不全症のひとつである再生不良性貧血の患者さんから骨髄のサンプルをいただき、造血幹細胞の定量化に取り組みました。

当時は、クリーンベンチのような立派な設備はなかったので、木箱を改良して、ガラスを貼り、それを使って実験を行ったものです。手作りのクリーンベンチです。

西川 木箱をきれいに消毒してから、手を入れるのですね。

片山 木箱の中を隅から隅まで拭き、アルコールを撒いて、ボッと燃やしてから実験を開始しました。

再生不良性貧血についての研究をグループでしていましたが、結局、実験結果は先輩の論文としてまとめることになりました。私としては、また、新たに自分の研究テーマを探す必要に迫られました。

当時は、卒業して年月がたっていませんでしたから、外来患者さんを多くは担当しておらず、なかなか臨床検体も手に入りません。そこで、健常人からの検体を用いた実験を計画しました。

西川 困難な時代でした。研究に使う骨髄も、人からもらうしかありませんでした。学生や若い医局員の先生に、「ちょっと骨髄をくれへんか」と言って（笑）。

片山 採取時に痛みがあるし、お願いをするのも大変でした。

西川 私も、研究に必要な血小板を人からもらっていました。吸血鬼みたいなところがありましたね、お互いに（笑）。

片山 研究テーマを探すにあたり、自分にどういうことがやれるのだろうと文献を探す中で、1つの論文にたどりつきました。それが、「Experimental Hematology」の1980年の論文です。

西川 後に先生が留学することになる、Medical University of South Carolinaの小川眞紀雄先生の研究室からの論文ですね。

三重大学の骨髄移植1例目を担当。進路は、造血幹細胞の研究へ

西川 先生が大学院で研究をされている頃、私がアメリカのNIHから帰国しました。先生は、ちょうどその頃三重大学でも始まっていた骨髄移植に一生懸命取り組んでおられました。

片山 三重大学での骨髄移植第1例目から、かかわらせていただきました。先輩の太田千鶴子先生（松阪市で開業）が主治医で、もう1人後輩の清水典子先生（小田原市で開業）と私と3人で、3日に1回当直をするという体制をとりました。

造血幹細胞の研究をしていたことに加えて、造血幹細胞移植である骨髄移植にかかわったことで、私と造血幹細胞の関係がより近くなったように感じていました。

西川 先生は大学院で無事、博士号をとられ、その後、どうされたのでしょうか。

片山 私は三重県の出身であり、関連病院へ赴任して地

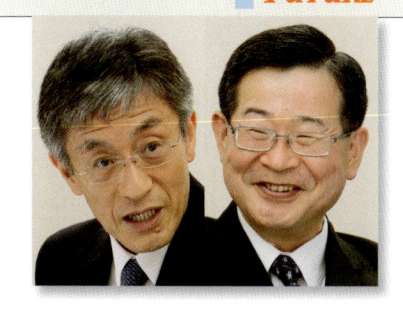

域医療にかかわりたいと思っていました。以前より、白川教授にそのことを申し上げていました。

ところが、学位をいただく少し前に白川教授から、当時の厚生省の造血障害研究班の班会議への出席のお話があり、「班会議で、君の学位論文の内容を発表してくれないか」と言われました。その発表を最後に大学を去り、内科専門医を目指し、地域医療に貢献しようと自分のなかでは決意をしていました。

大学院卒業の間際になり、また白川教授から「すまんが、もう少し研究を継続してくれへんか」と言われました。私としては、自分自身の人生設計が崩れたと思い、当惑しましたが、「人生はどこでどうなるか、わからない。とりあえず、流れに逆らわずにやってみよう」と気を取り直し、仕事の内容にかかわらず、与えられた環境で一生懸命やってみることにしました。

造血幹細胞移植に携わりながら造血幹細胞の研究を継続することになりました。

西川 ちょうどその頃、私がアメリカのNIHから帰国したわけですね。

片山 西川先生は、アメリカに行かれる前にも「Nature」に論文が掲載されていますし、アメリカでも「Nature」、「Science」、さらに「Journal of Biological Chemistry」には何報も論文を発表されています。私たちにとっては、目標とすべき先生が帰ってこられ、我々に大きな刺激を与えてくださいました。西川先生は教室員にとっての目標であり、自分たちも頑張ってみようと思いました。

欧文誌に論文が掲載され、"書いて知る"喜びの大きさを痛感

片山 私は研究を継続することになり、西川先生と、もうお1人、白川教授が赴任されて2年後に京都大学から来られた北堅吉先生から、いろいろなご指導を受けました。

西川先生を目標に、臨床をしながら一生懸命、実験をしました。西川先生にはいろいろ助けていただき、論文が2つできました。

西川 「Blood」に掲載された立派な研究でしたね。

片山 その2つの論文が、本当に自信になりました。それまでは、研究をつらい義務のように感じていたのですが、成果として論文が完成した時、大きな喜びを手にしました。研究の楽しさを初めて味わいました。"麻薬"のようなものですね。

西川 あの時、片山先生が書かれた論文は、第二内科から「Blood」に掲載された最初の論文となりました。白川教授が聞いて、「えっ」と驚かれたのをよく覚えています。その後、続々と掲載されるようになったのですが、片山先生が先鞭を

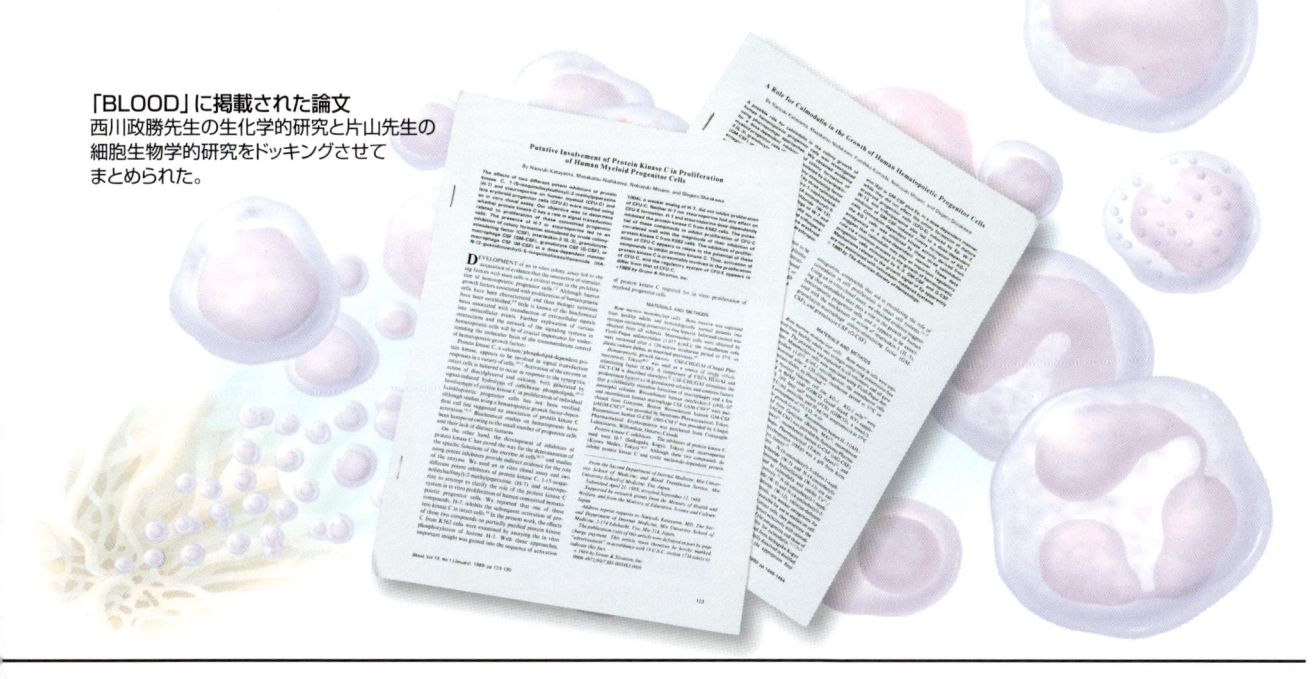

「BLOOD」に掲載された論文
西川政勝先生の生化学的研究と片山先生の細胞生物学的研究をドッキングさせてまとめられた。

血液学を語る

つけてくれました。

片山 西川先生が継続的にやってこられた蛋白リン酸化酵素についての生化学的な研究と、私がやってきた造血幹細胞の細胞生物学的な研究をドッキングさせていただいたことで、それらの研究をまとめることができました。

西川先生に研究のアイデアをお話ししたところ、生化学的なデータを全部作ってくださいました。

西川 当時、骨髄を使って、細胞生物学と生化学をリンクさせた研究はほとんどありませんでした。私は末梢血から血小板を使っていましたが、片山先生は骨髄を採取しなければならない。私たちに比べれば、数倍の困難さです。片山先生が強い研究心を持っていたのだと思います。

片山 西川先生は、私の論文を丹念に何度も直してくださいました。他人の論文をあれだけきちんと読み、チェックしてくださる人は、先生が初めてでした。

論文を書く作業では、書いた本人に大きなものが得られることを痛感しました。読んで知るより、書いて得るものが遥かに大きいことを非常に面白く感じました。読者と作家の違いがここにあると思いました。

西川 それは大変大事なことです。さらに、研究者はいわばノンフィクション作家です。小説家は想像の世界で書くことができますが、科学者はデータに基づいて書かなければなりません。想像力を高め、それを実証して書くというのは非常に困難な作業です。そこに、片山先生の業績の素晴らしさがあります。

片山 当時、西川先生、北先生がおっしゃっていたことがあります。研究者には、やってはいけない2つのことがある。1つは評論家になってはいけない。もう1つはテクニシャンになってはいけないということです。

研究テーマをみつけ、データに基づいて実証し、論文をまとめる作業の中で、この2つのことを身をもって学ばせていただきました。

チャールストンの小川研究室へ。"Do something"から全てが始まる

西川 先生は留学するにあたり、いろいろ苦労されました。

片山 自分が本当に研究に向いているのか、臨床に向いているのか、全く異なる環境に身をおいて自分自身を見つめ

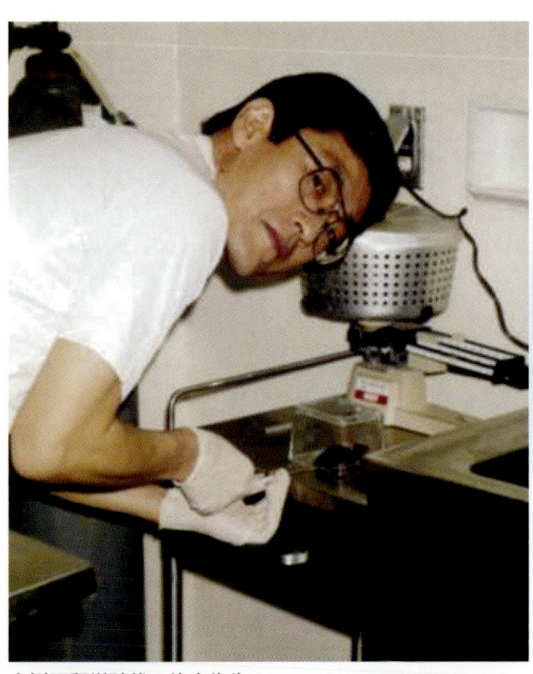

小川研留学時代の片山先生
実験は、まずマウスに5-FUを注射することから始まった。

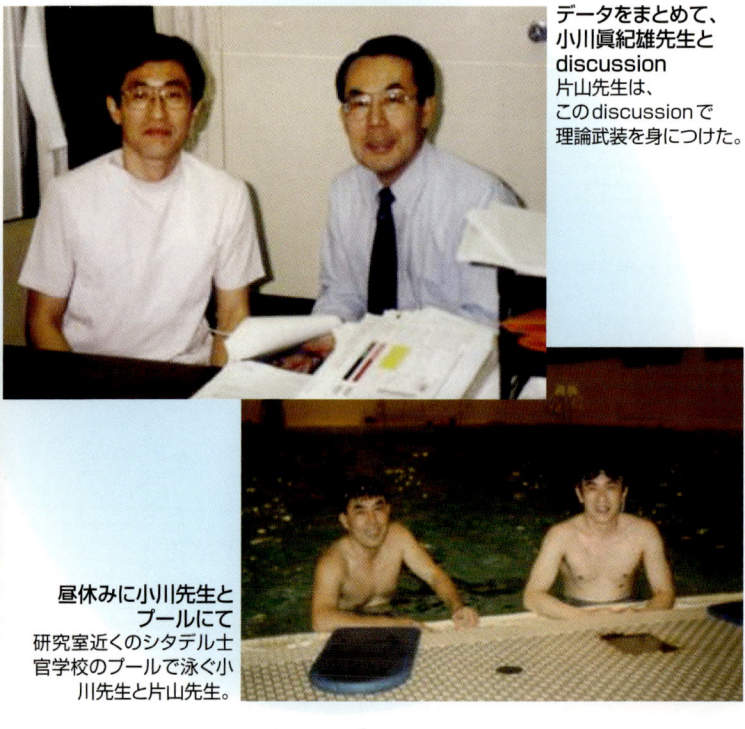

データをまとめて、小川眞紀雄先生とdiscussion
片山先生は、このdiscussionで理論武装を身につけた。

昼休みに小川先生とプールにて
研究室近くのシタデル士官学校のプールで泳ぐ小川先生と片山先生。

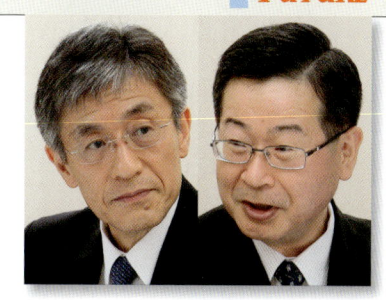

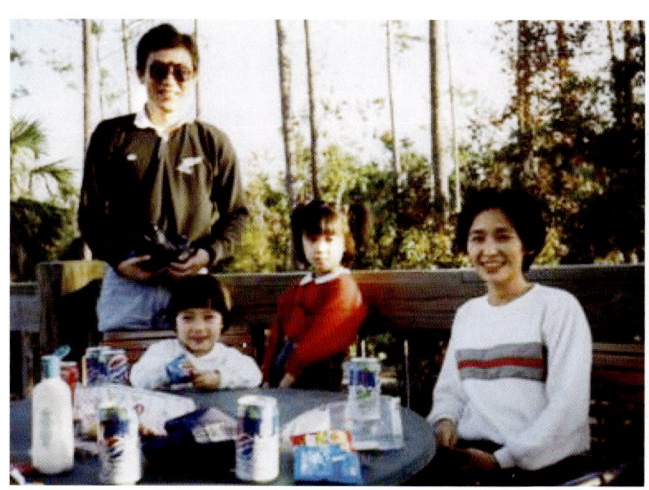

チャールストンでのピクニック風景
片山先生ご家族は、毎週のようにピクニックへ出かけた。武蔵学先生（北海道大学第三内科、現北海道大学保健管理センター）のご家族とともに。

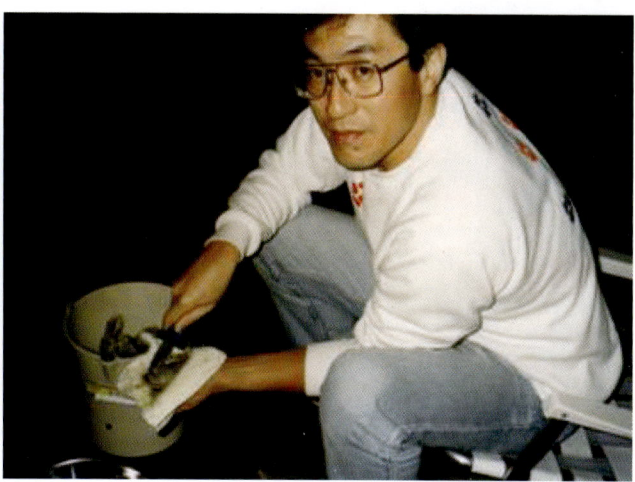

生牡蠣100個の思い出
袋詰めの生牡蠣（100個以上）を買ってきて、アパートの裏で殻から取り出している片山先生。帰国前には、かなりうまくなった。

直したいと思い、留学を決意しました。

　西川先生が留学先を2か所ほどお世話してくださいましたが、先方の事情で実現せず、非常に落胆しました。この時は、神頼みしかないと伊勢神宮に参拝したものです。

　留学先を自分で探そうと、4か所に手紙を書きました。いちばん初めによい返事をくださったところに行こうと決めていました。偶然にも、私が学位をとる時に参考にした論文を出されていた、サウスカロライナ医科大学の小川眞紀雄先生の研究室に留学することになりました。

西川　私も、小川研究室を訪ねたことがありますが、チャールストンは非常にいいところですね。川沿いにボートが係留してある風光明媚なところです。片山先生も、小川先生と一緒に、水泳をされていたそうですね。また、研究も進みましたね。

片山　小川先生とはよく水泳でご一緒させていただきました。研究は、最初にいただいたプロジェクトがどれもうまくいかず、しだいに小川先生とミーティングをする機会も少なくなっていきました。

西川　私もNIHに留学して、同じような体験をしました。最初のうちは大変親切に迎えられますが、研究の成果があがらないと、関心が別の研究者に移ってしまいます。

片山　小川先生は、よく"Do something"とおっしゃっていました。「自分で何かを見つけてください。見つけたら、一緒にそれを展開しましょう」。

　私は、留学中に一時帰国の機会があり、帰りの飛行機の中で、いくつものプロジェクトを計画しました。研究室に戻り、自分でやり始めて半年ほどして、データが揃ってから小川先生に報告することができました。

　"Do something"で得たデータを、小川先生とディスカッションをしながら、論文のストーリーが練られていきます。日本で西川先生に教わった方法とは一味違った論文の作り方を知りました。

　現在、神戸の理化学研究所で幹細胞研究グループを率いておられる西川伸一先生が小川先生に供与されていた抗c-kit抗体が研究室にありましたので、小川先生から「これを使って何かやってください」と言われ、その抗体を用いた研究を行い、幸いなことに結果をまとめることができました。そのことがきっかけで、その後も西川伸一先生には私の後見人になっていただき、お会いするとお声を掛けていただき、大変ありがたく思っています。

血液学を語る

「徹底的に考え抜け」「公正であれ」
小川先生の姿勢に、人生を学ぶ

西川 小川先生の研究室からは、優れた日本人研究者を数多く輩出しています。そういう意味で、片山先生は大変恵まれていますね。

片山 第43回日本臨床血液学会を主催された原宏先生（兵庫医科大学名誉教授）、第71回日本血液学会を主催された中畑龍俊先生（京都大学iPS細胞研究所教授）、第70回日本血液学会を主催された須田年生先生（慶應義塾大学教授）をはじめ多くの小川研出身の方々が、活躍されておられます。

西川 小川先生の研究室から、日本の血液学を担う人材が数多く育っているのは、単に偶然ではありませんね。

片山 小川先生から学んだのは、何といっても研究に対する姿勢です。「徹底的に考え抜け」「第一人者の言うことも正しいとは限らない。必ず、自分自身で確認しなさい」といったことを教えていただきました。

また、小川先生は、たいへん純粋なお人柄で、「できるだけ損をしない」といった処世術や功利的な発想を全くもっておられないと思います。「公正であること」「普通であること」の大切さを常におっしゃっていました。人間というのは、ついやりすぎてしまう。失敗は往々にして、やりすぎからくるのではないでしょうか。

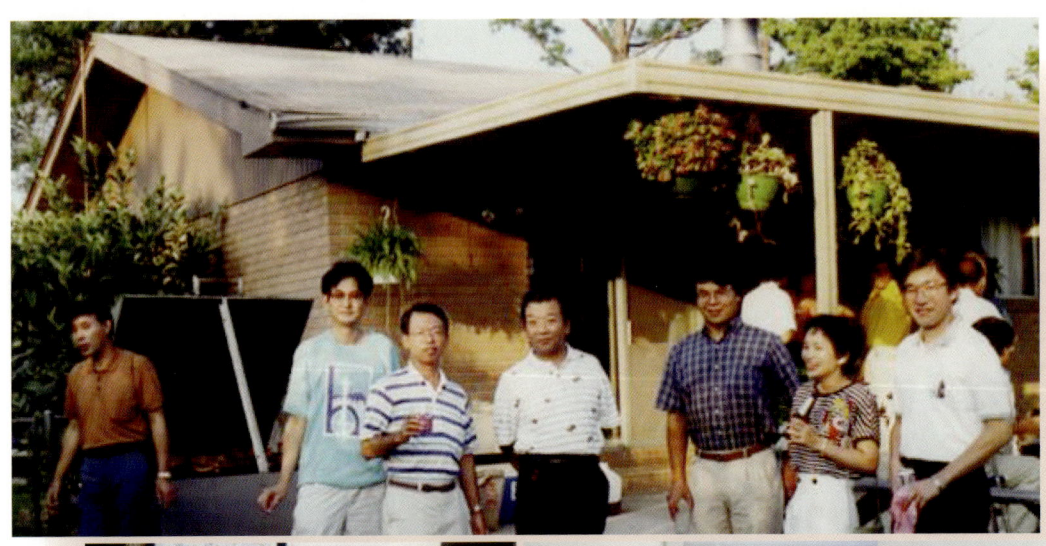

テクニシャンのAnne G. Learyの自宅でのパーティーにて（1990年夏）
日本から多くの先生方が来られた。左から、中畑龍俊先生（信州大学、現在京都大学）、藤本幸示先生（熊本大学）、薗田精昭先生（京都府立医科大学、現関西医科大学）、前川平先生（京都府立医科大学、現京都大学）、武蔵学先生と。メインディシュは豚の丸焼きだった。

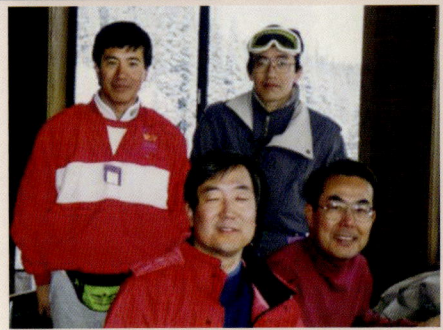

UCLAシンポジウムの番外編のスキー場にて（1992年2月）
前列左が須田年生先生（自治医科大学、現慶應大学）、前列右が小川眞紀雄先生、後列左は平田亮先生（名古屋大学、現在岐阜県可児市で開業）。片山先生は、スキーの経験がほとんどなく、須田先生と平田先生の肩に支えられて、ようやく雪の上に立っていた。

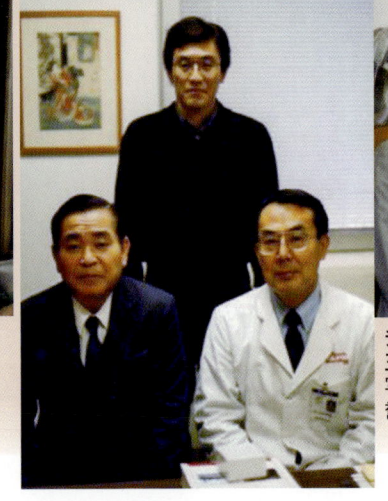

チャールストンを訪問された三重大学の先生方
写真左は、当時の上司である故白川茂三重大学名誉教授。右は南信行先生（当時三重大学輸血部）。

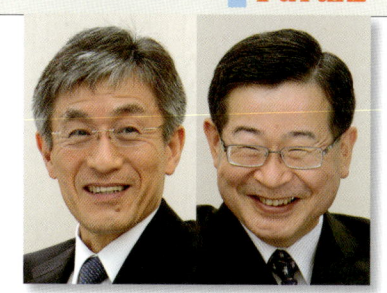

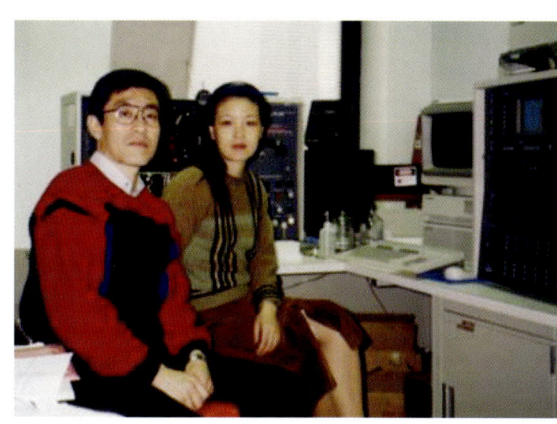

最新・血液内科シリーズ **FUTURE**

帰国前にテクニシャンのヘレン（Hai Qun Zen）とともに
「彼女がFACStar Plus（FACSAriaの三世代前の機種）の調整を一手に引き受け、必要な細胞を取り出してくれた。僕はsorting windowを設定するだけだった」（片山先生談）。

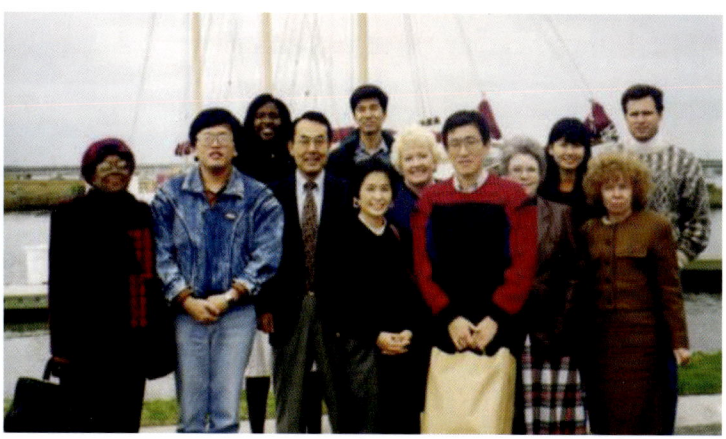

片山先生の送別会にて小川研の方々とともに
ラボの皆さんとも慣れてきたときの帰国で、あっという間の2年半。手提げ袋の中には、思い出と皆さんから記念にいただいたクリスマスツリーのツリートップが入っている。

　小川研究室への留学は、現在の私の人生観、価値観を培う、大変大きな経験になりました。

西川　大事なお話ですね。失敗はやりすぎと、もう1つ、功を焦ることからくるのではないでしょうか。

　科学の領域では、論文は立派でも、それを裏付けるデータに問題のあるケースが見受けられます。片山先生は、小川研究室から持ち帰った実験手法を三重大学で展開され、非常にきちんとしたデータを出し、立派な業績をあげておられます。

片山　間違ったデータを出さないという厳しい姿勢は、西川先生から学びました。

　当初、自分を見つめ直したい、環境を変えたいと留学を志しました。人間はつい、よい環境に身を置くと成長できるのではないかと思いがちです。「よい研修病院に行くと、よい医者になれる」と同じ発想です。しかし、自分を変え、発展させるのは、自分自身の努力であることを、身をもって学ぶことができました。

西川　それは、ものすごく大切なことですね。私もNIHに留学して痛感したのは、研究環境が整っているから、よい研究が出るわけではないということです。NIHの予算は国家予算であり、天井知らず。研究器材の購入も思いのままです。

　潤沢な予算の中、論文がたくさん出ていても、全てが質の高い論文というわけではありません。論文の質は、やはり、研究者のマインド、探究心にかかっていると思います。

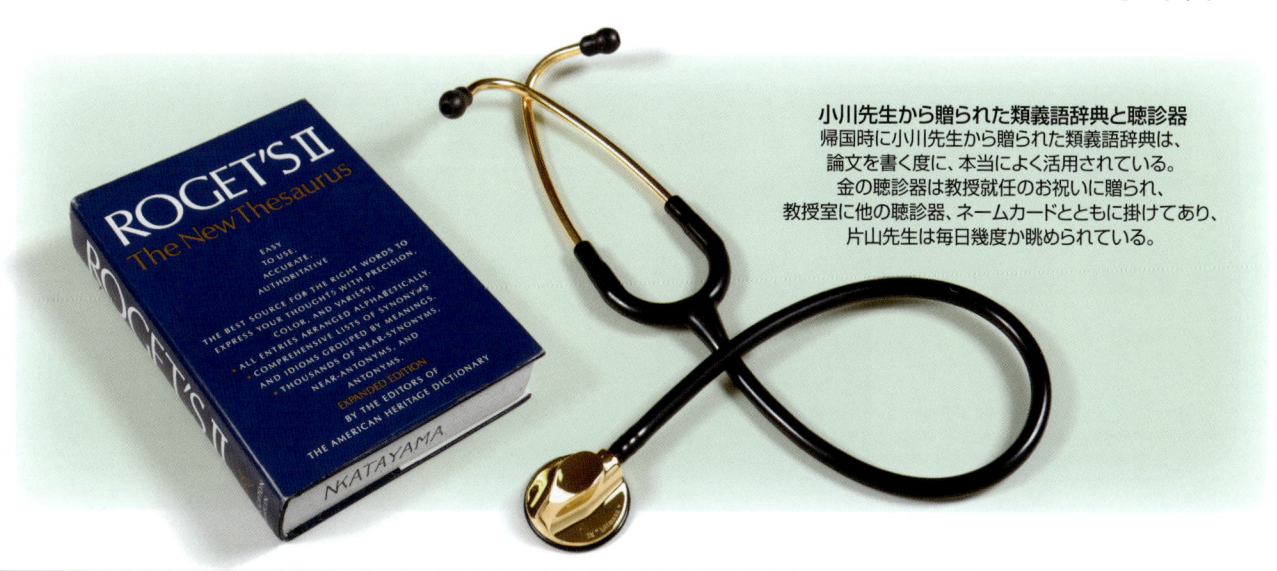

小川先生から贈られた類義語辞典と聴診器
帰国時に小川先生から贈られた類義語辞典は、論文を書く度に、本当によく活用されている。金の聴診器は教授就任のお祝いに贈られ、教授室に他の聴診器、ネームカードとともに掛けてあり、片山先生は毎日幾度か眺められている。

PAGE 145

血液学を語る

帰国後は病棟医長、医局長と務め、創設55年目、第5代教授に着任

西川 帰国されてから、研究の進展はいかがでしたか。

片山 1993年に第二内科に戻ると、バングラデシュからの留学生のNadim Mahmud先生（現Illinois University at Chicago輸血細胞療法部長）、田中竜平先生（現埼玉医科大学国際医療センター小児腫瘍科長）、大石晃嗣先生（現三重大学医学部附属病院輸血部長）が私の帰国を待っていてくれ、少数精鋭で研究を開始しました。まもなくして伊藤竜吾先生（現在鈴鹿中央病院勤務）が、その後、桝屋正浩先生（現三重大学大学院医学系研究科血液・腫瘍内科准教授）や多くの大学院生が加わってくれました。

仲間に恵まれ、いくつかの仕事をすることができました。その後、田中竜平先生はSt. Jude Children's Hospitalに留学され、Nadim Mahmud先生はIllinois University at Chicagoへ異動し、大石晃嗣先生はFred Hutchinson Cancer Research Centerへ留学し、桝屋正浩先生は私と同じ、小川研究室に留学しました。

西川 先生は、多くの人の留学を支援されましたね。

片山 その後、荒木裕登先生（現関連病院勤務）がIllinois University at Chicagoへ留学しましたが、彼が最後で、その後は私が学位指導した人たちは留学を希望しませんでした。

西川 白川教授の後任として、珠玖洋教授が着任されました。補佐役として、ご苦労があったのではないでしょうか。

片山 1995年に、西川先生から病棟医長をバトンタッチされ、2年間、務めさせていただきました。病棟医長は患者さんとコメディカルとの、あるいは医師間の調整役であり、いい勉強をさせていただきました。

その後9年間、医局長として、教室の運営面で教授の補佐を務めさせていただきました。様々な調整に苦労しましたが、よい先輩と後輩に恵まれ、何とか無事に終えることができました。

清水典子先生の送別会にて
前列中央が清水典子先生（現在小田原市で開業）、中列右から2人目が小林透先生（現在鳥羽市で開業）、後列右から3人目が北堅吉先生（現日本バプテスト病院）。

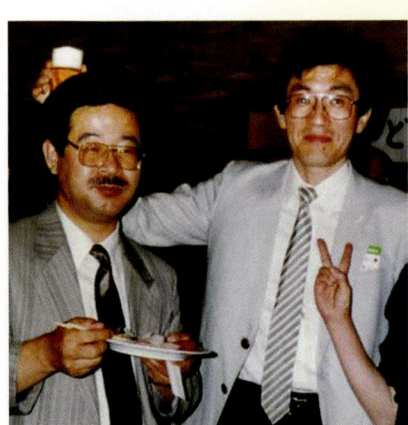

西川政勝先生とともに（1993年）
帰国してから間もない頃、日本網内系学会の懇親会にて。

三重大同門会にて太田千鶴子先生、清水典子先生と再会
右が太田千鶴子先生（現在松阪市で開業）。三重大学での骨髄移植第1例目をともに経験。3人で交代制の当直をしていた。

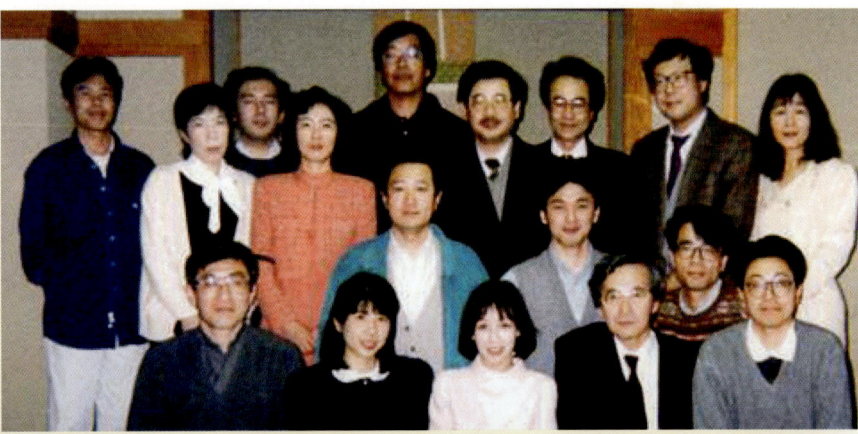

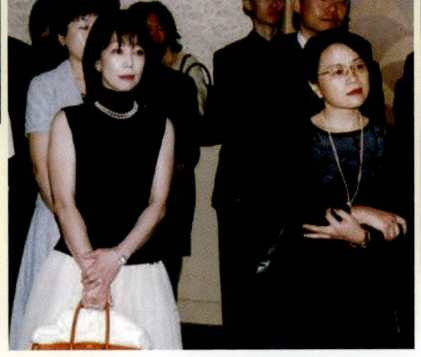

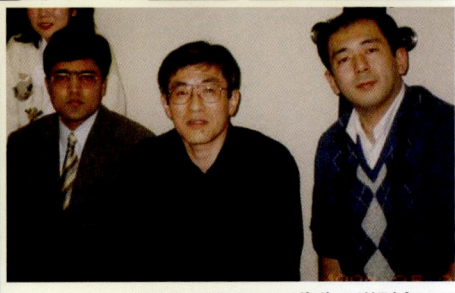

Nadim Mahmud先生の送別会にて
Nadim Mahmud先生（現イリノイ大学シカゴ校）、三輪啓志先生とともに。

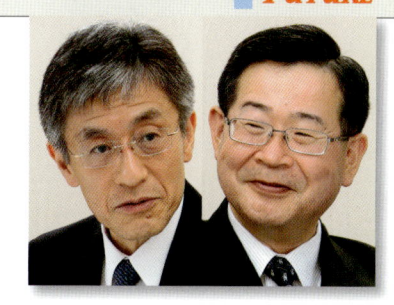

最新・血液内科シリーズ FUTURE

ただ、研究の主力となる大学院生の確保が、非常に大変でした。腫瘍免疫学を研究する人が多く、血液学を志望する人が少なく、少数精鋭でしのいでいる状態でした。

西川 人手不足では苦労されました。

その後、片山先生は三重大学第二内科の第5代目教授に就任されるわけですが、5という数字にかかわりが深いと聞いています。

片山 私は昭和55年に医学部を卒業し、昭和55年5月5日に結婚しました。三重大学の現職に着任したのが、第二内科創設55年目、5代目ということでした。くじ引きで5を選んでも当たったためしはありませんが（笑）。

西川 小中学校の成績表も、5が並んでいた（笑）。

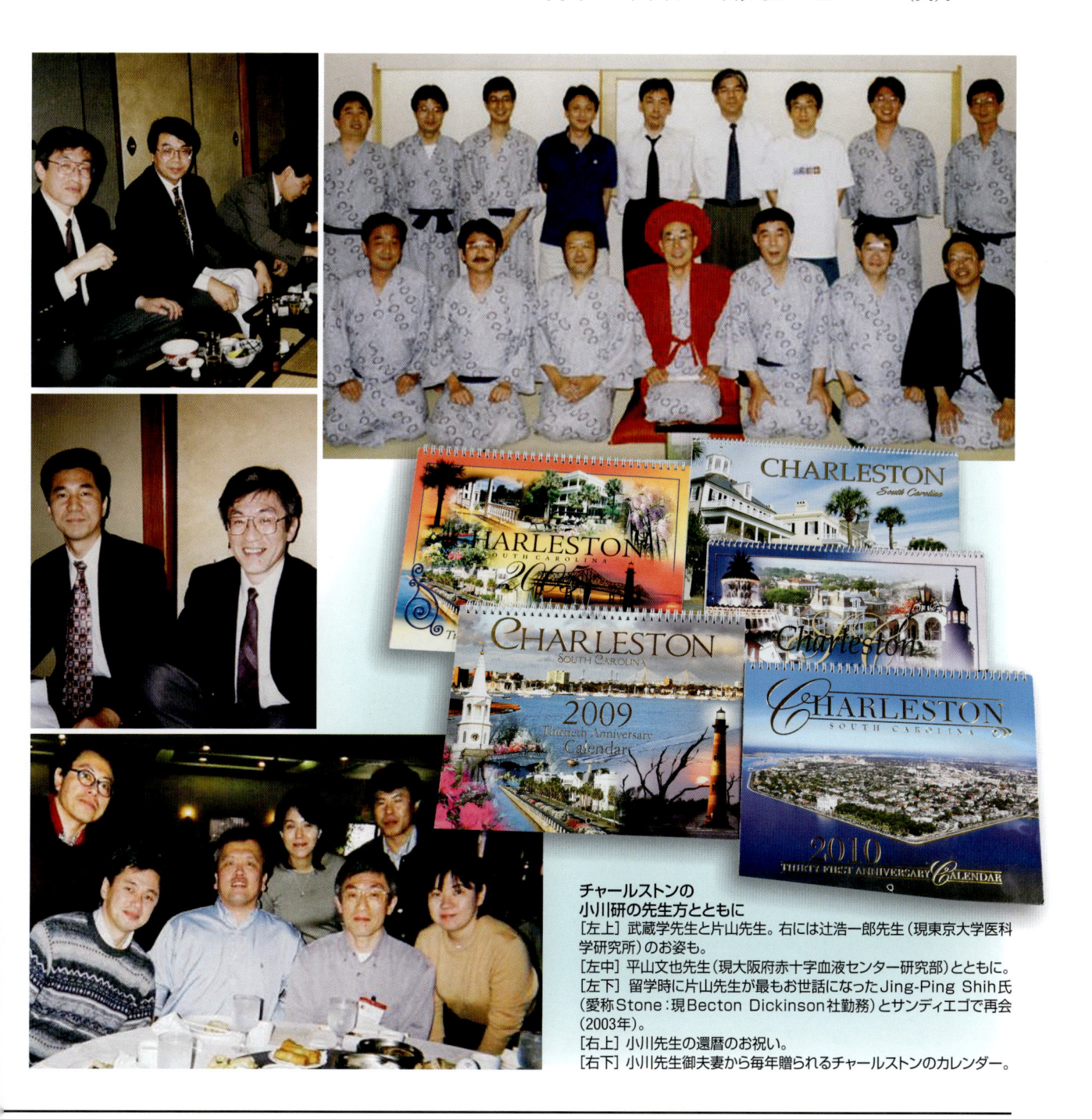

チャールストンの小川研の先生方とともに
［左上］武蔵学先生と片山先生。右には辻浩一郎先生（現東京大学医科学研究所）のお姿も。
［左中］平山文也先生（現大阪府赤十字血液センター研究部）とともに。
［左下］留学時に片山先生が最もお世話になったJing-Ping Shih氏（愛称Stone：現Becton Dickinson社勤務）とサンディエゴで再会（2003年）。
［右上］小川先生の還暦のお祝い。
［右下］小川先生御夫妻から毎年贈られるチャールストンのカレンダー。

血液学を語る

医局は人を育て、未来を開く制度。
第二内科の魅力を再発見したい

西川 ところで、新しい臨床研修制度になり、非常にご苦労されていることと思います。新時代の到来をどのように考えていらっしゃいますか。

片山 以前は平均10人弱の人たちが入局していました。新しい臨床研修制度が始まってから2年間、入局者はゼロでした。その後、毎年、少しずつ増えていますが、若い人たちの医局離れを感じています。

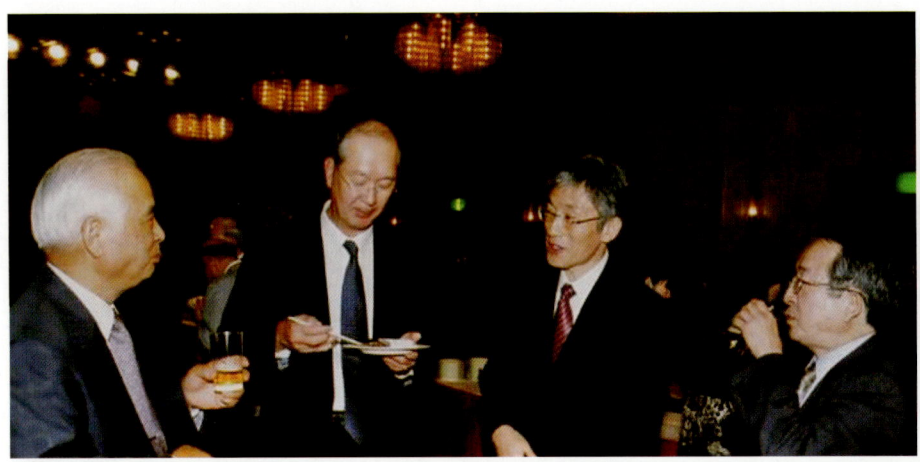

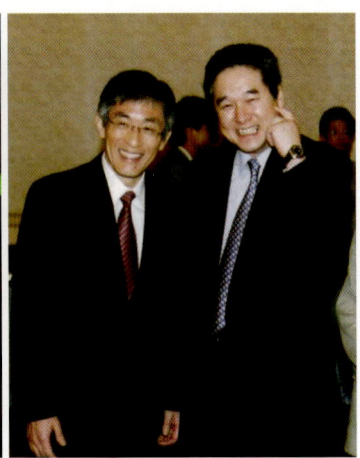

三重大学第二内科同門会にて（2006年）　［左］同門会役員の先生方とともに。左から元同門会会長清瀬正晴先生、副会長田中公先生、片山先生、幹事竹内敏明先生。　［右］会長の久藤眞先生とともに。暖かい支援を惜しまない同門会と教室との関係は極めて密接である。

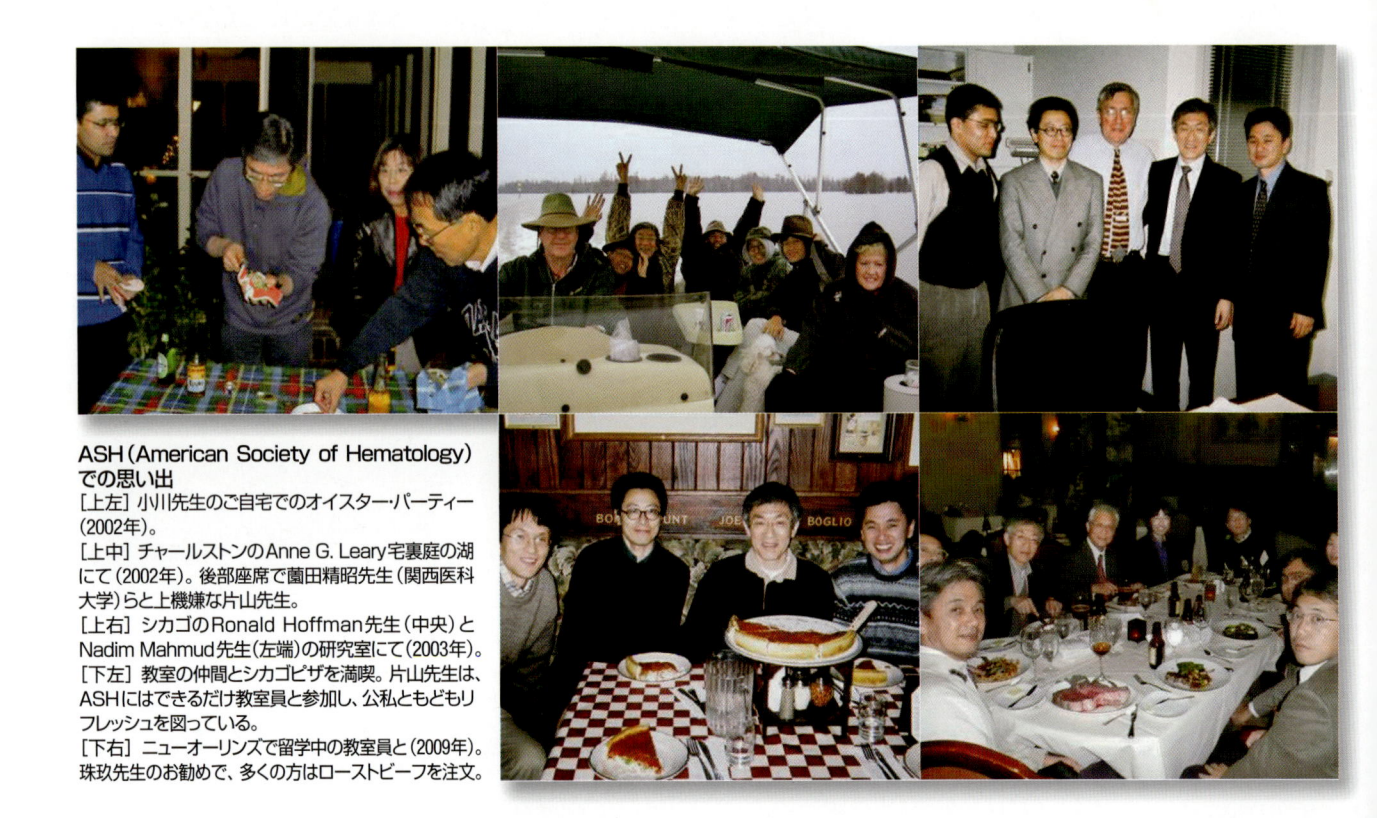

ASH（American Society of Hematology）での思い出
［上左］小川先生のご自宅でのオイスター・パーティー（2002年）。
［上中］チャールストンのAnne G. Leary宅裏庭の湖にて（2002年）。後部座席で薗田精昭先生（関西医科大学）らと上機嫌な片山先生。
［上右］シカゴのRonald Hoffman先生（中央）とNadim Mahmud先生（左端）の研究室にて（2003年）。
［下左］教室の仲間とシカゴピザを満喫。片山先生は、ASHにはできるだけ教室員と参加し、公私ともどもリフレッシュを図っている。
［下右］ニューオーリンズで留学中の教室員と（2009年）。珠玖先生のお勧めで、多くの方はローストビーフを注文。

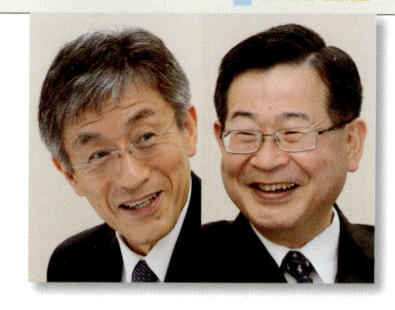

最新・血液内科シリーズ **FUTURE**

西川 血液学を専攻する人が減少する中、毎年、入局者が少しずつとはいえ、増加していくのはいいことですね。

片山 ありがたいことに、優秀な人が来てくれています。若い人たちは、「医局に入ると縛られる」という感覚が強いようです。むしろ、「医局に入ると守られる」のですが。生涯を通じて、医局が教育に責任を持ってくれる、そこのところが誤解されているように思います。

卒業後、自分1人で医学を学んでいくということは、非常に偏った知識・技術を身につけてしまう可能性があります。生まれた時からプロフェッショナルである人はいません。小学校、中学校、高校、大学と教育を受けて一人前になるように、教室の中でもまれて育っていくことが大切です。

西川 私も、1人では何もできない若いうちに、医局で教育するのは、いい制度だと考えています。ある程度実力がつくまで、仲間と一緒に学んだほうが、精神的にも支えられるのではないかと思います。

片山 もう1つ、気になるのは、若い人たちが学位にあまり関心を持たないことです。研究心がないと、医師として伸びる可能性が低くなってしまいます。専門医の取得も大事ですが、両方を追いかけてもらいたい。

西川 新しい臨床研修制度では、大きな研修病院で専門医重視の教育を受けますが、医療は研究心がないと技術

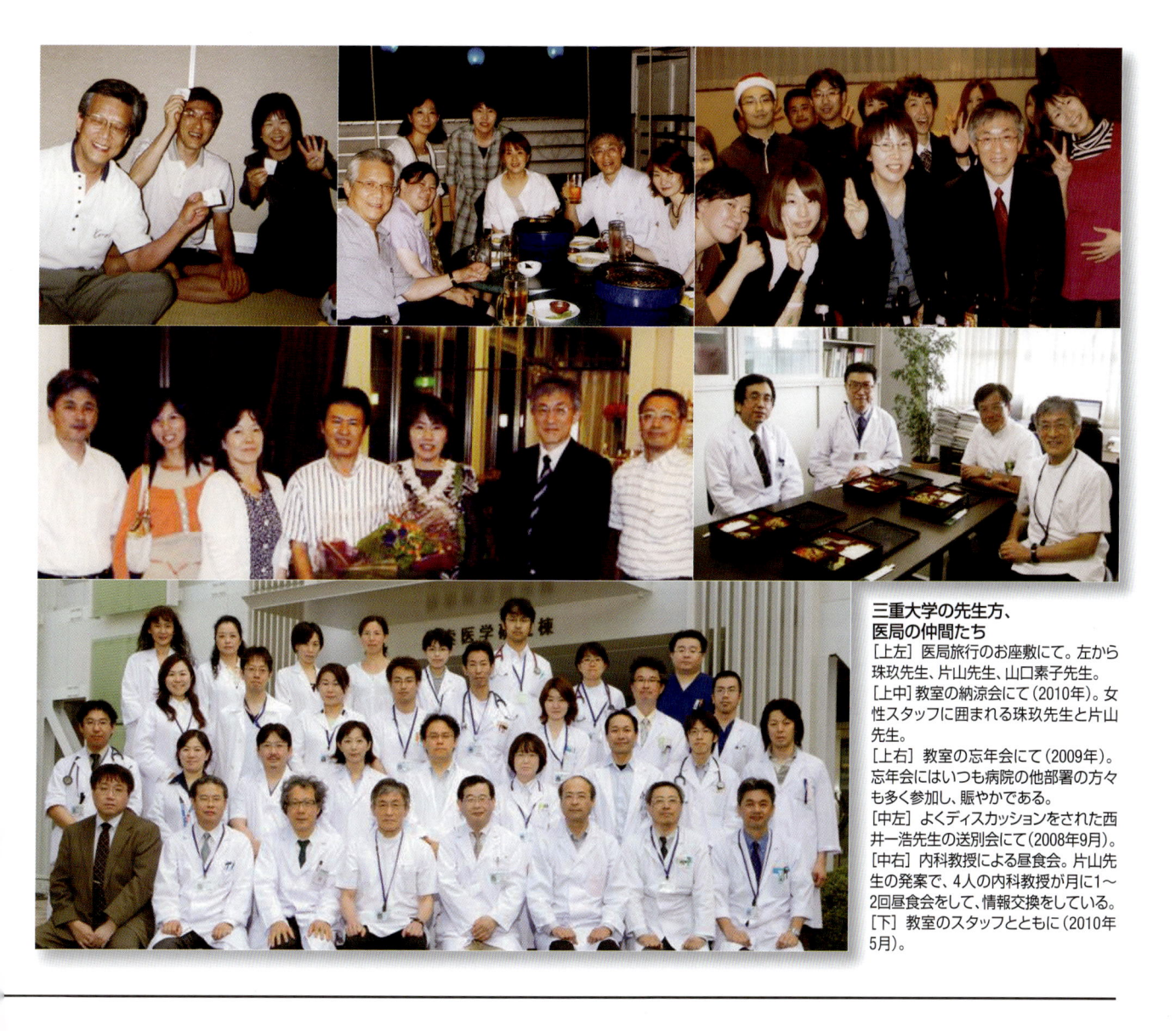

三重大学の先生方、医局の仲間たち

[上左] 医局旅行のお座敷にて。左から珠玖先生、片山先生、山口素子先生。
[上中] 教室の納涼会にて (2010年)。女性スタッフに囲まれる珠玖先生と片山先生。
[上右] 教室の忘年会にて (2009年)。忘年会にはいつも病院の他部署の方々も多く参加し、賑やかである。
[中左] よくディスカッションをされた西井一浩先生の送別会にて (2008年9月)。
[中右] 内科教授による昼食会。片山先生の発案で、4人の内科教授が月に1〜2回昼食会をして、情報交換をしている。
[下] 教室のスタッフとともに (2010年5月)。

PAGE 149

血液学を語る

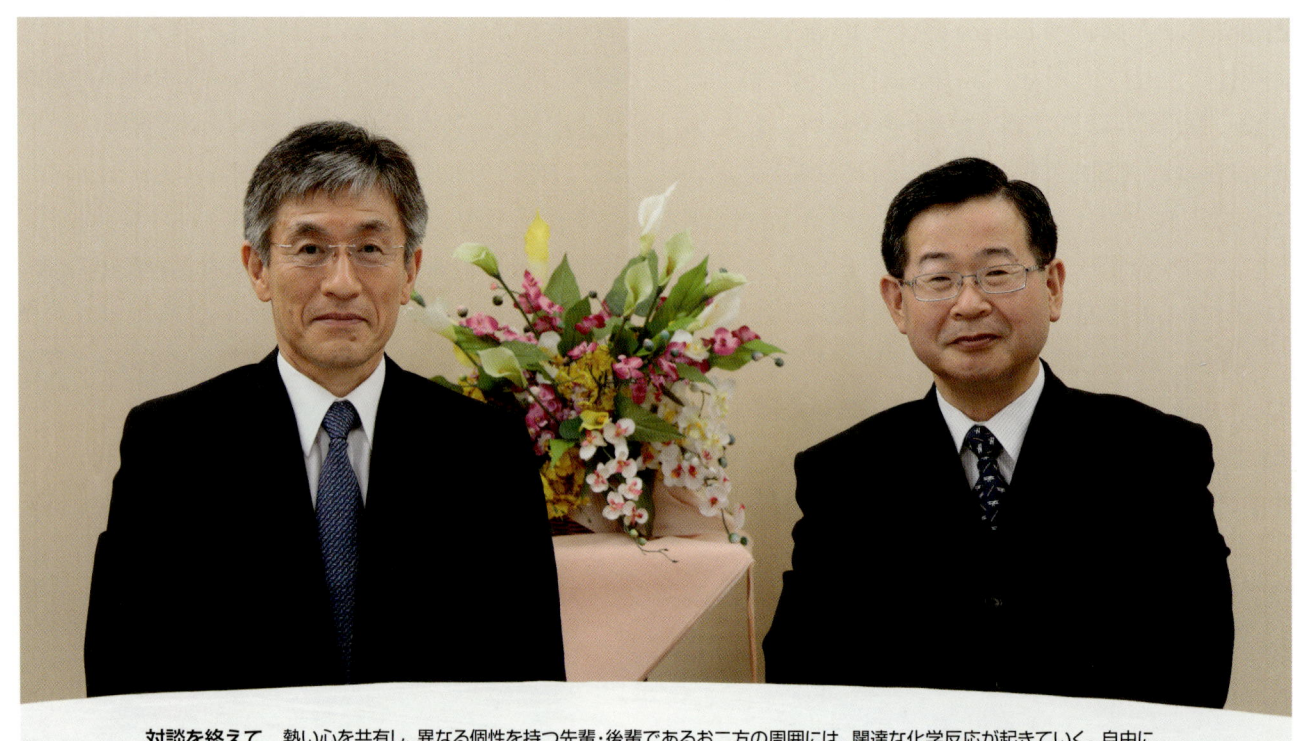

対談を終えて　熱い心を共有し、異なる個性を持つ先輩・後輩であるお二方の周囲には、闊達な化学反応が起きていく。自由に、前向きに、そしてアカデミックに。お二方から後輩たちに渡される"熱いバトン"が目に見えるようであった。

的にも向上しません。医局は研究をサポートし、生涯教育の機会を提供し、その人に合った進路を方向づけする。私は、非常にいい制度だと思っています。

片山　診療面は、設備の整った病院で学ぶことができますが、研究心を養い、学位を得る機会は大学にしかありません。

西川　先生が教授になり、第二内科の魅力が再発見されるのではと期待しています。今後、教室の研究面については、どのようにお考えですか。

片山　教室員それぞれがテーマを持っていますので、ぜひ、それを支援していきたいと思います。私個人としては、造血幹細胞を含め、血液細胞の生理学的な研究を継続してきましたので、その経験を生かし、造血器腫瘍の研究を若い人たちと共に推し進めていきたいと考えています。

　年をとってきて個性が際立ち、欠点や弱点に対する補正能力と自分自身を見つめる力が落ちてきていると感じています。また、大先輩から「能力は体力」と言われましたが、なるほどと思う昨今です。

体調を整え、心にゆとりを持って、教室の健全な発展のために、ぶれずに一生懸命頑張っていきたいと思います。

西川　先生にはぜひ、医師養成だけではなく、アカデミックな分野で、医局を盛り上げていっていただきたいと思います。今日はどうも、ありがとうございました。

西川政勝	
1952年（昭和27年）、三重県津市に生まれる
1977年	三重大学医学部卒業
1981年	三重大学大学院医学研究科（博士課程）修了 同薬理学講座助手
1981年～1984年	米国立予防衛生研究所（NIH）、NHLBI, Lab. of Molecular Cardiology留学
1984年	三重大学医学部附属病院第二内科助手
1990年	三重大学医学部内科学Ⅱ講座講師
2001年	三重大学医学部附属病院治験管理センター 副センター長
2003年	NPO法人「みえ治験医療ネット」常務理事
2006年	三重大学医学部附属病院 臨床研究開発センター 副センター長・センター長
2007年	三重大学大学院医学系研究科 臨床創薬研究学教授

症例検討会
毎週木曜日の朝、血液内科と腫瘍内科のすべての入院患者さんの症例検討会を行っている。教室員全員がそれぞれの患者さんの病状を把握し、討論して、治療方針の決定に責任をもつ。

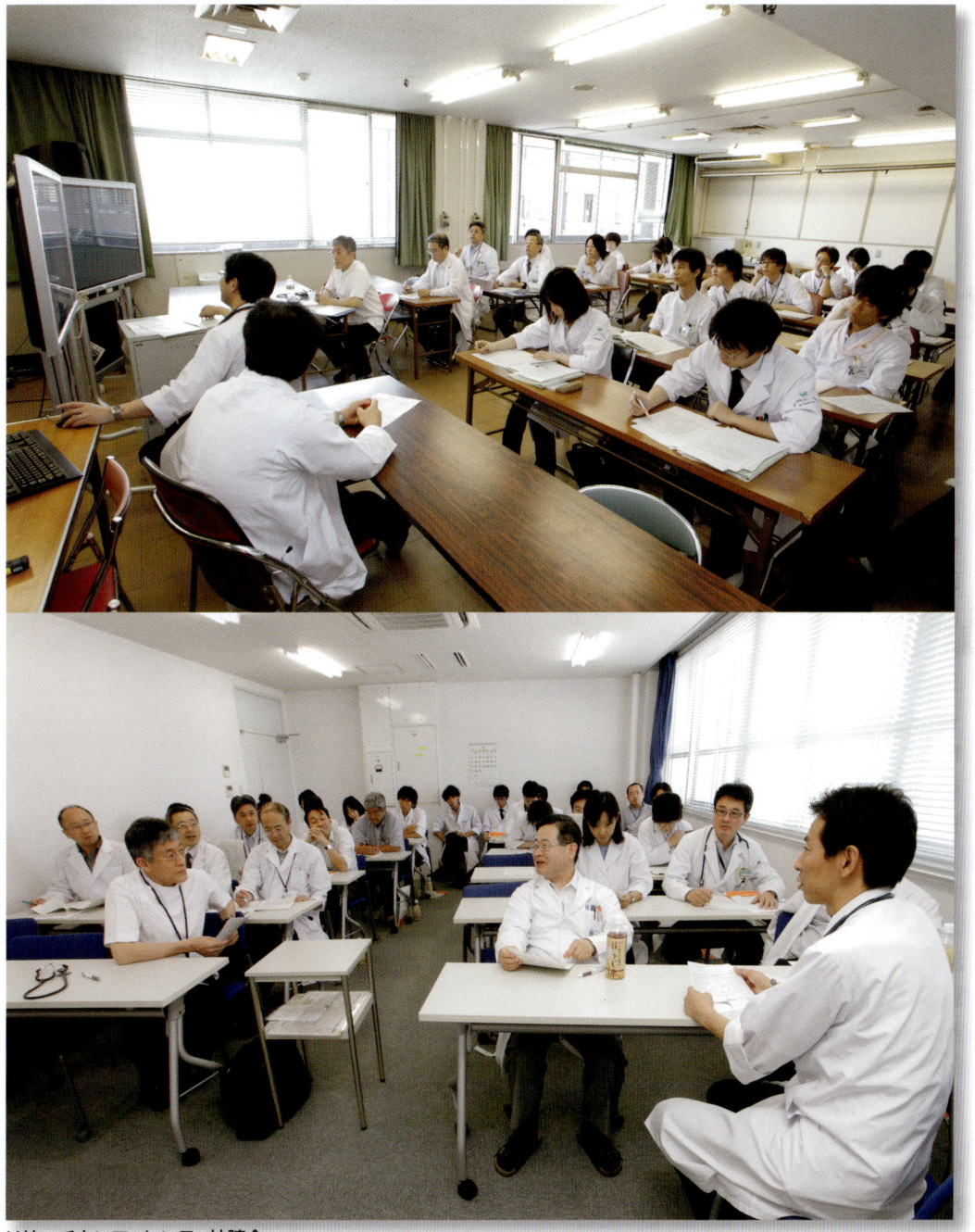

リサーチカンファレンス、抄読会
毎週木曜日の午後に、大学院生を中心としたリサーチカンファレンスと教室員による抄読会を開催している。

（2011年9月20日刊行）

吉田 稔
Minoru Yoshida

血液疾患の感染症克服へ

Profile

1952（昭和27）年、北海道に生まれる
1977年　3月　北海道大学医学部卒
1977年　6月　自治医科大学ジュニアレジデント（内科）
1979年　6月　自治医科大学血液科シニアレジデント
1979年　9月　東京都立駒込病院血液科（2年間）
1983年　4月　自治医科大学血液科病院助手
1985年　6月　自治医科大学輸血部助手
1986年12月　自治医科大学血液科講師
1993年　4月　米国カリフォルニア大学サンフランシスコ校
　　　　　　　VAメディカルセンター留学（2年間）
1997年　2月　帝京大学医学部附属溝口病院第4内科助教授
2004年　4月　帝京大学医学部附属溝口病院副院長補佐
2006年　4月　帝京大学医学部附属溝口病院第4内科教授

【学会活動その他】
日本血液学会（代議員・専門医・指導医）
日本感染症学会
　（評議員・専門医・指導医・インフェクションコントロールドクター）
日本化学療法学会（評議員）
日本医真菌学会（評議員）
日本内科学会（認定医）
日本輸血学会
日本臨床腫瘍学会（暫定指導医）
JALSG支持療法小委員会委員長
神奈川輸血研究会代表世話人
神奈川感染症医学会代表幹事

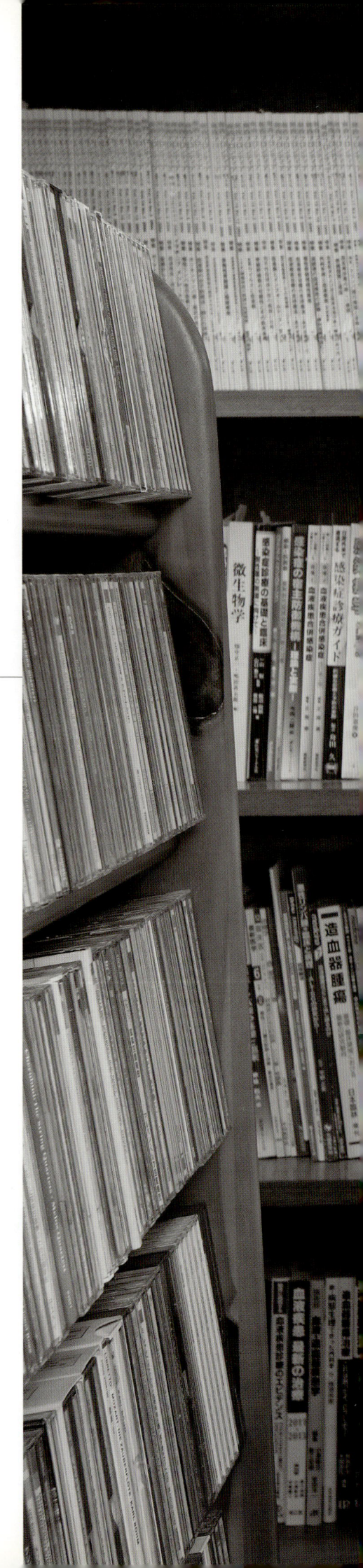

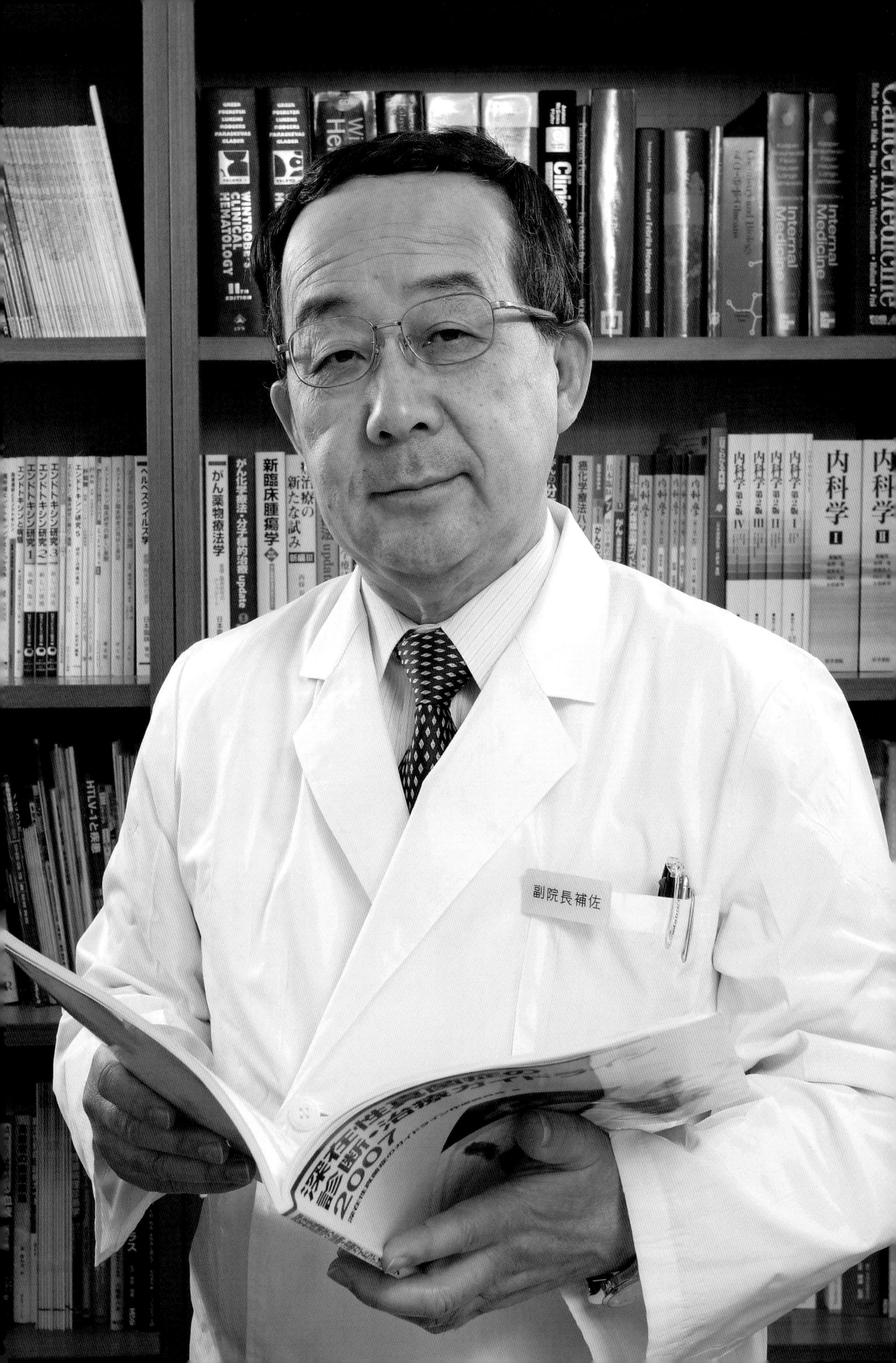
副院長補佐
WINTROBE'S CLINICAL HEMATOLOGY
Internal Medicine
Internal Medicine
がん薬物療法学
新臨床腫瘍学
内科学
内科学
HTLV-1と疾患
2007

血液学を語る

基礎と臨床の幸運な出会い。
臨床真菌学と共に歩んだ年月

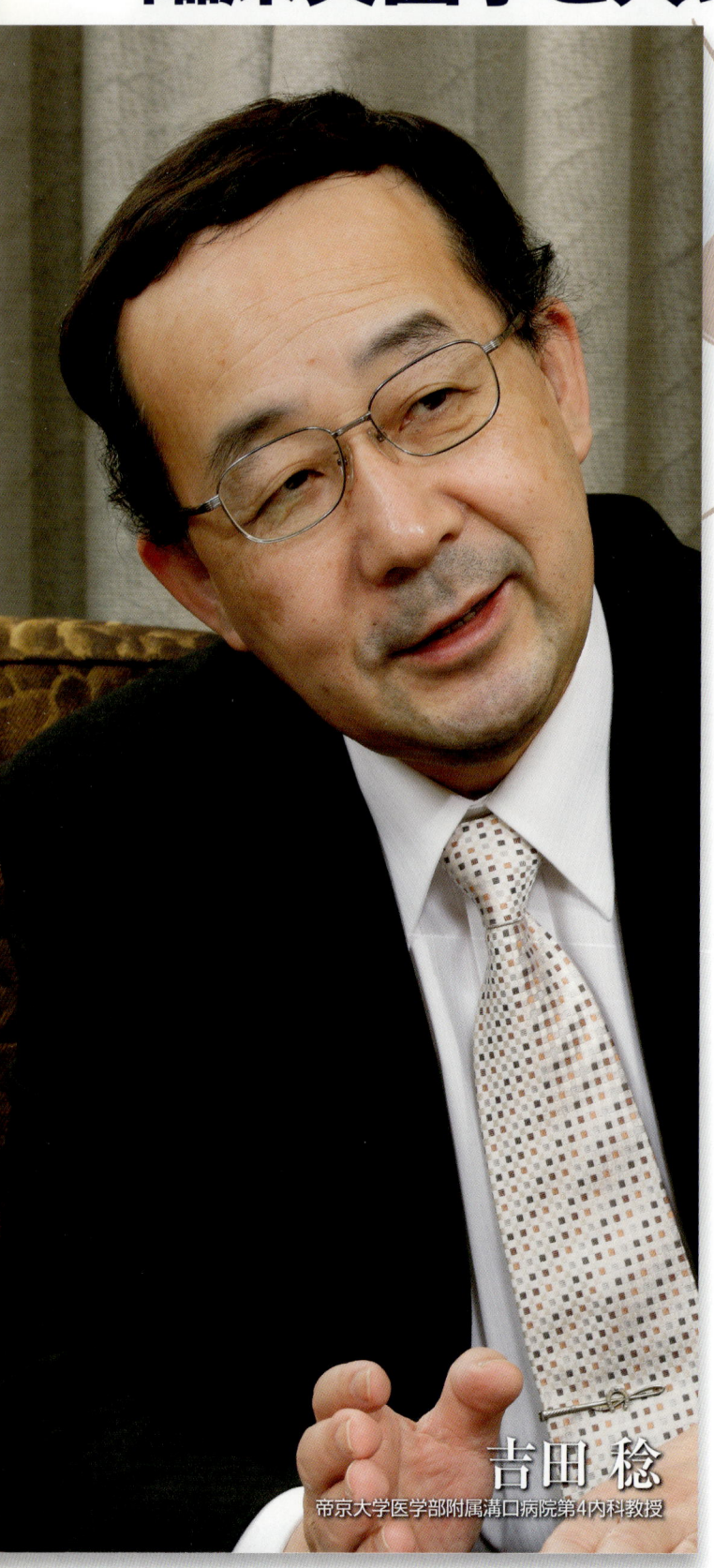

吉田稔先生と大林民典先生はともに
北海道大学の出身であり、
卒業後に赴いた自治医科大学で初めての
出会いを果たす。
この出会いから、やがて、いまや国際的に普及した
Gテスト開発の物語が始まる。
"基礎と臨床の幸運な出会い"から、
新しい真菌症診断法が生み出されていく、
その一筋の道のりを鮮やかに語り合う。

吉田 稔
帝京大学医学部附属溝口病院第4内科教授

北大を卒業後、自治医大の内科へ。
8つの専門分野を自由に学べる魅力

大林 今日は先生と久しぶりにゆっくりお話しできるということで楽しみにして来ました。先生と私とは同じ北海道大学で学びましたが、先生が入学された時、私は6年生でしたので、学生時代には面識がありませんね。

吉田 はい。

大林 すると、先生に初めてお会いしたのは、私が自治医大の神経内科に勤務していた頃、先生が内科研修医として神経内科にローテーションしてきた時だと思いますから、かれこれ30年以上のお付き合いになると思います。
　先生は北大を卒業して、すぐに自治医大に来られたのですか。

吉田 私は1977年に北大を卒業し、6月に自治医大に赴きました。実はその前、医学部6年生の夏休みに、同級生と4人で自治医大を見学に行きました。アレルギー・膠原病科と血液科、神経内科などを3日間ずつ見学させていただいたのを覚えています。その時に、大林先生にもお目にかかっていたかもしれません。

大林 たぶん、その時、お会いしていたと思います。

吉田 私は北海道で育ち、北大で学びましたので、卒業後、2年間ぐらいは内地に行ってもいいだろうと思ったのです。当時、北海道から見ると、本州は内地でした。

大林 そうでしたね。私は東京の高校を卒業して初めて北

海道へ行ったのですが、内地という表現にはとても驚きました。ところで、先生はどういうきっかけで自治医大を研修先に選ばれたのでしょうか。

吉田 私が医学部6年生だった1976年当時、内科は細分化・専門化の方向に向かい、専門領域を勉強してスペシャリストになるのが新しい流れでした。総合内科が設置され、内科の統合が図られる現在とは、まったく逆だったのです。

当時は、北大は第一内科、第二内科、第三内科に分かれ、それぞれが複数の専門分野を受け持つという状況でした。しかし、第一内科、第二内科といっても専門分野が3つ、4つある程度でしたから、専門化という点では弱く、また一部は重複していました。一方、自治医大では、内科が8つの専門分野に分かれ、それぞれを大変有名な先生が担当しておられました。

3か月ずつ内科をローテーションし、2年間で全てを研修できるということで、しっかり勉強できるシステムがいいと思いました。結局、夏休みに見学した4人の中では私のみが、自治医大の研修医になりました。

大林 私も北大を卒業すると、すぐに現在の国立国際医療研究センター、当時の国立東京第一病院で内科の研修を始めました。2年ほどして、英語と米国の医療のやり方を勉強しようと横須賀の米国海軍病院で研修を受け、その後、自治医大の神経内科に入りました。

当時、自治医大は新設されたばかりで、教授陣も若く、非常に活発でした。縦割りの専門分化はありましたが、医局間の壁がなく、自由に勉強できる雰囲気がありました。それが、先生にとって魅力だったのではないでしょうか。

吉田 そのとおりだと思います。

広大な森に囲まれた、自治医大での日々。都立駒込病院で、臨床での学びを深める

大林 自治医大での研修医時代を振り返ってみて、どんな思い出がありますか。

吉田 当時、自治医大では、研修医は2人1組で2DKのアパートに入りました。1人ずつの部屋と、共通のキッチンがあ

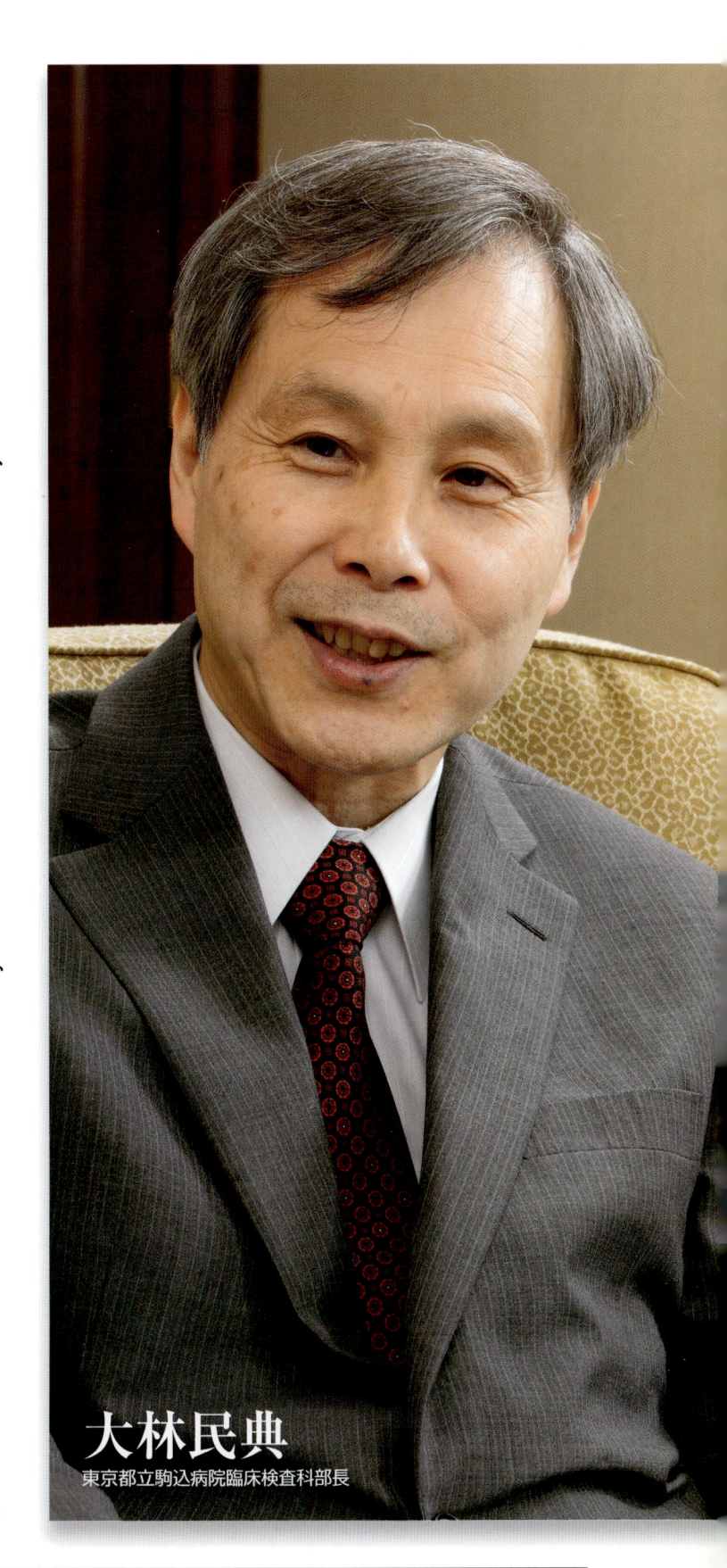

大林民典
東京都立駒込病院臨床検査科部長

血液学を語る

って、私は久留米大学出身の先生とご一緒でした。1日中病院で仕事をし、歩いて2分のところにあるその部屋には、寝に帰るだけという生活でした。研修医には様々な大学の出身者が集まり、同学年の連中と夜は飲みに行ったり、楽しく過ごした思い出があります。

大林 自治医大の周りは、広大な森が広がっていましたね。周囲に気を散らせるようなものは何もなく、研修をするには非常にいい所でした。

先生は2年間のジュニアレジデントを終えられ、3年目に血液科に進まれました。血液科を選択された理由をお聞かせいただけますか。

吉田 当時は、髙久史麿先生が血液科の科長をしておられました。まだ、お若い時代でしたが、すでに大変に高名でいらっしゃいました。同時に、非常に気さくな雰囲気をお持ちでした。髙久先生の下で仕事をしたいというのが、血液科を選択した1つの理由だったと思います。

もう1つは、私の父親が血液内科医であったことも、関係していると思います。

大林 そうでしたか。それは初めてお聞きしました。

吉田 父は、私が大学2年生の時に亡くなりました。悪性リンパ腫でした。血液科を選んだのは、そうしたことが背景としてあったように思います。

当時、私たちの学年は研修医が20人ほどいましたが、血液科を希望する者が多く、7〜8人はいました。現在とは事情が大きく異なります。実際には、髙久先生との面談の中で、「君はこちらのほうがいい」など、向き、不向きを考慮していただき、他の専門科に行く人もいました。

私は結局、血液科に入れていただき、3か月後に都立駒込病院に赴任する話に応募して、そのまま2年間を過ごしました。

都立駒込病院には東京医科歯科大学出身の先生方が多く、その中に、小野沢康輔先生という非常に臨床に熱心な先生がおられました。ちょっと記憶が不確かですが、小野沢先生も横須賀の米国海軍病院におられたこともあり、臨床のやり方がどこか違っていました。

やはり、第一線の病院は臨床において学ぶことが多いと痛感し、駒込病院での2年間は臨床を中心に勉強しました。それが、結果的に現在につながっています。

2人の出会いにより発展した
グラム陰性菌感染症の診断法の開発

大林 その後、自治医大に戻られたのですね。

吉田 自治医大に戻った時、髙久先生はすでに東大教授として転任され、三浦恭定先生が血液科の主任教授に着任されていました。研究部門は、生化学者として高名な斎藤政樹先生が統括しておられました。

大林 その当時は、どのような研究をやりたいとお考えでしたか。

吉田 自治医大血液科には4つの研究室がありました。それぞれを講師、助教授、あるいは教授が主催され、どの研究室に入ったらいいのか、なかなか決められませんでした。そこで、駒込病院の頃、お誘いをいただいたことのある斎藤政樹先生の造血発生部門で研究をさせていただくことになりました。

そこは糖脂質の研究部門で、非常にレベルの高い生化学研究をされていました。当時は、白血病細胞を殺すのではなく、分化・成熟させ、アポトーシスを誘導する研究が始まった頃でした。糖脂質による血液細胞の分化をテーマにした研究で、大きな成果を挙げておられました。

研究室には、現在は帝京大学薬学部教授である野尻久雄先生がおられ、同年齢だったこともあり、いろいろと教えていただきました。

そこでは、2つの研究テーマに取り組みました。赤血球膜のシアル酸の研究と白血病細胞のシアリダーゼ活性の測定です。最初の1つは論文にまとめ、「British Journal of Haematology」に掲載されました。もう1つは論文にまとめきれず、斎藤先生に申し訳なかったと思っています。

大林 臨床はどのようにされていましたか。

吉田 基礎の流れの強い研究室でしたから、午前中に診療を終わらせ、午後からは実験室に行くという雰囲気でした。

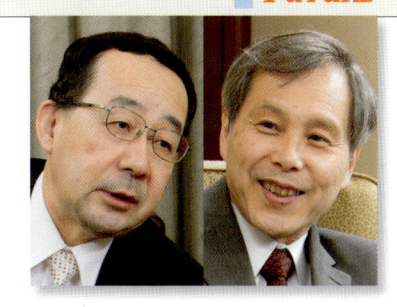

血液科は、消化器内科などと違い、午前中に内視鏡検査を行うようなこともなく、病棟を一巡し、午後からはポケットベルを持って研究をしなさいということでした。ただ、私にとっては、それがぴったりしなかったのです。

大林 先生は、やはり臨床への思いがあったのですね。

吉田 そうです。そこで、何か臨床研究ができないかと思っていた矢先に、大林先生からお誘いをいただきました。

大林 私は、吉田先生が斎藤研究室に入られる少し前に、神経内科から臨床病理学教室に異動しました。臨床病理学というのは、現在の臨床検査医学にあたり、いわゆる検体検査だけでなく、心電図などの生理機能検査もやっていて、私は、そこで脳波や神経伝導検査などを担当していました。

ところが、その教室でエンドトキシンの研究をしておられた先生が急に退職され、その仕事を引き継ぐ人が必要になり、私にお鉢が回ってきました。

エンドトキシンは、グラム陰性菌に特徴的な菌体成分で、これを血液検体から検出して、グラム陰性菌による感染を診断しようという研究でした。元々は、アメリカで開発されたリムルステストを基にしています。リムルスとは北米産のカブトガニの属名で、その血液がエンドトキシンに触れると固まるという現象を応用したものです。このリムルステストの反応機序を九州大学生物学教室の岩永貞昭教授のグループが日本産のカブトガニを使って詳細に解明され、合成基質を使った洗練された生化学検査として、臨床検査に応用できるものを作り上げておられました。

ただ、岩永先生のところでは、生理食塩液中のエンドトキシンを測定していましたので、私たちはヒトの血液検体への応用を、岩永先生のもとで研究を進めていた、生化学工業の田中重則氏らと目指していたのです。血液検体中にはリムルステストの反応を阻害する因子が多く存在し、またエンドトキシンの成分の一部は脂質ですので血中では様々な血漿蛋白に覆われてしまい、そのままでは測定するのが難しく、こういった点を克服するのが課題でした。

当時、敗血症性ショック、即ちエンドトキシンショックということでグラム陰性菌感染症がトピックになっていました。血液科には感染症に弱い患者さんが多く、グラム陰性菌感染症の診断法が役立つのではないかと思われたことから、吉田先生に共同研究をお願いしたわけです。

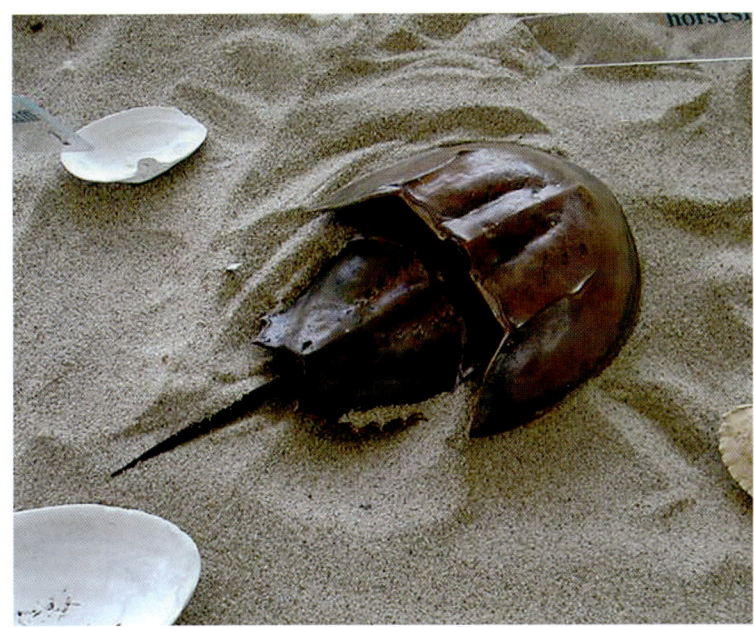

カブトガニとグルカンによるライセートのゲル化
カブトガニの血液（ライセート）にエンドトキシンやグルカンが加わった際に起こるゲル化（右上）とそれを応用した比色法によるグルカン測定（右下）。

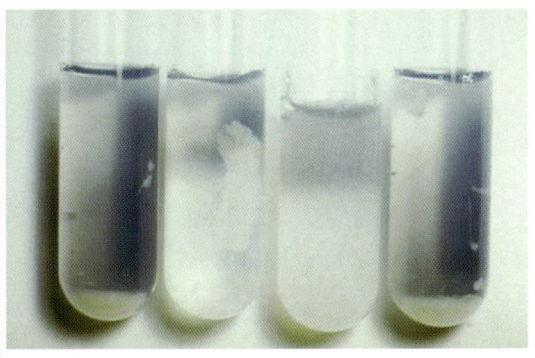

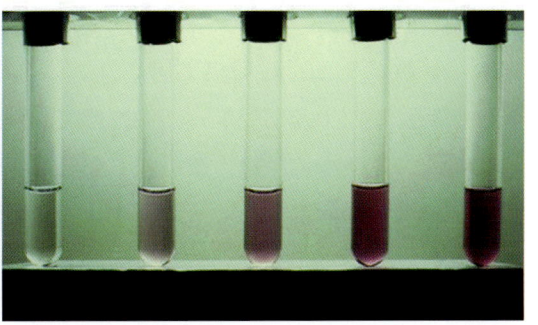

血液学を語る

その橋渡しをしてくださったのが、現在は栃木県立がんセンターの副院長をされている加納康彦先生でしたね。当時、自治医大血液科におられ、吉田先生に私と一緒に仕事をするよう勧めてくださいました。

吉田先生に臨床的な検討をしていただき、仕事は順調に発展していきました。そしてグラム陰性菌の診断薬の開発だけでなく、さらに真菌感染症の診断薬の開発へと発展していったわけです。

β-グルカンによる真菌症の診断法を開発。多施設共同研究へと発展

吉田 1980年代の後半、その当時、血液科の患者さんが亡くなる原因は、感染症が多かったのです。脳出血などもありましたが感染症、特にグラム陰性菌による感染症が圧倒的でした。

血液科病棟の患者さんの敗血症を分析すると、グラム陰性菌が5割、グラム陽性菌が3〜4割、真菌は1割といったところでした。ですから、エンドトキシンの研究は、確かに、臨床的に非常に意義があったのです。当時、真菌症の診断はむずかしく、剖検により初めて「カビだった」とわかるような時代でした。

1990年代になると、グラム陰性菌に対する優れた治療薬が数多く開発され、グラム陰性菌による感染症をコントロールすることができるようになりました。ところが、今度は真菌症が増えてきたのです。真菌症は当時、まったく診断法がなく、臨床的な経験だけが頼りでした。現在では私たちの共同研究から生まれたβ-グルカン測定法が最も普及しています。それ以外にも、いくつか測定法が開発されましたが、現場には普及しませんでした。

大林 β-グルカンは真菌細胞壁に特徴的な多糖で、これを血液中に検出できればあらゆる真菌感染症の診断に役立つはずというのが基本的なコンセプトでした。この試薬が製品化されるまでにはだいぶ時間がかかりましたが、それまでの間、臨床の先生方は既存のエンドトキシン測定用の試薬を使って工夫していた時期がありましたね。

吉田 ええ。大林先生らが初めに確立したエンドトキシンを測定する系は、実はβ-グルカンにも反応していたということが、これも九大の生物学教室の研究からわかってきました。そこで大林先生らがβ-グルカンに反応しない、エンドトキシンに特異的な系をあらたに開発されたのを機に、私たちは新旧2つの系を使って臨床検体の測定をしました。1980年代の後半のことだったと思います。

そうしたところ、グラム陰性菌感染症ではどちらの系でもほぼ同じような値になりましたが、真菌感染症では2つの系で差があり、β-グルカンにも反応する古いほうのエンドトキシン試薬での測定値が高く出ました。私たちはこの差が非常に重要だということに気付きました。

この差に着目し、2つの系で測定することで、真菌症の早期診断ができることを発表しました。

それが契機となり、血液内科領域では多くの施設でこの方法が取り入れられ、Fungal Indexと呼ばれることもありました。英語論文の発表は少し後になりましたが、1987年から1995年にかけて、全国の施設にこの真菌症診断法が広がっていきました。実際に試して、多くの臨床の先生方が、これは役立つということを実感されたのではないかと思います。

そういう状況下で、β-グルカンだけを測定する系、Gテストが使えるようになりました。

大林 Gテストを世に送り出すに当たって自治医大が中心になり、順天堂大学の池本秀雄先生、長崎大学の河野茂先生（現病院長）、大阪府立成人病センターの正岡徹先生、東京大学医科学研究所の島田馨先生などと多施設共同研究を組みました。

吉田 当時は、そういった形の多施設共同研究はまれでした。しかし、少なくとも血液内科医は、臨床現場でβ-グルカンが真菌症の診断に役立つことを感じており、それ以前に、いい診断法がなかったことが大きな関心を集めた背景にあったのだと思います。

しかも、診断が遅れると、真菌症の患者さんは亡くなってしまいます。どうやって早期に診断するかが重要であり、そのための臨床検査が渇望されていました。

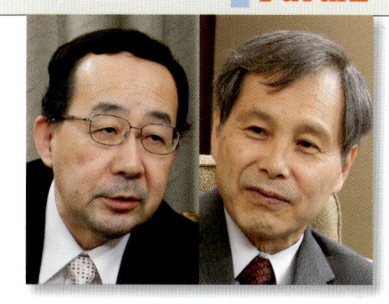

最新・血液内科シリーズ FUTURE

Gテストは感度90%・特異度100%。真菌症の早期診断・早期治療が可能

吉田 Gテストについての多施設共同研究の結果、200例程度の症例が集まり、大林先生が論文を投稿しました。真菌症の診断法として、感度90%・特異度100%という成績でした。

大林 1995年に、「Lancet」に論文が掲載されました。これは私たちにとって大きな喜びでした。また、このことが、その後このテストが世界に受け入れられるようになった大きな原動力になったと思います。吉田先生をはじめ多くの先生方のご協力のお陰です。

吉田 この論文が掲載される前に、私は、リムルステストをアメリカで開発されたジャック・レビン先生の研究室に留学していました。当時、大林先生とファックスでやりとりをして、レビン先生に論文に対するコメントをいただいたのを覚えています。

Gテストは、1995年から日本で保険に収載されました。さらに、このテストが画期的であったのは、2004年にアメリカでもFDA（Food and Drug Administration）により認められ、採用されたことです。

今でも、Gテスト以上に感度の高い検査法は出ていません。唯一、アスペルギルスに特異的なガラクトマンナン抗原による検査法がありますが、β-グルカンは接合菌を除いた真菌のほぼ全てに検出されるという特徴を持っています。早期診断のためのスクリーニングテストとして、特に重要です。

大林 自然の采配は絶妙というか、外界に解放された血液循環系をもつカブトガニはエンドトキシン、β-グルカンという2つの物質に対する反応性を獲得することで、グラム陰性菌と真菌に対して包括的な防御システムを構築しているように思えます。エンドトキシンに対する反応性はC因子、β-グルカンに対する反応性はG因子という血液凝固因子が担っているわけですが、当初はG因子の存在が知られていなかったので、エンドトキシンを測っているものとばかり思っていました。しかし実際に患者さんの血液を測定してみるとグラム陰

β-D-グルカン値と真菌症診断（多施設共同研究）

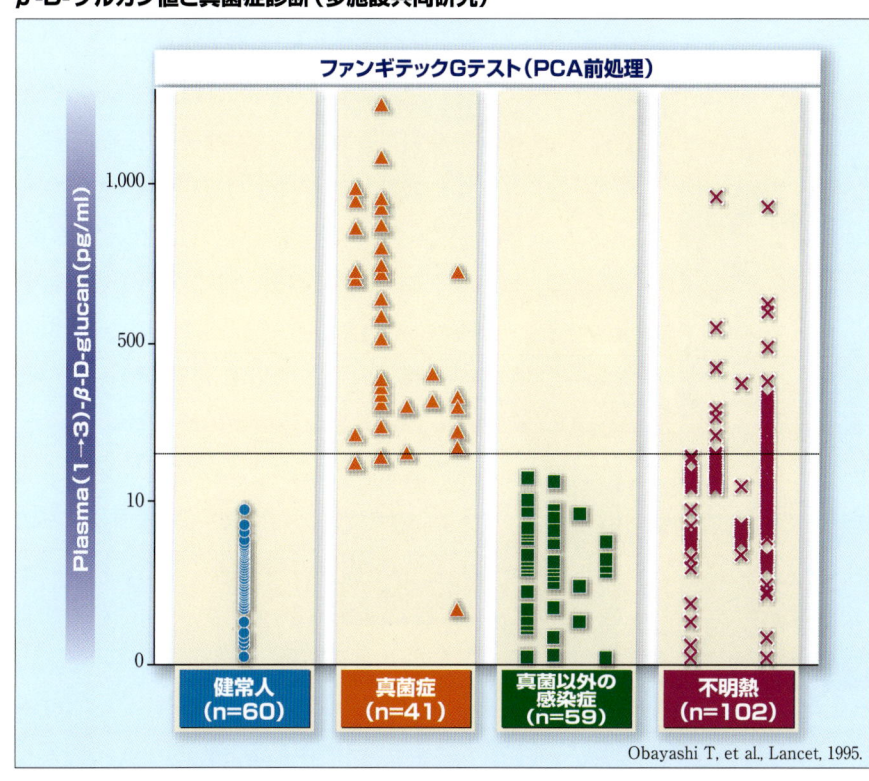

ファンギテックGテスト（PCA前処理）

健常人 (n=60) / 真菌症 (n=41) / 真菌以外の感染症 (n=59) / 不明熱 (n=102)

Obayashi T, et al., Lancet, 1995.

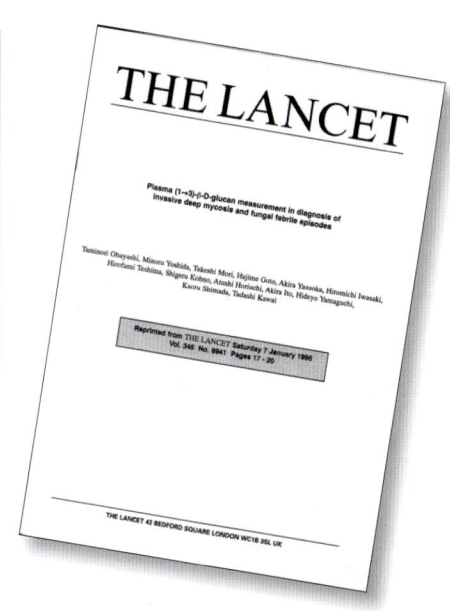

Gテストの研究成果は、1995年のランセット誌に掲載された。真菌症では90%が陽性になるが、細菌感染症や結核、ウイルス感染症では陽性例はない。また、不明熱の中でβ-グルカンが陽性で真菌症と診断できる症例の存在が示された。

血液学を語る

性菌感染症以外でも陽性になる例が多々あり、解釈に悩んでいました。そうこうしているときに九大からG因子に関する報告があり、「あっ、こういうことだったのか」とわかりました。

すぐにβ-グルカンについて調べると、カビの特徴的な構成成分であることがわかり、「これは真菌症の診断に使える」とその時、ひらめきました。これがGテスト誕生のいきさつです。

吉田 当時は、グラム陰性菌感染症に対する治療薬も十分になく、真菌症に対してはアムホテリシンBがあるのみでした。発熱している原因不明の患者さん100人を検査すると、かなりの人数が陽性になりました。Gテストに対してのみ陽性になるケースもあります。これは、実際に使える、感度の高い検査法だという感触がありました。臨床ですぐに役立つのではないかと思いました。

時代は、グラム陰性菌感染症から真菌症への移行期でした。メジャーな感染症として、真菌症が注目され始めた時期であり、剖検をした患者さんのうち、20％近くが真菌症でした。カンジダ症とアスペルギルス症が二大真菌症であり、そのどちらにもGテストは反応します。いずれにしろ、治療薬は1種類しかありません。Gテストで陽性になれば、早期に治療する。確定診断はできなくても、早期に治療をすれば予後が改善するという感触をつかむことができました。

日本発のGテストは、アメリカでも普及。診断ガイドラインに記載されている

大林 昨今、エイズが問題になっています。エイズの患者さんは免疫力が非常に落ち、真菌症が起きやすくなります。最も有名なのが、カリニ肺炎でHIVに感染した人が最初にかかりやすい感染症です。カリニ肺炎の原因となる微生物は、以前は原虫だと考えられていましたが、最近、カビ、つまり真菌であることがわかってきました。

カリニ肺炎にかかると、血液中のβ-グルカン値が非常に高くなります。Gテストにより、カリニ肺炎の早期発見が可能です。

吉田 最近では、リウマチなどでもカリニ肺炎を起こす場合があります。Gテストは、カリニ肺炎の診断に非常に役立つ検査法です。β-グルカン値は、アスペルギルス症でも、カンジダ症でも上がりますが、特にカリニ肺炎では著しい高値となります。

日本でもカリニ肺炎を発症したエイズ患者におけるGテストの論文が、90年代後半から出てきています。

大林 アメリカでは2004年に、日本からGテストの技術を導入し、ファンギテル法として普及しています。私も工場を見学に行きましたし、先生も行かれましたね。

吉田 私も生化学工業の田村弘志氏の依頼を受け企業の研究室に行き、研究者の方とミーティングを行いました。アメリカでは、すでにエイズ患者にこの検査法が使われ、有用だということでした。

私たちは10年前からエイズに対する有用性を提唱していましたが、大きく取り上げられることはありませんでした。アメリカのすごいところは、あっという間に共

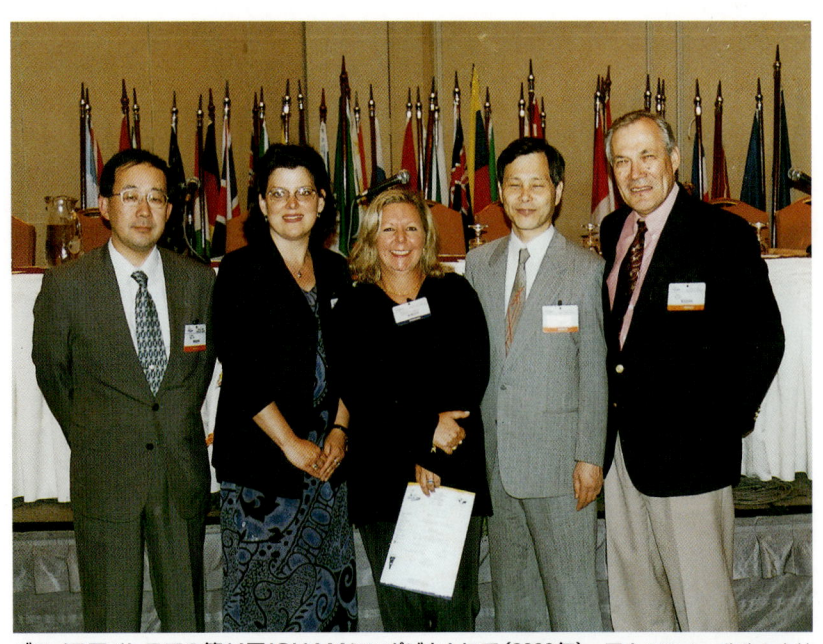

ブエノスアイレスでの第14回ISHAMシンポジウムにて（2000年）　司会のReiss先生と大林先生（右から2人目）とシンポジストのお三方（左が吉田先生）。ここでは非培養による真菌症の診断として、β-グルカン、アスペルギルスガラクトマンナン抗原とPCR法による遺伝子診断が議論された。

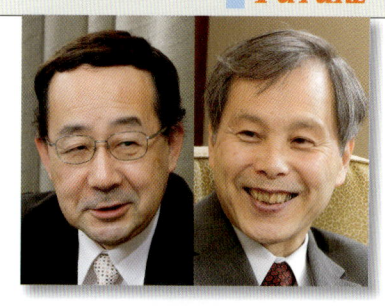

最新・血液内科シリーズ **FUTURE**

カブトガニからのライセート採取を見学 2002年に米国ケープコッド（ボストンの近くの美しい港町）にあるAssociates of Cape Cod社を訪問し、米国のカブトガニ（*Limulus polyphemus*）からのライセート採取を見学。

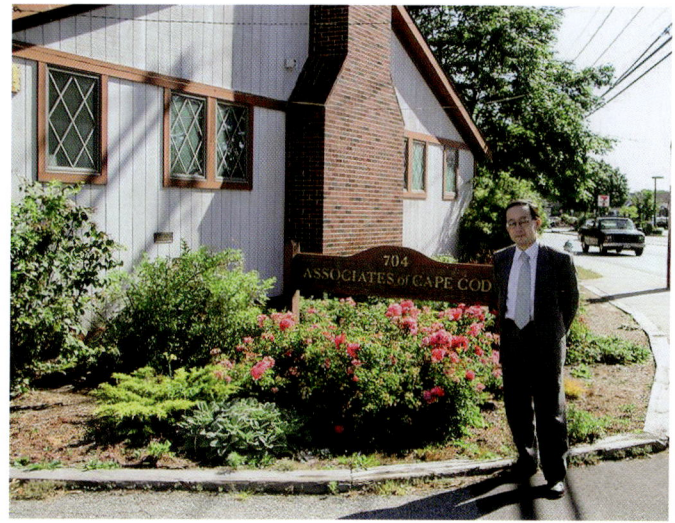

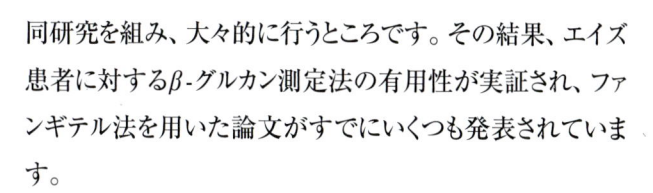

同研究を組み、大々的に行うところです。その結果、エイズ患者に対するβ-グルカン測定法の有用性が実証され、ファンギテル法を用いた論文がすでにいくつも発表されています。

現在では、カンジダ症、アスペルギルス症をはじめ、がん患者の好中球減少症による発熱など、さまざまな疾患の診断ガイドラインにβ-グルカン測定法が記載されています。日本で作られた検査法が、アメリカでも認められ、ガイドラインなどにも記載されるのは、非常に稀ではないでしょうか。

大林 そのとおりだと思います。

吉田 私は、大林先生とともに、この新しい検査法の開発に携わらせていただき、非常に幸運だったと感謝しています。

私は1997年に、NTT関東病院の浦部晶夫先生のご高配により、帝京大学に異動しました。帝京大学には、故沖永荘一総長の発案により1983年に設立された帝京大学医真菌研究センターがあり、真菌研究のメッカの1つとなっています。センター長の山口英世先生には、いろいろとご指導いただきました。

2000年代になり、ようやく真菌症の薬が次々と開発されるようになりました。この時期に、帝京大学で仕事をさせていただくことができ、その点でも非常に幸運だったと思います。

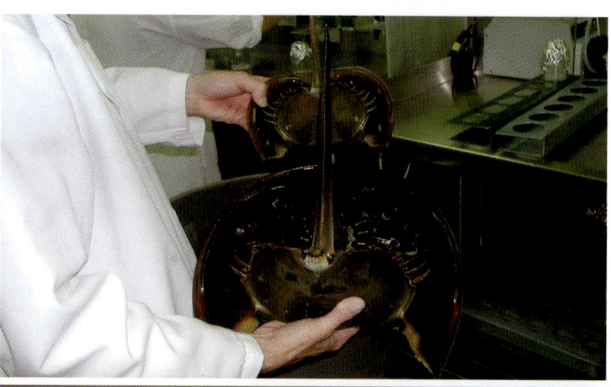

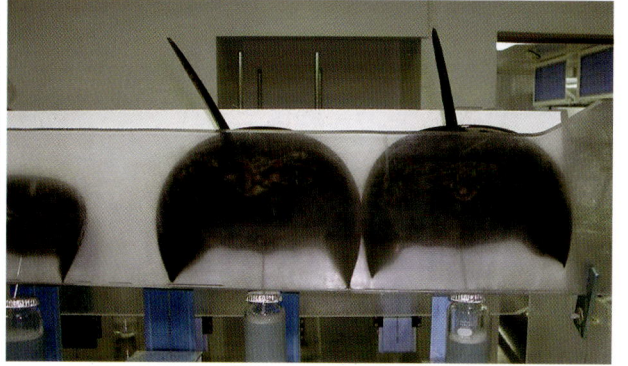

アメリカの厳しさに触れた留学体験。
β-グルカンとの深く、長い付き合い

大林 話が少し遡りますが、先生がアメリカに留学されていたころの思い出をお話しいただけますか。

吉田 私は、カリフォルニア大学サンフランシスコ校VAメディカルセンターにある、ジャック・レビン先生の研究室に1993年から2年間、留学しました。レビン先生は、凝固・血小板領域の研究をされ、その関係でカブトガニという特殊な生物の凝固も手がけられ、それがリムルステストの開発へとつながりました。

当時は赤血球増殖にかかわるエリスロポエチン、白血球増殖にかかわるG-CSFはすでに解明されていました。残された血小板増殖にかかわるトロンボポエチンの解明に向け、レビン先生の研究室でも研究が行われていました。ところが、留学2年目のある時、ほかの研究室から一気に4つの論文が発表されてしまいました。レビン研究室では、血液から蛋白を濃縮・精製し、活性物質を見つけるという旧来の手法を

PAGE 161

血液学を語る

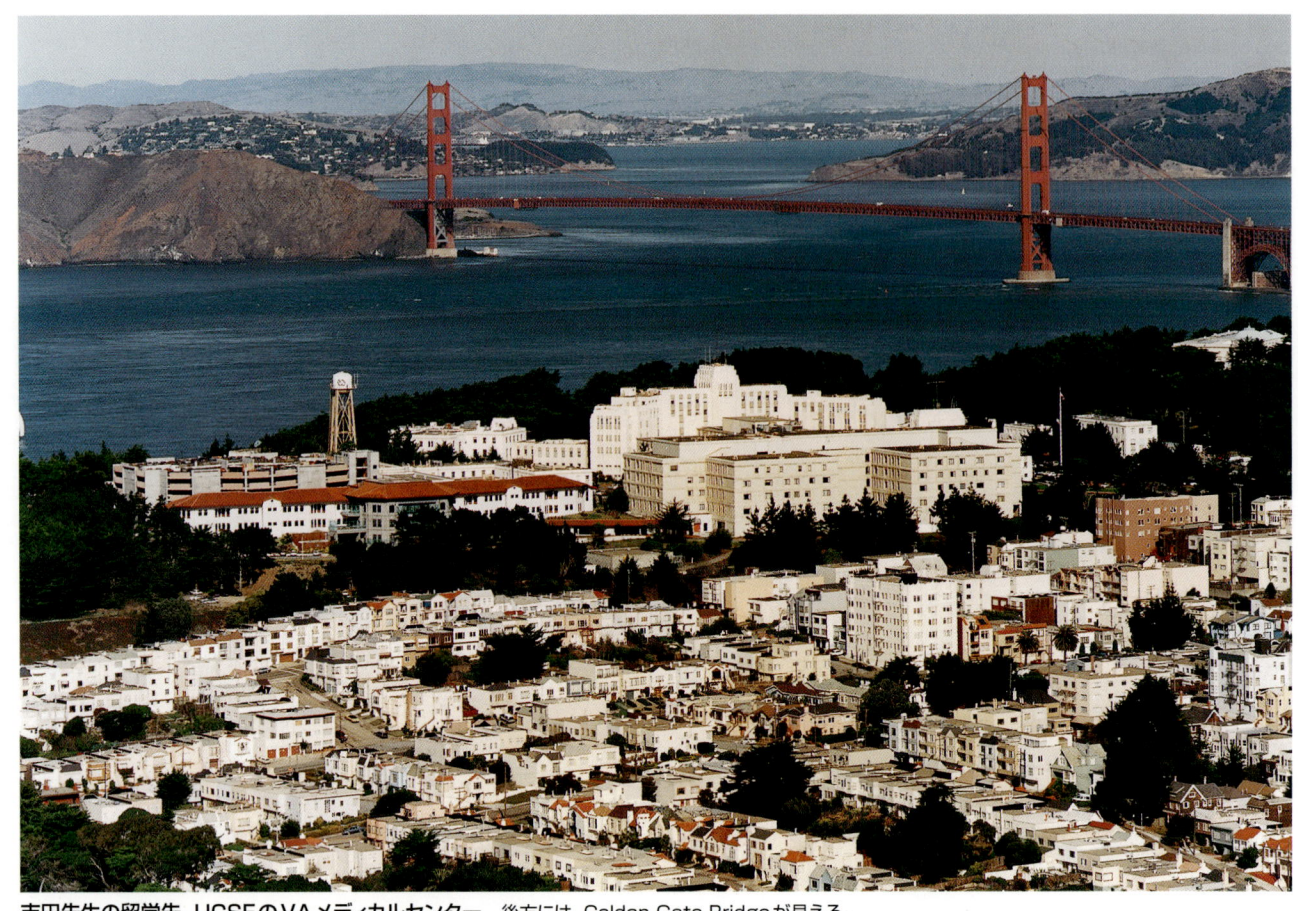

吉田先生の留学先、UCSFのVAメディカルセンター 後方には、Golden Gate Bridgeが見える。

Levin先生を日本にお迎えして 吉田先生が留学から帰国された翌年に、ボスであったJack Levin先生、大林民典先生、生化学工業の田村弘志博士とともに。

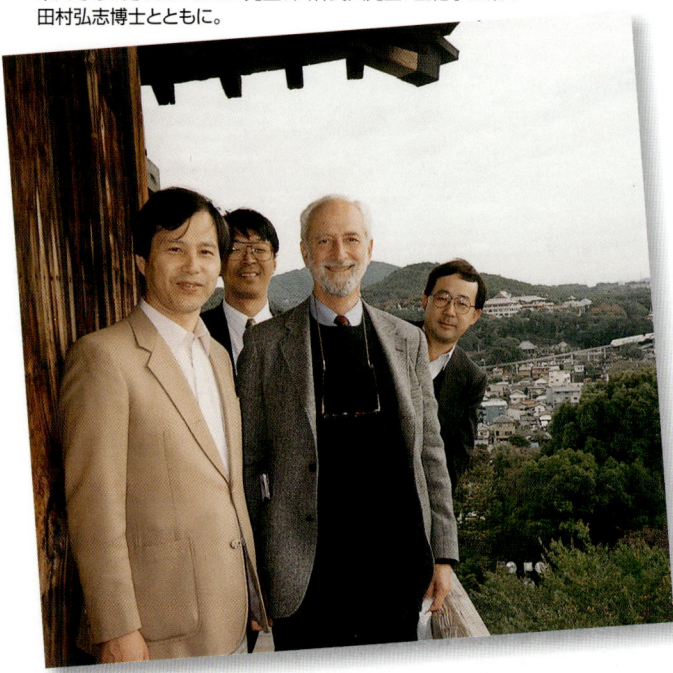

とっていたため、分子生物学的な手法を用いるほかの研究室に遅れをとってしまったのです。

レビン先生はVAメディカルセンターの研究室全体のリーダーであり、広いオフィスを持っていました。ところが、夏休み明けに研究室に出てみると、レビン先生がほかの研究員と共に、大部屋で机を並べて仕事をしておられます。研究室のトップが降格されるという、日本では考えられない事態でした。アメリカの厳しさを感じた、印象的な出来事でした。

大林 そのほか、研究面でのエピソードも、お話しいただけますか。

吉田 留学中に、エンドトキシンを分離・分画して論文を1つ書きました。その時あらためて実感したのは、エンドトキシンは非常に生物活性の強い物質であり、いろいろな蛋白、そのほかHDLという脂質などと結合するということです。その結果、活性が中和され、測定できなくなってしまいます。

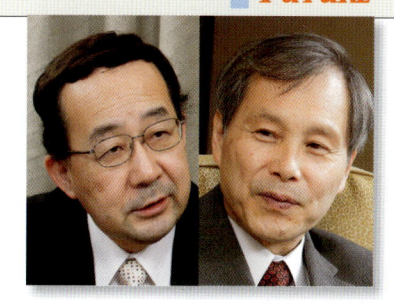

一方、β-グルカンは血液中に長く残って活性が保たれ、測定が可能です。β-グルカンとエンドトキシンは、血液中での存在様式が全く異なる物質であることに気づき、これも論文にまとめました。

大林 エンドトキシンはいろいろな物質と結合し、活性がはっきりしなくなってしまうため、測定がしにくい。一方、β-グルカンはそのまま測定することができるのですね。

吉田 エンドトキシンのような毒性物質が、血液中に長く存在したら大変です。そのため、速やかに駆逐されていく。β-グルカンは多糖類ですから、血液中を流れている状態ではそれほど害がないため、そのまま存在し続ける。そういうことがわかりました。

真菌症の患者さんを治療して病状が回復した後に血中β-グルカン値がかなり高いまま続く場合がありますが、そういった場合、さらに治療を継続すべきかどうかという質問をときどき受けます。そのような時は、例え、β-グルカンが残っていても、真菌症が活動性とは限らないと説明しています。

私はこれまで、臨床・研究の両面からβ-グルカンと長く付き合ってきました。また、深在性真菌症に限らず、とにかく一貫して血液疾患の感染症の臨床に携わってきました。こういう経歴の持ち主はそれほどいないという自負心を持って、臨床・研究を続けています。

BGMにバイオリンが流れる仕事部屋で臨床感染症学の未来を見つめる

大林 ところで、吉田先生の趣味のお話を伺いたいのですが。
吉田 私は音楽が好きで、学生時代はオーケストラでバイオリンを弾いていました。今は、全然弾いていませんが。
大林 バイオリンは、かなりの名手ですね。小さい頃から弾いておられたのですか。
吉田 幼稚園時代から始め、北大ではコンサートマスターでした。
大林 それは、素晴らしい。
吉田 それは、もう昔の話です。自治医大でもオーケストラを手伝っていました。その後は、人の結婚式で少し弾くぐらいです。
大林 私の結婚式でも弾いていただきました。
吉田 そうでした。大林先生はギターが大変お上手で、学会の際にスペインのアンダルシア地方でギターを買っておられましたね。
大林 買ったのはアンダルシアではなくマドリッドです。今ではすっかり弾けなくなってしまい宝の持ち腐れですが、聞く方は相変わらず好きで、よい気晴らしになっています。バイオリンは、どんな曲がお好きですか。
吉田 バッハです。「無伴奏バイオリンのためのソナタとパルティータ」が好きで、よく聴いています。部屋で仕事をする時には、BGMとして流れています。
大林 バッハをお聴きになりながら、この先、どのような抱負を温めていらっしゃいますか。
吉田 そうですね。私はこれまで、血液領域の感染症を長くやってきましたが、あと数年で定年退職を迎えます。若い世代の先生方に、臨床研究も含め、感染症に興味を持っていただきたいと思います。感染症はこれまでも、これからも依然として、血液疾患の患者さんの死因のトップであり続けると思います。

私たちが血液内科を選択した時代に比べると、現在は白

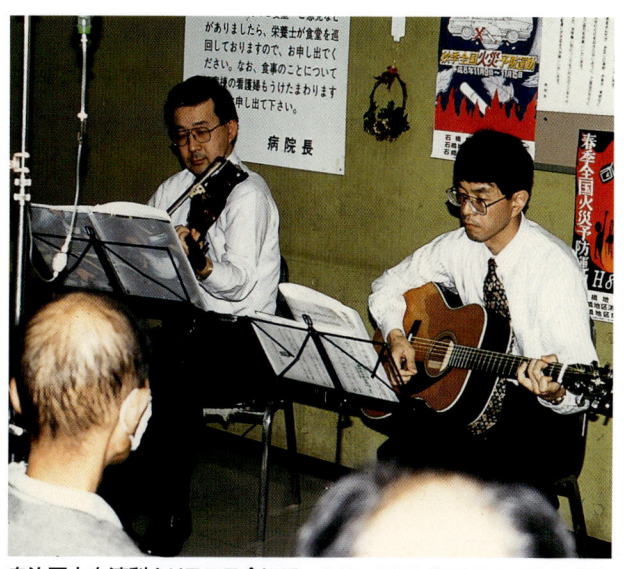

自治医大血液科クリスマス会にて　室井一男先生（現自治医大輸血・細胞移植部教授）とともに、患者さんを前にバイオリンを演奏。

血液学を語る

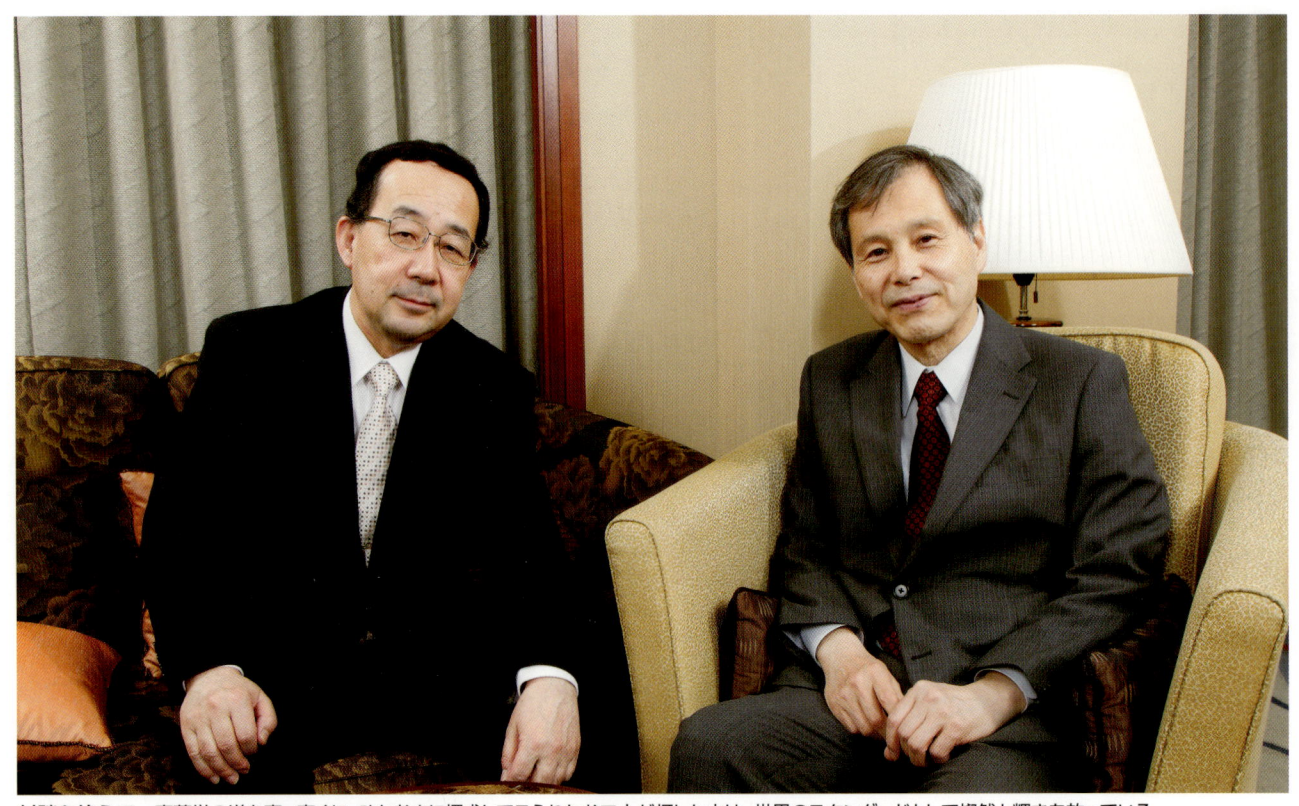

対談を終えて 真菌学の道を真っ直ぐに、ひたむきに探求してこられたお二人が灯した火は、世界のスタンダードとして燦然と輝きを放っている。未来をみつめるお二人の前には今なお、真菌症学、感染症探究の道が一筋に伸びているようであった。

血病の治療薬・治療法が成熟してきました。私自身は血液学というとまず白血病という時代を生きてきました。そこで、いちばん問題になる感染症に取り組んできました。しかし、現在では、骨髄腫やリンパ腫の患者さんが圧倒的に多いのです。

血液疾患の臨床を希望される若い先生が減少していることが気になります。血液疾患の治療は、非常にやりがいのある分野です。

また、感染症は魅力のある領域であり、専攻される方も増えています。いまだ日本の感染症学の歴史は浅く、感染症学講座を持つ大学も多くありません。感染制御部は増えましたが、研究面の需要はまだまだ大きいと思います。

日本では、感染症のみを専門にするのではなく、呼吸器、外科、血液などを専門領域として持ち、そのうえで感染症研究に取り組むほうが、将来性があるのではないかと思います。さらに、病院全体の感染対策まで担う方が増えることを期待しています。

大林 吉田先生とは、これまで長いお付き合いをさせていただきましたが、確かに、臨床真菌学分野での数少ない専門家の1人に成長されたと思います。この点、私の予言は当たったように思います。先生はお忘れになったかもしれませんが、「深在性真菌症に今から取り組めば、第一人者になれるよ」と言った覚えがあります。これからも、引き続き、血液内科の立場から日本の臨床真菌学の発展のために尽くしていただければと思います。

今日は、どうもありがとうございました。

大林民典	
1946年（昭和21年）	東京都に生まれる
1971年	北海道大学医学部卒業
1971年	国立東京第一病院内科研修医
1973年	横須賀米海軍病院インターン
1974年	東京都立豊島病院皮膚科
1975年	自治医科大学神経内科
1977年	米国セントルイス大学神経内科
1978年	自治医科大学神経内科助手
1980年	自治医科大学臨床病理講師
2000年	東京都立駒込病院臨床検査科部長
2012年	東埼玉総合病院診療部臨床検査科部長

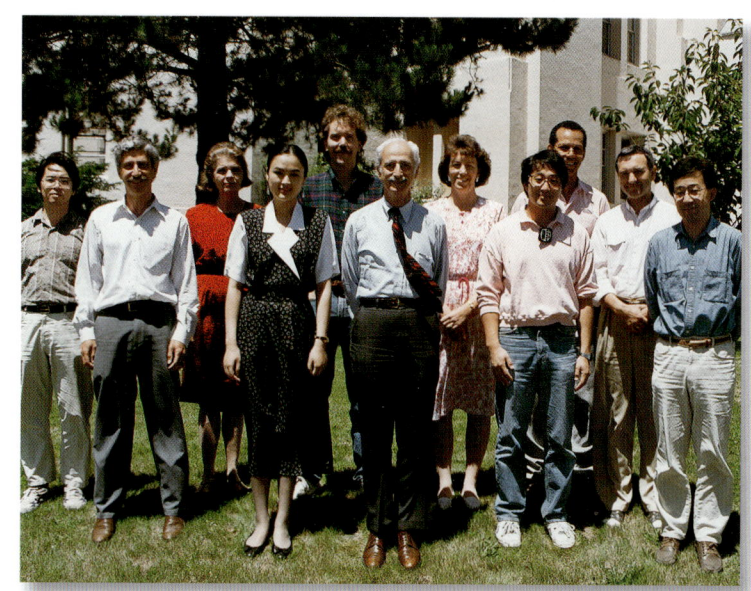

最新・血液内科シリーズ FUTURE

留学先のUCSFにて研究室の仲間とともに　前列中央がボスのLevin先生、右端が筆者。

山口英世先生（帝京医真菌研究センター）、浦部晶夫先生とともに（2003年）
浦部先生のご高配により、筆者は帝京大学に赴任し、それにより我が国の真菌症研究を牽引された山口先生とお仕事をさせていただいた。

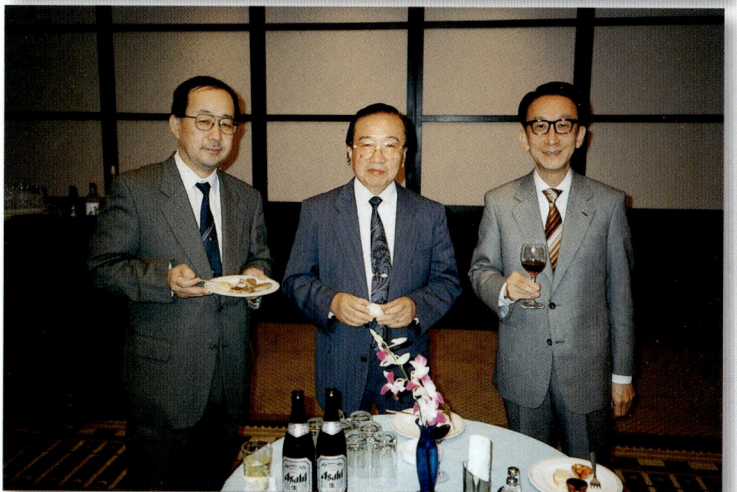

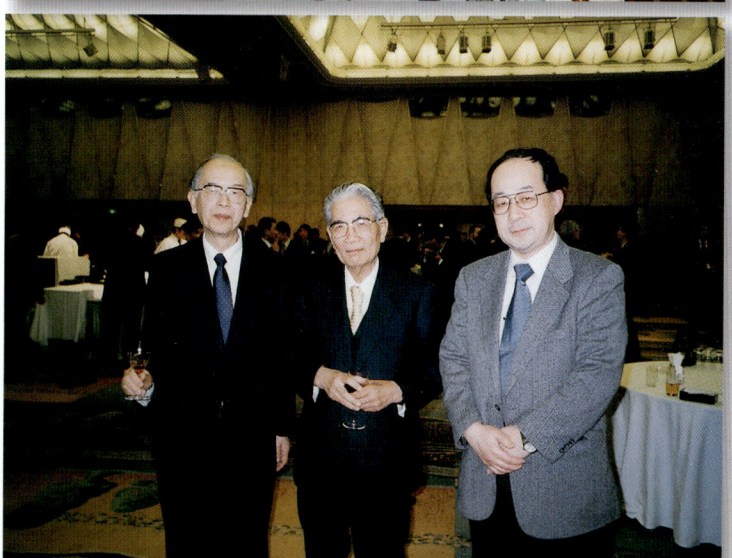

恩師の髙久史麿先生、三浦恭定先生とともに（2005年）
髙久先生の魅力に惹かれて血液科に入局し、三浦先生の温かいお人柄の下で自分の希望する道を歩むことができた。

（2012年1月31日刊行）

張替 秀郎
Hideo Harigae

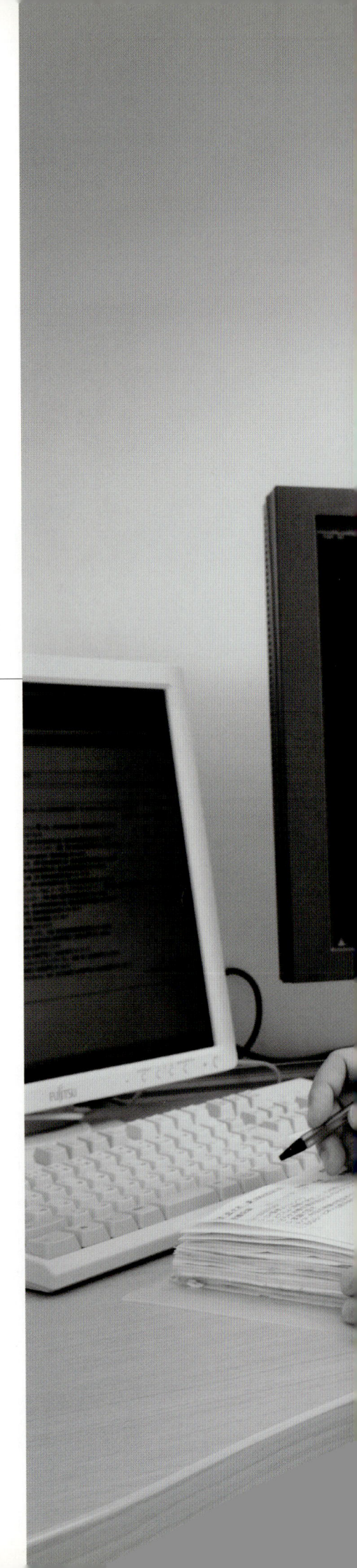

赤血球研究の新たな伝統を築く

Profile

1960（昭和35）年、茨城県に生まれる
1986年　東北大学医学部卒業
1989年　東北大学医学部第二内科入局
1994年　米国ロックフェラー大学研究員
1996年　国家公務員等共済組合連合会水府病院血液内科医長
1998年　東北大学病院検査部助手
2002年　東北大学病院検査部講師
2005年　東北大学病院血液免疫科講師
2007年　東北大学大学院医学系研究科血液免疫病学分野教授
　　　　東北大学病院血液免疫科科長
2011年　東北大学病院輸血部長
2012年　東北大学病院副病院長

【資格】
日本血液学会専門医・指導医
日本内科学会認定専門医・指導医
日本検査医学会専門医
日本臨床腫瘍学会暫定指導医
日本がん治療認定医機構認定医
日本がん治療暫定教育医

【学会活動】
日本血液学会理事
日本検査血液学会評議員
日本検査医学会評議員
日本臨床腫瘍学会評議員

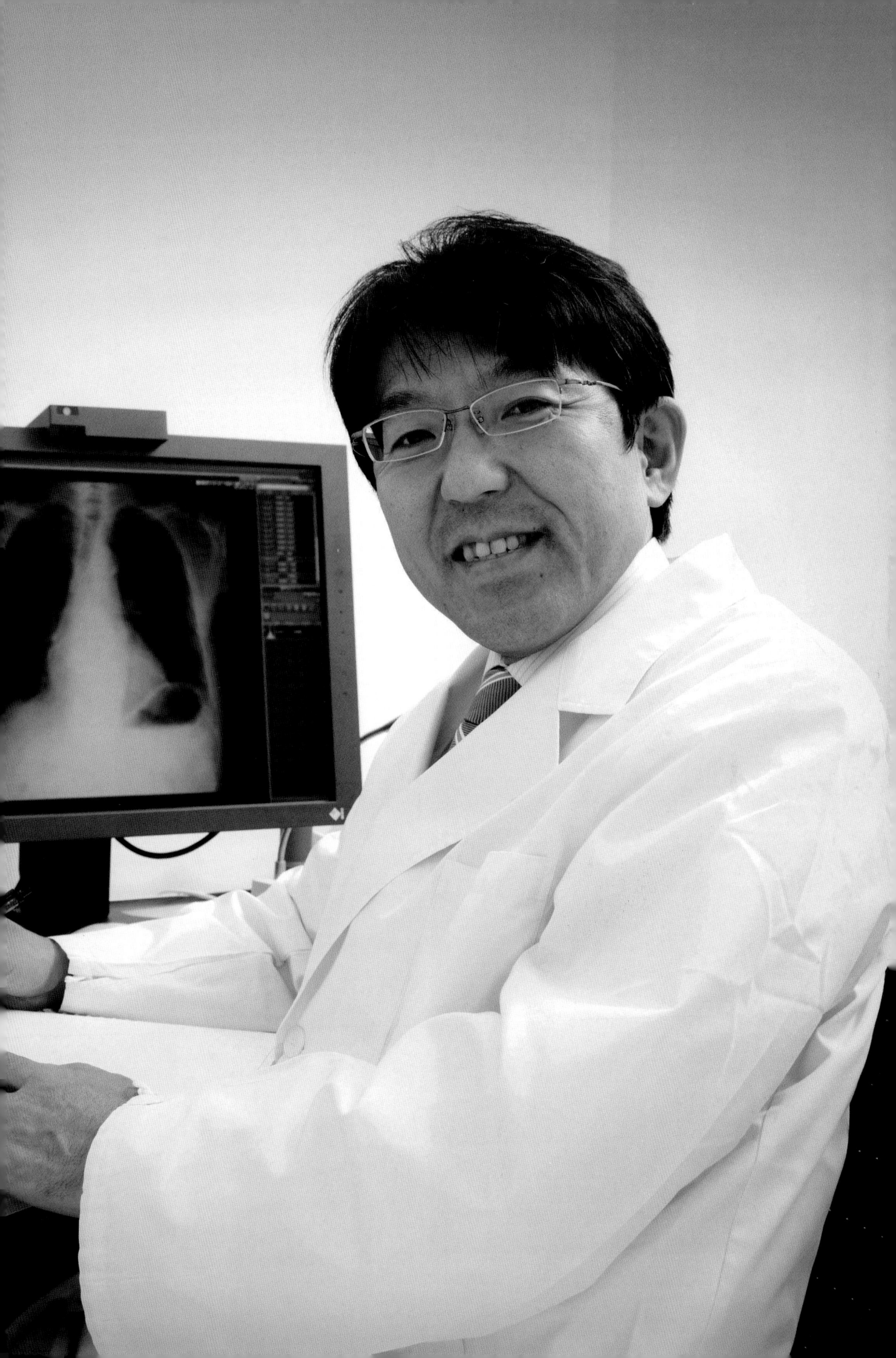

血液学を語る

血液学悠久の歴史の中で、今、新たな伝統を築くために

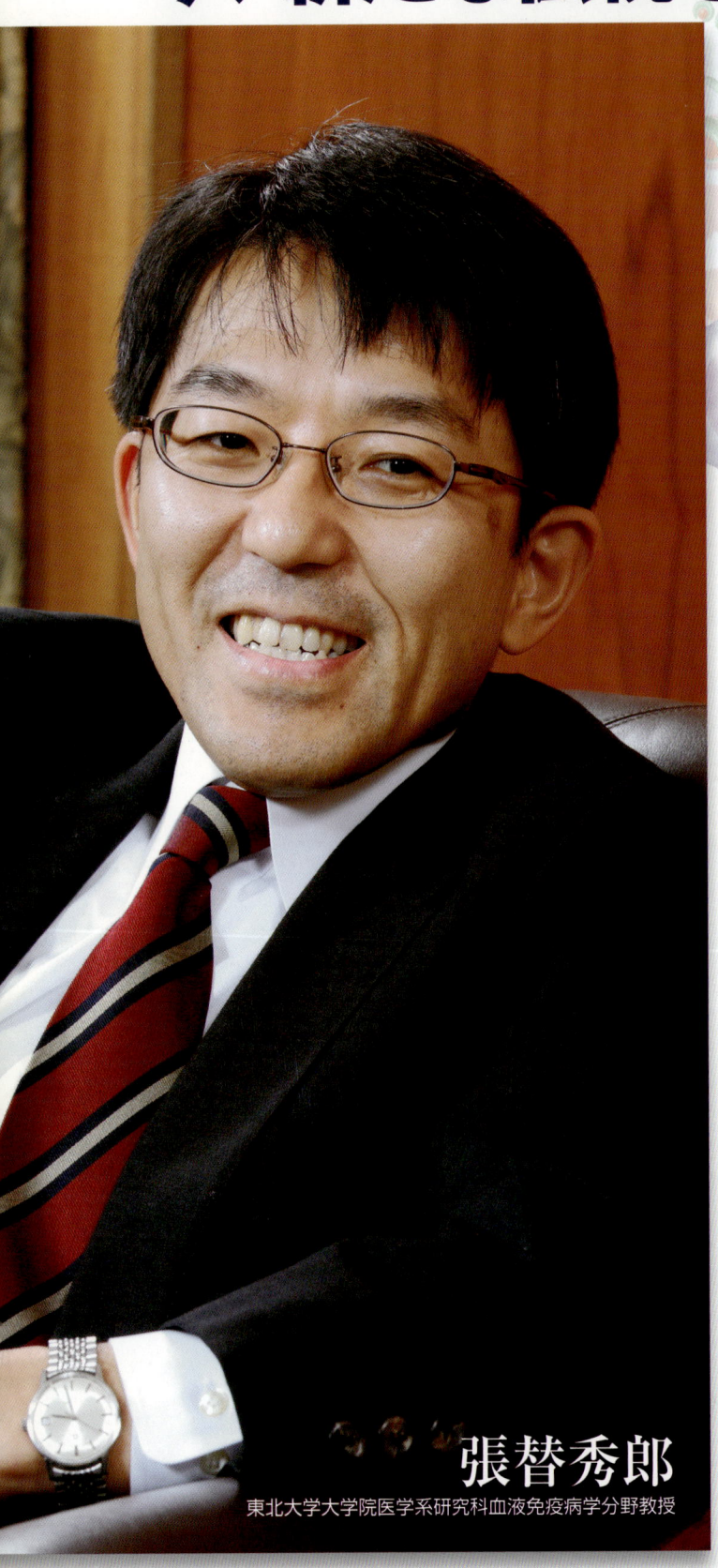

張替秀郎先生が入局2年目を迎える頃、
山本雅之先生は、アメリカで発見した
GATA因子群と共に帰国された。
若き張替先生をはじめ、多くの人々が山本研究室に
集まり、世界的な研究の数々が生み出されていく。
研究の過去・現在・未来、そして
東北大血液学教室の発展を展望し、
さらには血液学悠久の歴史に思いを馳せる。
お二人の語り合いは、世界へと広がっていく。

GATA因子群の発見者・山本先生の下に集う若き研究者たち

山本 先生との出会いは、いつ頃だったでしょうか。

張替 私は1986年に東北大を卒業し、1989年に大学に戻って第二内科に入局しました。入局して2年目に先生がNorthwestern大学から戻られ、医化学の講師になられました。

　先生はアメリカでGATA因子群を発見され、日本に持ち帰られたところでした。臨床をやりながら研究をやりたいと、先生に手ほどきを受けました。当時先生は、帰国して研究室を立ち上げられたばかりで、私のような者も採ってくださったのです。

山本 そう、思い出しました。私は1991年にアメリカから帰国し、研究室もありませんでしたが、熱意だけはありました。

　当時、第二内科の講師をされていた遠藤一靖先生に、「一緒にやりましょうよ。やる気のある学生さんを紹介してください」とお願いしたところ、最初に永井正先生（現自治医科大学准教授）が来られ、2番目に来てくださったのが張替先生でした。先生は、分子生物学をやりたいと実験を始めた頃でしたね。

張替 当時は、臨床をやりながらの半端な研究生活でしたが、先生は許して受け入れてくださいました。

山本 先生の仕事でまず初めに思い出すのは、肥満細胞が分化する時、最初にGATA-2が発現し、さらにGATA-1

張替秀郎
東北大学大学院医学系研究科血液免疫病学分野教授

が発現すると最終分化が起こるというものです。あれは、大変いい仕事でした。

張替 あの仕事で先生から学位をいただきました。

山本 そうでした。あの仕事はもっとよくなるのではないかと思い、机の上に長く置いたまま熟成してしまい（笑）、申しわけありませんでした。

張替 いえ、いえ、最終的にはマウスの仕事も加え、たいへん立派な論文にしていただきました。

山本 そうですね。あの論文はすでに、肥満細胞の分化と転写因子というテーマでは古典となり、必ず引用されている世界的な仕事です。

張替 臨床をやりながらでしたから、研究に支障が出ることもあり、先生によく叱られました。実験の途中で病棟に呼ばれ、戻ってきた時にはゲルが流れていたということもありました。

山本 張替先生が、「これから3か月間、岩手県立宮古病院に行ってきます」と言って、いなくなってしまった時には驚きました。

張替 それも、先生に随分叱られました（笑）。

山本 叱ったことなんかありませんよ（笑）。もう1つ、覚えているのは、先生が東北大の骨髄移植成功第1例目の患者の主治医を務めていたことです。あの時もしばらくいなくなりましたが、私はむしろ誇りに思っていました。私は基礎医学ですが、研究室の歴史に残る出来事として今でも印象に残っています。

張替 当時、東北大で血液の基礎研究をなさっていたのは、山本先生だけでした。先生がGATA因子を持って戻られ、GATA-1・GATA-2による赤血球分化のネットワーク機構と白血病の研究が始まりました。

　あの時は、いろいろな教室から、たくさんの人たちが先生の下に集まりました。

山本 初めは、どれだけの人が来てくれるのか心配しましたが、結果的には向学心にあふれた若者がたくさん集まってくれました。当時の人たちは今では教授、准教授になり、教授だけで12人です。皆、基礎医学系の教授として大成し

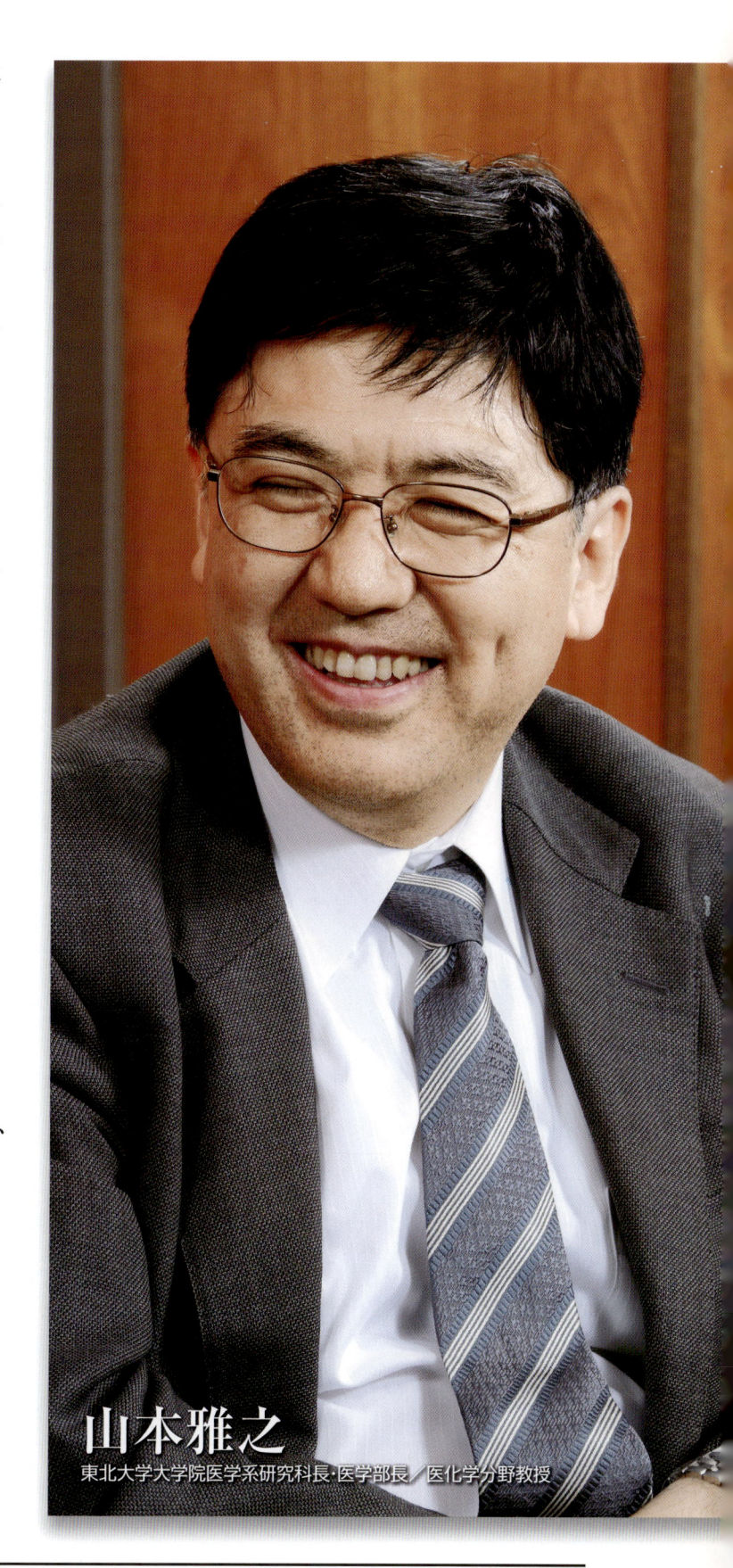

山本雅之
東北大学大学院医学系研究科長・医学部長／医化学分野教授

血液学を語る

ています。その中で、張替先生は「基礎でもやれる」という勧めを振り切って臨床を続けた、たった1人の臨床医学系教授です。

ALAS-E欠損ES細胞を樹立。
姿を現した「白い赤芽球」に感動

山本 その後、張替先生はRockefeller大学の佐々茂先生の下に留学されました。永井先生が先に佐々研究室に行き、張替先生が後に続きました。

その前に、本学准教授だった藤田博美先生（現北海道大学教授）が佐々研究室に行かれ、その後、古山和道先生（現東北大学准教授）が留学されましたので、実に4代にわたり佐々研究室を支えたことになります。

佐々先生は本当によい先生で、留学した人たちは皆よい論文を書いて偉くなりました。

張替先生は、佐々研究室でALAS-E（赤血球型δ-アミノレブリン酸合成酵素：赤血球におけるヘム合成系の初発酵素）遺伝子を欠損するマウスES細胞を樹立しました。あれは、よい仕事でしたね。

張替 あの仕事は、初めてのことばかりで大変苦労しました。そもそも、ALASのゲノムをつってきて、ターゲッティングコンストラクトを作るというところが、まさに未知の世界でした。「ES細胞をやります」と言ってしばらく勉強し、いざ始めてみるとゲノムのクローニングの段階で四苦八苦し、途中で止まってしまいました。

ちょうどあの夏、先生がRockefeller大学に立ち寄られ、手ほどきをしてくださって、最終的にターゲッティングコンストラクトを作ることができました。

山本 そんなことがありましたか。私は、先生のところに行くと、ニューヨークピザをご馳走になり、おもちゃの店に連れていってもらったことしか覚えていません（笑）。

張替 コンストラクトはできたので、後はES細胞をやっている人に教わって、ALAS-E欠損ES細胞を作りました。このES細胞を成体型赤芽球へと分化誘導し、白い赤芽球ができた時は感動しました。

山本 あれは、すばらしかったですね。ALAS-E欠損細胞からヘムができないことを証明した、歴史に残る研究です。ただ、ALAS-E欠損マウスまで届かなかったのは、少し残念でした。

張替 Rockefeller大学への留学は2年でしたので、ノックアウトマウスを作製する

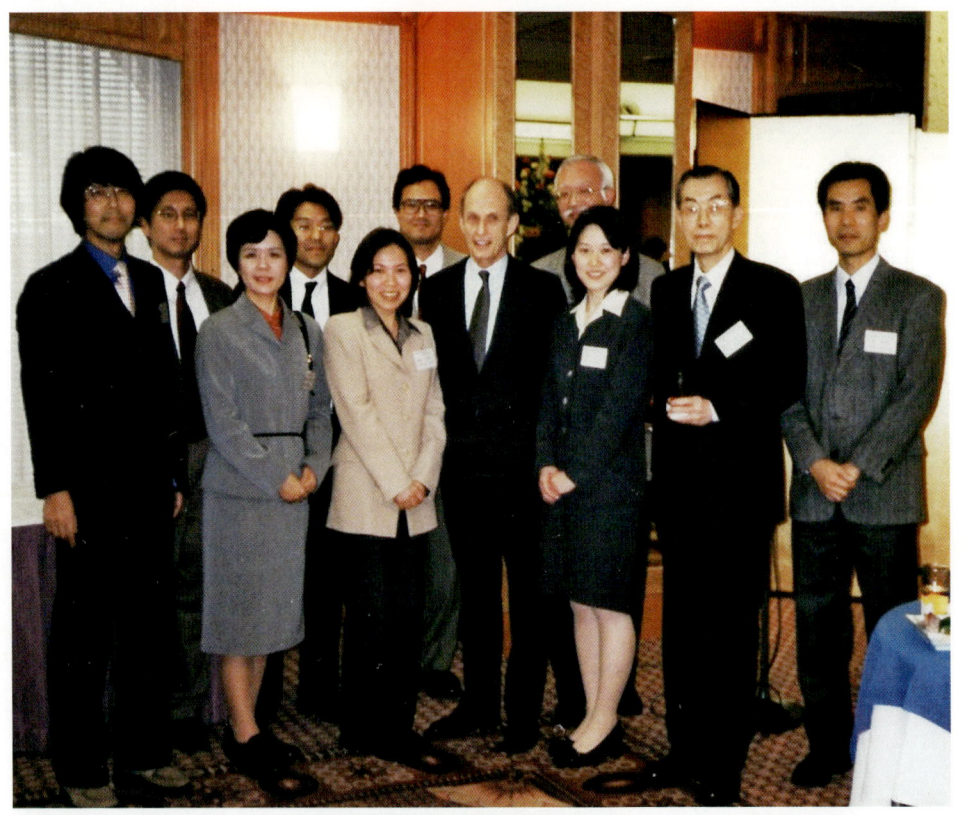

Rockefeller大学のGreengard博士来日時に佐々茂先生らとともに
前列右から2人目が佐々茂先生、前列左端が藤田博美先生（北海道大学）、後列左から永井正先生（自治医科大学）、張替先生、古山和道先生（東北大学）。

PAGE 170

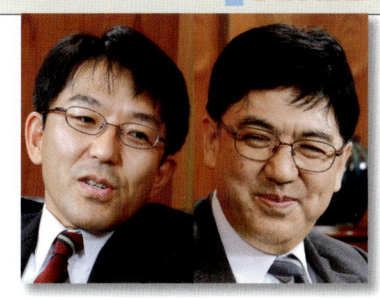

までの時間がありませんでした。その後、筑波大学に異動されていた山本先生のところでノックアウトマウスにしていただき、いまだに研究が続いています。

山本 そうですね。

張替 このES細胞とノックアウトマウスを使った実験により、ALAS-E遺伝子異常から胎生型・成体型の赤血球造血において鉄代謝異常が引き起こされ、細胞内に鉄の蓄積がもたらされることが明らかとなり、XLSA（X染色体連鎖性鉄芽球性貧血）の原因遺伝子であることを証明することができました。

山本 赤血球型のALA合成酵素（ALAS-E）は、私たち東北大学が発見し、それが鉄代謝・鉄芽球性貧血の解明につながったわけですから、本学の伝統を守ったということになります。

張替 当時はヘム、鉄といってもだれも興味を持ってくれませんでしたが、今は「Iron is hot」です。

市中病院、検査部、そして血液免疫科へ。赤血球研究と臨床教室の基礎作り

山本 先生はRockefeller大学から帰国され、2年間の病院勤務の後に、東北大検査部におられた佐々木毅先生の下に戻られましたね。

張替 そうです。ちょうどあの頃、免疫・血液内科ができ、佐々木先生はすぐにそちらに異動されました。私は検査部に籍を置いて、臨床と研究に携わることになりました。

山本 さあ、それでは帰ってきて何を研究しようかと思った時に、また…。

張替 そうです。ALAS-Eに戻りました。最初に鉄芽球性貧血の患者の検体をいただいて遺伝子変異を解析し、赤血球の研究を続けました。

山本 その頃の先生の研究でいちばん記憶に残っているのは、急性巨核芽球性白血病でGATA-1の変異を見つけたことです。あれはもう、引用件数抜群の論文になりました。

張替 GATA-1は赤芽球と巨核球の共通の前駆細胞において発現が認められ、巨核球分化に重要であることが示されています。ですから、GATA-1変異によって巨核球形質の異常が起こることは予想されましたが、ダウン症患児で高率に急性巨核芽球性白血病が発症することが報告され、腫瘍化にまで至ることが明らかになりました。その後、私どもが成人の急性巨核芽球性白血病においても同様の変異が認められることを見出しました。

山本 あの頃から、張替先生の研究手法として、マウスや培養細胞だけではなく、患者検体を丹念に解析するスタイルができてきましたね。

張替 そのとおりです。それから、ALAS-E欠損ES細胞が手元にありましたので、*in vitro*で分化させて解析し、ずっと赤血球系をやっていました。

山本 先生は検査部で一直線に赤血球を研究され、しばらくして免疫・血液内科に戻られました。

張替 2004年でしたか、そろそろ戻ってこいということで、講師にしていただきました。医局長として雑務をこなしながら、細々と研究をすることになりました。

臨床の教室ですから人集め、教授のサポート、関連病院との仲介、学生のリクルートと医局長にはさまざまな職務が回ってきます。新設された免疫・血液内科で、比較的早い時期に医局長になりましたので、教室の基礎を作るという意味もありました。

山本 先生が医局長になった頃、血液内科としての臨床レベルはいかがでしたか。

張替 一時期、宮村耕一先生（現名古屋第一赤十字病院血液内科部長）が東北大に所属され、移植医療のレベルがぐっと引き上げられました。

私が医局長で戻った頃には、高いレベルでスムーズに移植が行われ、血液内科全体の治療成績も全国的に見て遜色ないものでした。

赤血球研究の歴史をふまえ、幅広い臨床研究へ

山本 先生はその後、佐々木教授の後を引き継ぎ、東北大始まって以来、初の血液学出身の教授になられました。東

PAGE 171

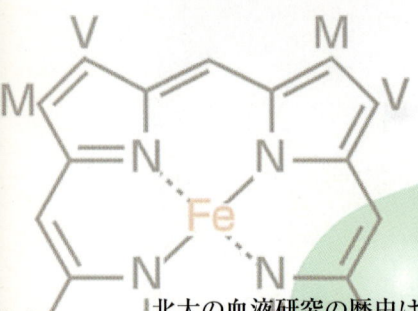

血液学を語る

張替 最近、柴田昭先生（新潟大学名誉教授）に触発され、歴史を紐解いています。

東北大の血液学研究の歴史は、新潟大学から鳥飼龍生教授が転任された折、大学院生であった柴田先生がともに赴任されたことに遡ります。柴田先生が血液研究班を立ち上げられ、しばらく後、秋田大学の助教授に異動されました。

それから、免疫学と血液学が混沌とした形で第一研究室が存続し、遠藤一靖先生がストローマ細胞を研究されていました。その後、私たちが山本先生の教えをいただいて、赤血球や転写因子の研究を始めました。

私が教授になったことで、血液学「研究室」としてやってきた歴史が、初めて血液学「教室」へとつながったわけです。

山本 東北大第二内科の大先輩に「Hb^{Sendai}（ヘモグロビン仙台）」を見つけた人がいるのをご存知ですか。ヘモグロビン異常症には必ず土地の名前がつきますが、当時は蛋白質の構造決定ができなかったため、Hb^{Sendai}という名前で「BLOOD」誌に出ています。

その後、先に発見されたHb^{Köln}（ヘモグロビンケルン）と同じものだということがわかり、仙台発の新異常ヘモグロビンの発見は幻に終わりました。

張替 そうなのですか、少しも知りませんでした。もっと歴史を勉強する必要がありますね。やはり、東北大第二内科には、赤血球研究の歴史があるのですね。

医化学教室はもともとヘムをテーマにされていて、その中でALAS-Eを同定して、さらにGATA転写因子を発見するという赤血球研究の大きな流れがありました。

山本 そのとおりです。どこかで、赤い糸でつながっています。

私の医化学の恩師である菊地吾郎先生と林典夫先生は、メトヘモグロビンであるHbM^{Iwate}（ヘモグロビンM岩手）の酸素平衡曲線を最初に決めた方々です。そういう歴史的な業績のうえに、東北大血液学の赤血球研究も連なっています。

こうした歴史の上に初代・血液内科教授になられ、先生はどのような抱負をお持ちですか。

張替 待望の血液内科を立ち上げることができたからには、東北地方から日本へ、そして世界へと羽ばたける血液内科を築いていきたいと思います。

それには、東北大学血液免疫科独自の基盤を構築し、人を集め、人を育てていくことが第一だと考えています。

山本 私から見ると、基礎科学としての実験血液学は強いものがある反面、臨床血液学の体制整備が遅れていたのではないかと思うのですが。

張替 やはり「研究室」が長く、「教室」としての歴史が浅いことから、体制が整わない面はあったと思います。

ただ、研究面でいえば本学の歴史である赤血球研究は、確実に他に抜きん出ており、研究室のポテンシャルは非常に高いものがあります。臨床も、東北人の謙虚さから広報が行き届かなかった面はありますが、全国的に見ても高いレベルであると自負しています。

山本 先生が主宰している血液免疫内科は、世界的に見て最先端の研究テーマを出しておられます。しかも、本学が伝統的に切り開いてきた赤血球・ヘム・鉄、それに関連する貧血や疾患については、どこにも引けをとらない実績があります。

張替 加えて、白血病など造血器腫瘍を中心にした臨床を展開し、患者さんに貢献していくこと、それは絶対にやらなければならないことです。

山本 白血病の臨床に力を注いでいく中で、しだいに研究テーマにも白血病を取り入れていくことになると思います。先生が白血病研究に挑戦する際の切り口は、どのようなものになりますか。

張替 造血器の臨床研究は、がん遺伝子だけではなく、多面的に見ていく必要があると思います。基礎的な研究面では分子を詰めていくことも必要ですが、臨床的には例えば腫瘍免疫を絡めるなど、個別に多面的な切り口でアプローチしていく必要があると考えています。

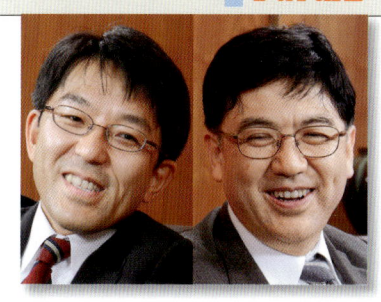

山本 先生の方向性に賛成です。私の研究室でも、白血病細胞に一直線にアプローチするのではなく、最近は、がん転移の際に転移部位に集まるMDSC（myeloid-derived suppressing cell：ミエロイド由来抑制細胞）などに興味を持つ人が増えています。

張替 また、臨床研究として、新規薬剤を取り入れた治療プロトコールの実施や、疫学研究も重要であると考えています。一例として、最近、宮城県全県を対象とした悪性リンパ腫の登録・長期観察システムを立ち上げました。

赤血球、転写因子から間葉系幹細胞へ。GATA-2の役割、がん細胞との相互作用

山本 私は、今先生がやられている研究で、間葉系幹細胞のプロジェクトは、とても面白いと思っているのですが。

張替 間葉系幹細胞には大変興味を持っています。このプロジェクトを始めたのは、先生から引き継いだGATA因子がきっかけです。

再生不良性貧血は造血幹細胞の減少により発症する造血不全症ですが、その造血幹細胞においてGATA-2の発現が低下していることを見出しました。さらに、GATA-2は造血幹細胞の維持だけでなく、造血細胞にニッチ（生物学的適所）を提供するという間葉系幹細胞の分化制御にもかかわっていることを見出しました。間葉系幹細胞では、GATA-2発現が低下すると脂肪細胞への分化が促進されるのです。ですから、骨髄でのGATA-2発現が低下すると、造血幹細胞の減少・脂肪髄化という再生不良性貧血の特徴的所見をもたらす可能性があると考えています。

現在は、間葉系幹細胞の分化におけるGATA-2の役割をさらに解析すると共に、間葉系幹細胞とがん細胞の相互作用についても研究しています。

山本 それはおそらく、張替先生の血液内科で非常にユニークな研究として展開するのではないかと期待しています。

張替 私も期待しています（笑）。

山本 先生は赤血球・鉄関係で分子生物学から生理学までわかる、稀有な内科医だと思います。鉄の制御系がかなり解明されてきた中で、臨床的に見ると切り込むところはどのあたりになるでしょうか。

張替 最近、鉄代謝遺伝子の変異により起こる鉄不応性の鉄欠乏性貧血が存在することが明らかになりましたが、この分子を含め、現在、解明されている鉄制御分子の多くは臨床的に稀な疾患からクローニングされた分子です。今後も、丹念に稀な疾患を調べていくと、鉄制御分子に限らず生理的に重要な遺伝子が同定される可能性があります。

山本 張替先生がずっと築いてきた、症例を丹念に解析しながら、同時に最先端の分子生物学的知見を使っていこうということですね。

張替 それをやると、臨床から基礎的な解明ができるのではないかと考えています。

山本 私たちはこれまで、赤血球型のALA合成酵素の発見により、鉄代謝の解明に道を開きました。その後、GATA因子群を発見して、赤血球の分化制御機構の解明という新たなページを開いてきました。さらに、先ほどのお話のように、現在の張替研究室ではGATA-2と間葉系幹細胞のかかわりに取り組んでいます。さあ、今後、どのような新しい展開があるのでしょうか。

張替 赤血球系の研究は、まだやり残しているところがあります。個別の分野でいうと、ミトコンドリアにおける鉄代謝、赤血球分化におけるヘムの機能、細胞内のヘム・鉄の輸送といった、いまだ解明されていない基礎的なところに興味を持っています。

基本的な臨床能力・応用力を身につけ、研究は自由に、独創的に

山本 張替先生は、これからどのように血液免疫内科教室を運営しようと考えておられますか。

張替 まず、血液内科を目指す人に入局してもらい、育てていくことが基本です。それには、学生の頃から血液学に興味のある人を集めて教育をし、卒業後は血液学に興味を持ったまま研修施設に行ってもらい、また戻っていただく。この循環が理想なのです。山本先生がかねてよりおっしゃってい

血液学を語る

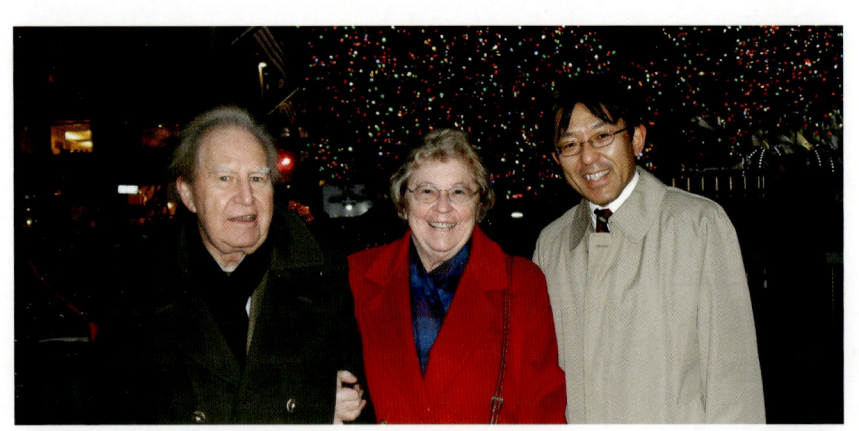

Hill夫妻とともに クリスマスにニューヨークのロックフェラーセンターにて。「ご夫妻には、佐々研留学時に大変お世話になった」（張替先生談）。

る「Comeback Salmon作戦」です（笑）。

研究については、好きなことを自由にやってもらい、それをできるだけサポートするという方針です。

山本 先生はある意味、解脱しておられますね。普通は、新しい教室を主宰すると「さあ、やるぞ」と肩に力が入り、「このテーマをやれ」と号令をかける人が多いのです。先生の方針は、個人の発意と独創性を大切にするということですね。

張替 まず、臨床医としての基本はしっかりと身につけてもらう。そのうえで研究に関しては、興味のあることをやってもらおうということです。

山本 研究は自由に、臨床はある形を満たしてくれということですが、臨床教育には例えば「読み・書き・そろばん」のような基本スタイルがあるのでしょうか。

張替 基本的には標準的な治療プロトコールがありますので、それを身につけたうえで、合併症への対応などは基本を応用してもらう。さらに、教室で育った医師が地域の基幹病院に出ていき、標準的なプロトコールを実行してもらう。そうすることで、どこの病院でもあるレベルを保った治療を実現することができます。症例数が集まれば、そのまま臨床研究へと発展させることにもなります。

将来的には、移植医療を担当する病院、それ以外の病院と役割分担を行うことも必要だと考えています。

山本 私が医学部長として、いつも学生に言っていることは、「科学的精神・方法を身につけ、教科書にない事例に突き当たったら、合理的精神で正解を探せ」ということです。科学者としての見方が養成されていれば、必ず臨床現場でも役立つだろうと考えています。

張替 確かに、臨床を目指す人間にとっても、基礎的な素養は必要です。さらに、臨床においても研究をやらないと、血液領域での自分の専門性が出てきません。

臨床で実際に治療できる患者数は限られており、将来発症する可能性のある何万人・何十万人という潜在的患者に対する治療法を開発するには、研究は不可欠です。

それを踏まえたうえで、あくまで臨床の基本は身につけてもらうということです。

山本 張替内科では、スタンダードな臨床能力を身につけながら、応用問題にも耐える臨床的実力を養う。一方で、血液学という基礎に最も近い内科として、研究の力もつけていこうということですね。

張替 基礎的素養は臨床に必要であり、同時に研究することにより血液内科医としての専門性、自分自身の拠り所が確かなものとなります。

研究は将来の治療法開発になくてはならないものであり、臨床医であっても責任を持って研究をする時期は必要だと考えています。

臨床・研究が一体となった血液学の世界を、高い志で進もう

山本 最近の学生を見ていると、「臨床ができればいい」「いきなり病院に行きたい」という人がいます。医学部長としての私の望みは、臨床能力があり専門医を持っている。さらに、基礎的研究も行い学位を持っているというバランスのとれた医師です。東北大出身の医学研究者・医師は地域の中核病院の中心的・指導的スタッフになってほしいと望んでいます。

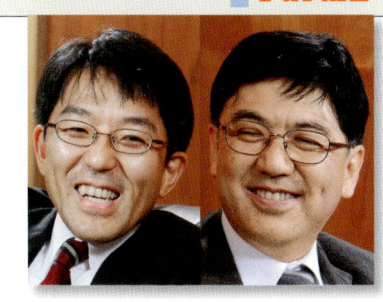

現実には「血液内科は3K」といわれ、希望者が少ないのでしょうか。

張替 確かに、循環器・消化器に比べれば志望者数は少ないですが、血液内科を志望する人たちは志の高い人たちが多いと感じています。皆、優秀で能力の高い人たちです。

血液内科に関しては「臨床だけをやりたい」という人は、それほど多くありません。むしろ、研究をやるのは当然と考えていると思います。

山本 血液学研究の脈々とした流れの中で、この臨床や研究に携わる面白さを先生はどのように学生に伝えますか。

張替 100人の学生がいて、100人全員に「血液学は面白い」と伝えることはむずかしいと思います。しかし、志があり、能力が高く、臨床・研究の両方を当然すべきものと考える人たちは必ず存在します。その人たちに、教室に加わってもらいたいと考えています。

学生には、「血液・免疫学は難しい」というイメージがあります。決して、そうではないのですが。しかし、難しいからこそ面白い、やりがいを感じることができるということもできるのではないでしょうか。

山本 先生は先ほど、研究は好きなことをやれとおっしゃいました。いわば、放牧計画ですね。好きに草を食べて自由に過ごした牛が、丸々と肥えて帰ってくる。これはラッキーですね（笑）。確かに、要は本人のやる気の問題であり、「これをやれっ」と軍隊式に命令しても、絶対にうまくいきません。

張替 好きな草でなければ、おいしくありませんし、消化も良くありません。放牧はうまくいけば理想なのですが、一方で、収拾がつかなくなる可能性もあります。ですから、もし、好きな草が見つからない場合は、教室の方向性に沿った草場に私が誘導することにしています。

山本 私は研究の世界に四半世紀以上いますが、やはり放牧していたように思います。最近、学生によく言われるのです、「山本先生はすぐに忘れるので、3回言われたらやればいい」と。

張替 それは、山本先生についた者に言い伝えられている歴史です。「山本先生に言われたら、3回言われてから考えろ」という教訓があります（笑）。

困るのは、1回目から覚えていらっしゃることが時々あるのです。

山本 そうすると怒られるのですね。

張替 怒られるのです（笑）。普通、3回言われてから怒られるのですが、1回目からずっと覚えていらっしゃることが時折あり、「どうしてやらないんだ」と怒られるのです。

山本 それほど真面目に怒ったことはないように思うのですが。

張替 先生は、かなり自由に私たちを放牧してくださいました。楽しく研究をさせていただきました。

血液内科医に求められるのは、全身を診る臨床的総合力と専門性

山本 血液内科医の日常というのは、どのように過ぎていくのでしょうか。

張替 外来と病棟で患者さんを診て、一般の臨床医と変わらない日常なのですが、重症患者が多いため、よく合併症を起こします。血液疾患は臓器の病気というより、全身疾患であるため、合併症はさまざまです。急に呼吸不全が起きたりしますし、心不全、腎不全などは頻繁に遭遇します。何が起こるかわからない、全身的な合併症に対応するため、血液内科医には臨床的総合力が求められます。

同時に、患者・家族への説明や指導もていねいに行う必要があり、血液内科は臨床医としての実力が養われる領域だといえます。

山本 専門科であると同時に、臨床的総合力が求められるというわけですね。

血液内科医になるには、どのような教育を受け、どのようなスケジュールで進んでいくのでしょうか。

張替 医学部卒業後、2年間の初期研修を受け、その後、後期研修があります。大学で受ける場合もありますが、多くは血液内科の指導医がいる市中病院に出ます。そこで、血液内科の基本を身につけ、大学に戻りさらに専門性の高い

血液学を語る

訓練を受け、研究に入ります。

大学に戻り1年もするとさまざまな臨床的・学問的体験の中から、研究テーマが見えてきます。そこで、大学院での研究テーマを選択することになります。

内科認定医までが3年、その後血液内科の臨床が3年、6年あれば血液内科医が誕生します。

山本 先生の教室で教育プログラムが修了すると、留学する場合もあるのですか。

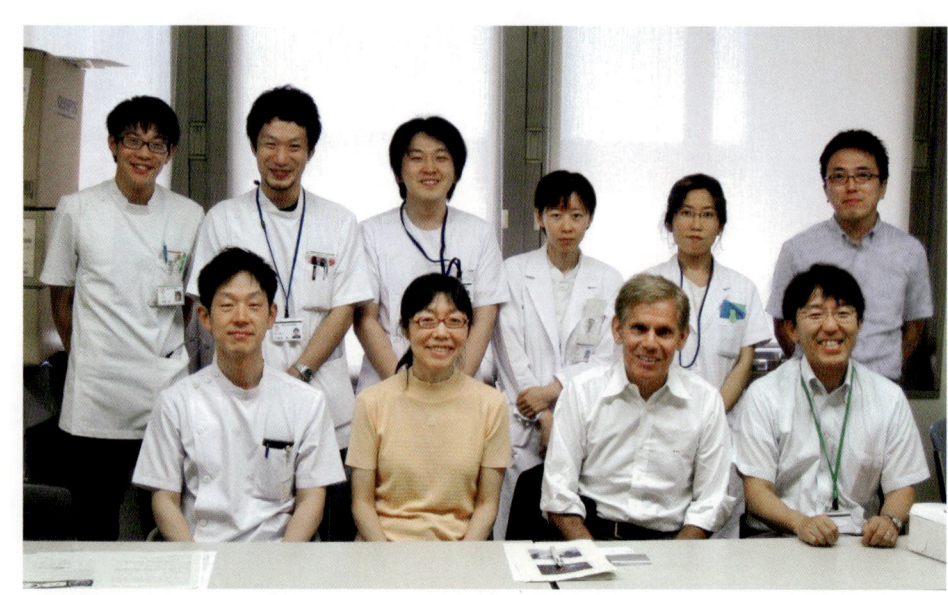

張替 留学を希望する人には、道が開かれています。

山本 教育に関しては、たいへん充実していますね。研究・診療もビジョンをお持ちですし、教室の運営方針は定まってきているということですね。

張替 そのとおりです。大学に質の高い血液内科を作ることで、東北地方の中核病院に優れた医師を送り出し、地域全体を高いレベルに持っていきたいと考えています。

山本 張替先生は若手のホープですから、たいへん期待しています。

血液学の悠久の歴史を知り、若い人たちと新たな時代を築きたい

山本 ところで、私は先日、Harvard大学へ行って、Maniatis先生をお尋ねしてきました。先生もご存知のように、Maniatis先生は分子生物学の歴史を作った方です。

張替 「Molecular Cloning」をお書きになった有名な先生ですね。研究を始める時は「これを買うものだ」と言われて、私もあの分厚い実験解説書を購入しました。

山本 そうですね。私は、Northwestern大学のEngel先生の研究室に留学したのですが、Engel先生の恩師がManiatis先生です。

R. Gale博士が来仙され、病棟でミーティング（2011年） 症例検討後にスタッフとともに記念写真。

張替先生は私につながっていますから、Maniatis先生、Engel先生、私、張替先生という4世代にわたる分子生物学者の系譜があるわけです。

張替 すごいですね。歴史の重みを感じます。

山本 張替先生の前にはRockefeller大学の佐々先生もおられましたが、佐々先生はGranick先生に師事されました。Granick先生の恩師はMichaelis-Menten反応で有名なMichaelis先生です。

Michaelis先生、Granick先生、佐々先生、張替先生というもう1つの系譜があるわけです。Granick先生はMichaelis先生が最も期待した弟子だったのです。

張替 私は、Granick先生までしか認識していませんでした。すごいですね。

山本 私たちのもう1つのルーツにShemin先生がおられます。Shemin先生はすごい人で、安定同位体でラベルしたグリシンを60g飲んだというのです。その後、経時的に血液を採取し、グリシンとコハク酸からヘムができることを自分の体を使って実験し、証明しました。

私がNorthwestern大学に留学していた時、Shemin先生が「Where is my grandson？」と言って時折、研究室にいらっしゃるのです。私の研究内容をお話しすると、「内容

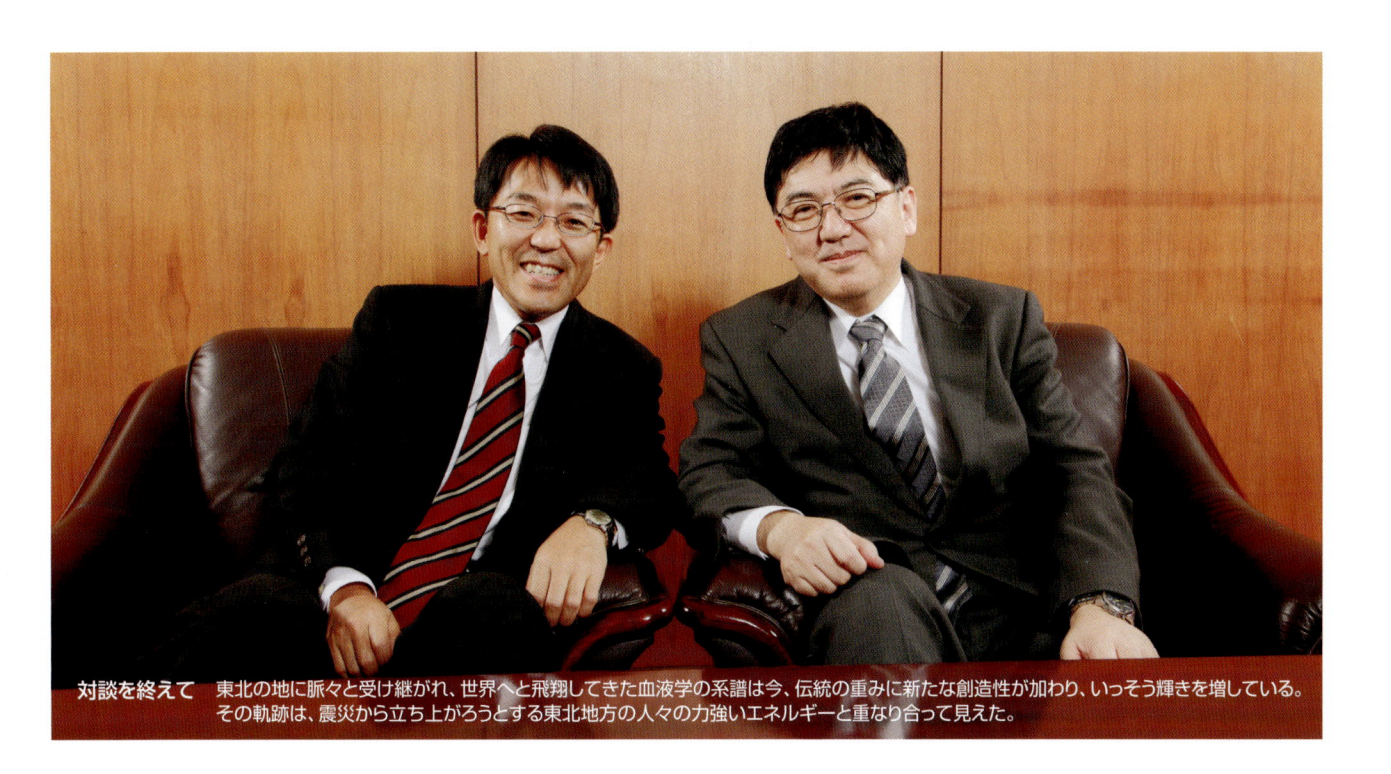

最新・血液内科シリーズ FUTURE

対談を終えて　東北の地に脈々と受け継がれ、世界へと飛翔してきた血液学の系譜は今、伝統の重みに新たな創造性が加わり、いっそう輝きを増している。その軌跡は、震災から立ち上がろうとする東北地方の人々の力強いエネルギーと重なり合って見えた。

はよくわからないけれど、お前の話を聞いていると大丈夫だ。Almost all right」と言って帰られるのです。やはり、一流の人は違うと思いました。

張替　Shemin先生はALA合成におけるShemin経路で有名な大御所ですね。大御所に「All right」と言っていただくと、それだけで安心しますね。

山本　1954年にノーベル化学賞を受賞したLinus Paulingは、分子生物学の祖の1人です。

張替　Pauling博士は鎌状赤血球症をモデルにして、初めて「分子病」の概念を提唱した先生ですね。

山本　そうです。彼が、鎌状赤血球症の患者からヘモグロビン異常症（HbS）を見出した時、一緒に仕事をしたのがハーヴェイ・イタノという日系1世でした。

　イタノは、日本から貨物船に乗ってカリフォルニアに行き、皿洗いをしながら、Paulingの下で研究を始め、鎌状赤血球の変異を見出したのです。私は博士研究員の頃に彼の講演を聴いたことがあります。

張替　知りませんでした。ヘモグロビン研究の歴史の長さ、血液学の悠久の歴史を感じます。

山本　私たち、血液学に携わる者の先達は、このように歴史に残る研究をしている方々がいます。若い人たちには、ぜひ、血液内科にきて、この伝統を引き継いでほしいと思います。

張替　歴史ある世界の血液学、そして先達に連なる赤血球研究の重みを改めて感じました。これから、東北大学の伝統ある赤血球研究を大事にしながら、新たな伝統を築いていきたいと思います。

　先生、お忙しい中、本日はお時間をいただき、ありがとうございました。

山本雅之	
1954年	（昭和29年）、群馬県に生まれる
1979年	東北大学医学部卒業
1983年	東北大学大学院医学研究科（医化学専攻）修了
	米国Northwestern大学博士研究員
1991年	東北大学医学部講師
1995年	筑波大学先端学際領域研究センター教授
2002年	筑波大学大学院医学研究科研究科長
2004年	Johns Hopkins大学 Adjunct Professor
2007年	東北大学大学院医学系研究科医化学分野教授
2008年	東北大学副学長
	東北大学大学院医学系研究科長／医学部長

（2012年3月16日刊行）

編集後記

浦部晶夫

　髙久史麿先生の監修、大日本住友製薬の後援で、FUTUREという血液学の冊子を2009年から2012年まで刊行した。その中で、著者が自分で選んだ相手と対談して、仕事や趣味のことなどを語ってもらったが、その部分を集めて、『血液学を語る』と題して1冊の本にすることにした。

　この"最新・血液内科シリーズ"では、1995年から2003年までangleという冊子を刊行し、その中で著者が研究歴を語る部分を集めて、『私と血液学』PART I、PART IIという2冊の本にして、それぞれ2000年と2003年に出版した。続いて2003年の暮れから2008年までVISIONと名を変えて、血液学者が自分と仲間たちを紹介するという趣向にして冊子を刊行し、VISIONのエッセンスを集めて、『私と血液学の仲間たち』と題して1冊の本にして2008年に出版した。

　今回の『血液学を語る』で"最新・血液内科シリーズ"の単行本は4冊目になる。当初から住友製薬の後援を受け、途中で住友製薬は大日本住友製薬へと発展したが、継続的に後援していただいたことに感謝したい。

　私は最初から編集のお手伝いをさせていただいたが、多くの血液学者の素顔に接することができ、長い間大変楽しく仕事をさせていただいた。この『血液学を語る』も前の3冊と同様に血液学を学ぶ若い皆さんの参考になることを期待している。著者の先生方ならびに出版にご尽力いただいたインターメディカの赤土正幸さん、正明さん父子に心より御礼申し上げます。

平成25年4月吉日

| 血液学を語る | 最新・血液内科シリーズ FUTURE |

2013年5月30日　初版第1刷発行
監　修　　髙久史麿
発行人　　赤土正幸
発行所　　株式会社インターメディカ
　　　　　〒102-0072　東京都千代田区飯田橋2-14-2
　　　　　TEL.03-3234-9559　FAX.03-3239-3066
　　　　　URL.http://www.intermedica.co.jp
印　刷　　凸版印刷株式会社

ISBN978-4-89996-309-7